Endocrine Surgery
内分泌外科学

（第 5 版）

U0196891

外科专科医师临床实践指南系列丛书

Endocrine Surgery
内分泌外科学

（第 5 版）

原著主编　Tom W. J. Lennard

主　　译　姜可伟

北京大学医学出版社

NEIFENMI WAIKEXUE
图书在版编目（CIP）数据

内分泌外科学：第 5 版/（英）伦纳德（Lennard，T. W. J.）原著；姜可伟译.
—北京：北京大学医学出版社，2016.8
书名原文：Endocrine Surgery，5/E
ISBN 978-7-5659-1377-8

Ⅰ. ①内… Ⅱ. ①伦… ②姜… Ⅲ. ①内分泌腺—外科学 Ⅳ. ①R659

中国版本图书馆 CIP 数据核字（2016）第 077780 号

北京市版权局著作权合同登记号：图字：01-2015-2848

ELSEVIER

Elsevier（Singapore）Pte Ltd.
3 Killiney Road，#08-01 Winsland House I，Singapore 239519
Tel：(65) 6349-0200；Fax：(65) 6733-1817

内分泌外科学（第 5 版）

主　　译：姜可伟
出版发行：北京大学医学出版社
地　　址：（100191）北京市海淀区学院路 38 号　北京大学医学部院内
电　　话：发行部 010-82802230；图书邮购 010-82802495
网　　址：http://www. pumpress. com. cn
E - mail：booksale@bjmu. edu. cn
印　　刷：中煤（北京）印务有限公司
经　　销：新华书店
责任编辑：王智敏　张李娜　　责任校对：金彤文　　责任印制：李　啸
开　　本：787mm×1092mm　1/16　　印张：14.75　　字数：366 千字
版　　次：2016 年 8 月第 1 版　　2016 年 8 月第 1 次印刷
书　　号：ISBN 978-7-5659-1377-8
定　　价：75.00 元

版权所有，违者必究
（凡属质量问题请与本社发行部联系退换）

译者名单

(按姓名汉语拼音排序)

陈　曦　上海交通大学医学院附属瑞金医院
邓力宾　北京大学第一医院
邓先兆　上海交通大学附属第六人民医院
邓旭亮　北京大学口腔医学院
樊有本　上海交通大学附属第六人民医院
何裕隆　中山大学附属第一医院
姜可伟　北京大学人民医院
康　杰　上海交通大学附属第六人民医院
李　韬　北京大学人民医院
刘　畅　北京大学第一医院
马永蕨　北京大学第一医院
任捷艺　上海交通大学附属第六人民医院
许克新　北京大学人民医院
杨　阳　北京大学人民医院
杨尹默　北京大学第一医院
张常华　中山大学附属第一医院

原著者名单

Göran Åkerström, MD, PhD
Professor of Endocrine Surgery, University Hospital,
Uppsala University, Uppsala, Sweden

Peter Angelos, MD, PhD, FACS
Linda Kohler Anderson Professor of Surgery
and Surgical Ethics, The University of Chicago
Medicine and Biological Sciences; Chief,
Endocrine Surgery, Associate Director of the
MacLean Center for Clinical Medical Ethics,
Chicago, IL, USA

**Sebastian Aspinall, MBChB, MD
FRCS(Gen Surg)**
Consultant in General Surgery, Northumbria
Healthcare NHS Foundation Trust,North Shields;
Honorary Consultant Surgeon, General Surgery,
Newcastle upon Tyne Hospitals NHS Foundation
Trust, Newcastle upon Tyne, UK

Stephen G. Ball, BSc, MBBS, PhD, FRCP
Senior Lecturer, Newcastle University; Honorary
Consultant, Newcastle Hospitals NHS Trust,
Newcastle, UK

Richard D. Bliss, MB, FRCS
Consultant Surgeon, Royal Victoria Infirmary,
Newcastle upon Tyne, UK

**Paula Bradley, BA (Hons), MBBS, MRCS,
DOHNS**
Specialty Trainee, Otolaryngology, Northern Deanery,
Newcastle upon Tyne, UK

Paul Brennan, FRCP
Consultant in Clinical Genetics, Institute of Genetic
Medicine, Newcastle upon Tyne, UK

Robin M. Cisco, MD
Fellow, Endocrine Surgery, University of California,
San Francisco, CA, USA

James O'Hara, FRCS (ORL-HNS)
Consultant Otolaryngologist Head and Neck
Surgeon, Sunderland Royal Hospital,
Sunderland, UK

Justin S. Gundara, MBBS(Hons)
Sir Roy McCaughey Surgical Research Fellow
(RACS), Kolling Institute of Medical Research, Royal
North Shore Hospital, University of Sydney, Australia

Barnard J. Harrison, MBBS, MS, FRCS
Consultant Endocrine Surgeon, Royal Hallamshire
Hospital, Sheffield, UK

Per Hellman, MD, PhD
Professor of Surgery, University Hospital, Uppsala
University, Uppsala, Sweden

Ola Hessman, MD, PhD
Consultant Surgeon and Head of Endocrine Surgery,
University Hospital, Uppsala University, Uppsala,
Sweden

William B. Inabnet III, MD, FACS
The Friedman Professor of Surgery; Chief, Division
of Metabolic, Endocrine and Minimally Invasive
Surgery, Mount Sinai Medical Center, New York,
NY, USA

James A. Lee, MD
Chief, Endocrine/Thyroid Surgery, Columbia
University Medical Center, New York, NY, USA

James C. Lee, MBBS, FRACS
PhD Candidate, University of Sydney Endocrine
Surgical Unit, Royal North Shore Hospital, Sydney,
Australia

**Tom W.J. Lennard, MD, LRCP, MRCS, FRCS(Ed),
FRCS [Lond.]**
Professor of Surgery, Newcastle University,
Newcastle upon Tyne, UK

Jeffrey A. Norton, MD
Professor of Surgery, Chief of General Surgery and
Surgical Oncology, Stanford University Medical
Centre, Stanford, CA, USA

Stanley B. Sidhu, PhD, FRACS
Professor of Surgery, University of Sydney Endocrine
Surgical Unit, Sydney, Australia

James O'Hara, FRCS (ORL-HNS)
Consultant Otolaryngologist Head and Neck
Surgeon, Sunderland Royal Hospital,
Sunderland, UK

Barnard J.A. Palmer, MD, MEd
Assistant Professor of Surgery, Division of Metabolic,
Endocrine and Minimally Invasive Surgery,
Mount Sinai School of Medicine,
New York, NY, USA

Stanley B. Sidhu, PhD, FRACS
Professor of Surgery, University of Sydney Endocrine
Surgical Unit, Sydney, Australia

**Janet Wilson, BSc, MD, FRCSEd, FRCSEng,
FRCSLT(Hon)**
Professor of Otolaryngolgy, Department of
Otolaryngology – Head and Neck Surgery, Newcastle
University; Honorary Consultant Otolaryngologist, The
Freeman Hospital, Newcastle upon Tyne, UK

译者前言

内分泌外科疾病的特点是腺体的功能改变在先，形态学改变在后，诊断具有一定困难。目前发达国家和我国香港地区均设有内分泌外科，而我国内地医疗学科中尚无独立的内分泌外科，所属疾病是分布在各个学科进行处理。此外，国内系统描述内分泌外科疾病的专著较少。有鉴于此，我受北京大学医学出版社之邀，有幸组织几所大学附属医院的专家学者，翻译了纽卡斯尔大学 Tom W. J. Lennard 教授主编的第 5 版《内分泌外科学》，介绍给国内同行。

本书从遗传学到流行病学，从细胞病理学到激素含量测定与定位检查等技术，以及辅助治疗等方面均给予了详尽的阐述并提供了最新资讯。本书各章节主题均体现了多学科的诊疗方式，是一本很好的内分泌外科学参考书。此次翻译希望能够引起同道们对内分泌外科疾病的关注，加深对该领域疾病的认识。本书分为甲状旁腺疾病、甲状腺、肾上腺、家族性内分泌疾病等 8 章内容，可以满足内分泌外科不同专业方向人士的需要。从年轻医生到资深专家的各层次读者都可以根据自己的兴趣和水平从中撷取自己所需的信息。期待本书能够对诸位的日常临床工作有所帮助。

感谢参与翻译的专家学者的通力合作，使得本书能够顺利完成。其中可能存在不足之处，深望广大专家和读者给予宝贵意见和建议，对不当之处批评指正。全体译者向所有关心、支持本书的同道、朋友表示衷心感谢！

姜可伟

原著丛书前言

自"外科专科医师临床实践指南"系列丛书第1版出版至今已有大约17年时间。我们致力于满足高年资的外科专科培训医师的学习需要，以及帮助独立执业的外科顾问医师了解与其普通外科临床实践相关的亚专科领域最新的循证医学资讯。该系列丛书并不是要取代外科学参考教材，它们有各自的应用价值，并且均尽可能地与外科临床实践的发展保持同步。第5版丛书还充分考虑到了普通外科不断细化的专业分科。手术和其他治疗的微创化，以及普通外科中类似乳腺外科、血管外科这样的一些亚专科的独立化可能在一些国家已显示出挑战性，但同时也强调了外科医师们了解其专业领域最新进展的重要性。在之前的版本中，已逐渐凸显出循证实践的重要性，编者也争取在各个章节中给出关键的推荐意见。

十分感谢第5版丛书的各分册主编以及所有章节编者。我们也尽可能地不断更新丛书内容。编者和主编队伍的热忱、贡献和努力让我们十分感动，是他们确保了丛书较短的更新周期和最新、最准确的内容。同时十分感激 Elsevier 出版公司 Laurence Hunter 和 Lynn Watt 的支持和鼓励。相信我们推出一套与时俱进且价格实惠的专业丛书的初衷已经实现，而第5版丛书对于我们的读者，不论是正在接受培训还是已独立执业的医师们，均是十分宝贵的资源。

O. James Garden, BSc, MBChB, MD, FRCS(Glas), FRCS(Ed), FRCP(Ed), FRACS(Hon), FRCSC(Hon), FRSE
Regius Professor of Clinical Surgery, Clinical Surgery School of Clinical Sciences, The University of Edinburgh and Honorary Consultant Surgeon, Royal Infirmary of Edinburgh

Simon Paterson-Brown, MBBS, MPhil, MS, FRCS(Ed), FRCS(Engl), FCS(HK)
Honorary Senior Lecturer, Clinical Surgery School of Clinical Sciences, The University of Edinburgh and Consultant General and Upper Gastrointestinal Surgeon, Royal Infirmary of Edinburgh

原著前言

《内分泌外科学》第 5 版不但内容有所更新，而且有新的编者参与编写。首先，我要向那些由于退休而不能再参与本版编写的前版编者们表示感谢。他们曾为我们丛书的编写做出巨大的贡献，但由于总编辑委员会规定，丛书的所有编者必须是正在临床工作的医师，因此我们不得不向几位朋友和编者们道别。但这同时也让新的编者有机会参与编写，本书的内容也得到全面的更新。所以，我们也对新编者们表示热烈的欢迎。一如既往，内分泌外科学中多学科协作的重要性贯穿全书，书中显示出内分泌外科医师需要与之密切协作的数个学科。甲状腺疾病作为内分泌外科医师最常处理的病症，其研究进展也仍旧是争议的焦点，尤其在淋巴结手术方面。对于所有分化型甲状腺癌病例均应该行预防性中央区淋巴结清扫，还是只对符合一定指征的病例才有这个必要的问题一直争论不休。

微创手术方式的持续发展已可应用于所有脏器的手术，而且适时的应用可让患者在承受较少疼痛和不适的同时得到更快、更好的恢复。本书所有章节均体现了其主题的多学科诊疗方式，并涵盖了细胞病理学、激素含量测定、定位检查技术、麻醉要求和遗传学影响，以及组织病理学和辅助治疗等方面的最新资讯。因此，希望本书能帮助到其所涉及的各个专业领域，尤其对于内分泌外科医师，因为是由他们来为这些令人着迷并且有时还十分具有挑战性的病情统筹各个诊疗途径。最后，我仍然想以此书纪念 John Farndon——英国内分泌外科的一位领军人物，我们许多人的亲密伙伴，也是我的恩师。他在临床及科研工作中的深厚造诣和深远影响将被永远铭记，他也永远是我们所有人的楷模。

Tom W. J. Lennard
Newcastle upon Tyne

目　录

外科学中的循证实践

对发展中的循证实践进行批判性评价可通过一系列方式，其中最可靠的是随机对照临床研究，还有系统性文献回顾、meta 分析和观察性研究。在临床实践应用中使用三个等级的循证依据，类似于法庭上的证据等级：

1. 排除一切合理怀疑。 此类证据很可能来自高质量的随机对照研究、系统性回顾或高质量的整合性依据（synthesised evidence），如决策分析、成本效益分析或大规模的观测数据。这些研究必须直接适用于关注人群并且有明确的结果。该级别类似于刑事法庭中的举证责任，被认为与医学文献中"证据"的一般标准相一致（例如，$P < 0.05$）。

2. 概然性权衡。 许多情况下，由于结果具有争议性或不确定性、试验的方法不佳或在指南适用人群中缺乏依据，即使是通过高质量的文献回顾也不能得到肯定的结论。在这些情况下，通过概然性权衡仍有可能得到最佳治疗方式。这类似于民事法庭中，在评估所有现有证据后，根据概然性权衡进行判决。

3. 证据不足。 结论的支持证据不充分，或有反面证据。

根据现有资料，将用于临床实践的推荐意见分为三个等级：

a. 强烈推荐，除非有迫不得已的原因，否则必须遵从该意见。

b. 基于有效性证据的推荐意见，但在实际决策中需要考虑其他因素，例如指南的实施者还应该考虑患者的偏好、当地的设备条件和审计结果或是可用资源。

c. 没有关于最有效方式的充分依据，而是有为了使医疗耗费最小化或是减少错误概率之类的理由，通过地方认可的规范制定出的推荐意见。

☑☑ 证据得出"排除一切合理怀疑"的结论，并且由此可给出**强烈推荐意见**。这通常应基于下列等级的证据：

- Ⅰa，随机对照试验的 meta 分析。
- Ⅰb，证据来自至少一项随机对照试验。
- Ⅱa，证据来自至少一项非随机对照试验。
- Ⅱb，证据来自至少一项其他类型的类实验性研究。

☑ 证据得出**概然性权衡**的结论，并且所得出的推荐意见还会受其他因素影响。这与双钩图标所代表的内容相比，其证据的决定性不足：

- Ⅲ，证据来自非实验性描述性研究，例如比较研究和病例对照研究。
- Ⅳ，证据来自专家委员会的报告/意见或权威专家的临床经验，或两者兼有。

文中会在框内突出显示**强烈推荐意见**或**专家意见**相关的证据，正如上方所示，并分别双钩或单钩标示用以区别。对于双钩标示的证据，其参考文献也会在每章节末尾的参考文献列表中突出显示，同时写出该文献结论的简要总结。

关于本主题更详尽的叙述，读者请参阅本系列丛书中的《普通外科和急诊外科中的核心主题》分册第1章《外科学中的循证实践》。

第1章　甲状旁腺疾病

William B. Inabnet Ⅲ，James A. Lee，Barnard J. A. Palmer　著

陈曦译

第1节　甲状旁腺疾病的临床表现和病理生理学

William B. Inabnet Ⅲ，James A. Lee，Barnard J. A. Palmer　著

概述

甲状旁腺功能亢进症是以血钙、甲状旁腺激素（parathyroid hormone，PTH）升高为特点的一种疾病，在普通人群中，每 1000 人中约有 3 人患病[1]。1925 年 Mandl 对一例严重骨病患者予以甲状旁腺切除术，这是历史上第一例甲状旁腺切除术，也被认为是现代治疗甲状旁腺疾病的开端。在人们认识甲状旁腺功能亢进症的早期，患者通常表现为晚期症状，如骨折、骨骼畸形、肾结石和肾衰竭。20 世纪 70 年代初，PTH 的发现以及化学分析法测定钙浓度的进步使得甲状旁腺功能亢进症在早期即可通过生化指标诊断[2]。

> ✅ 这个时期双侧颈部探查是标准术式，有经验的手术团队的手术治愈率可达 92%～96%[3-4]。

过去的 20 年甲状旁腺功能亢进症的治疗获得了显著的发展，新技术的产生、发展使术前对病变腺体的定位及术中确认甲状旁腺的完整切除成为可能。

胚胎学和解剖学

准确地掌握甲状旁腺胚胎学和解剖学对于成功诊断和治疗甲状旁腺疾病是必不可少的。甲状旁腺体积较小，呈淡褐色或棕褐色，分布在甲状腺周围。胚胎发育第 5 周，下甲状旁腺由第 3 咽囊背部产生[5]。随着起源于第 3 咽囊腹侧的胸腺的发育，下甲状旁腺和胸腺下降，分别停留于颈下方和胸腔。上甲状旁腺起源于第 4 咽囊背侧，同甲状腺一起下降[5]。

由于下甲状旁腺在下降过程的路径更长，因此与上甲状旁腺相比，下甲状旁腺的定位有更多的变化，这点对于甲状旁腺的手术来说十分重要。

Aksrtrom 等人在一项 503 人尸检研究中发现 84% 的标本有 4 个甲状旁腺，3% 的标本只有 3 个甲状旁腺，13% 的标本有 4 个以上甲状旁腺[6]。这种遗留的功能亢进的额外甲状旁腺是持续性甲状旁腺功能亢进症的一个重要但罕见且易被忽视的原因，在所有持续甲状旁腺功能亢进症的病例中应考虑到这一点。在 80% 病例中，上、下甲状旁腺的位置左右两侧是对称的[6]。大多数上甲状旁腺可在喉返神经与下甲状腺动脉交界处的上方找到，在 0.2% 的病例中上甲状旁腺位于甲状腺内[6]。

大约50%的下甲状旁腺位于甲状腺下极周围，30%可在甲状腺胸腺韧带中找到[6]。

钙和甲状旁腺激素（PTH）的调节

PTH、血浆中钙离子及维生素 D 形成一个复杂的反馈环路，甲状旁腺通过这个环路对血浆中钙离子水平发挥重要调节作用。这个过程中关键的器官包括甲状旁腺、胃肠道、肾、皮肤。尽管很多因素影响甲状旁腺功能，但可以明确钙是调节 PTH 释放最重要的刺激物。位于甲状旁腺主细胞膜上的钙敏感受体（calciumsensing receptors，CSRs）与 G 蛋白受体偶联，可以探测到细胞外钙离子微小的变化[7-8]。血钙浓度降低激活 CSRs，进而刺激复合体，释放 PTH[9]。在原发性甲状旁腺功能亢进症（primary hyperparathyroidism，PHP）中，由于某些不明的机制，CSRs 的调定点上移，导致机体血钙水平正常时甲状旁腺主细胞误认为血钙水平过低。这种 CSRs 调定点的改变使得甲状旁腺主细胞分泌 PTH 增加，最终导致高钙血症。CSRs 也表达于肾、胃肠道中，对钙的平衡起一定调节作用[8,10-11]。肾中 CSRs 调节钙的排泄，影响肾小管上皮对水和其他电解质的一系列活动[8]。在胃肠道中，CSRs 表达于分泌胃泌素的 G 细胞和分泌胃酸的壁细胞中，从而使高钙血症与胃酸分泌过多有分子机制上的联系[10]。这些机制也强调了在人体调节细胞功能过程中维持钙稳态的复杂性。

PTH 是一个由 84 个氨基酸组成的多肽，有完整的氨基端和羧基端[12]。PTH 来源于甲状旁腺主细胞内质网中生成的 115 个氨基酸，经过一系列裂解成为有生物活性的（1～84）PTH，排出细胞。在肾功能正常的患者中，PTH 半衰期为 3～5min。PTH 最初在肝裂解，成为无活性的 C-端片段，最终在肾被彻底清除[12-13]。多肽的 N-端是 PTH 在外周组织发挥作用的部分。

PTH 直接作用于肾、骨骼及胃肠道，激活细胞内第二信使，包括环腺苷酸（cAMP）和钙[14-15]。在肾，PTH 通过增加肾小管对钙的重吸收及增加 25-羟维生素 D 向有活性的 1,25-二羟维生素 D 转变来提高血钙浓度[15]。PTH 也刺激肾小管分泌磷酸盐和碳酸氢盐。在骨骼，PTH 同时作用于成骨细胞和破骨细胞，从而提高骨转换，为细胞外提供了大量的钙[16]。

维生素 D 是脂溶性维生素，在乳制品中含量丰富，经胃肠道吸收后在肝中羟基化形成 25-羟维生素 D，再在肾中进一步羟基化形成 1,25-二羟维生素 D。后者在维持体内钙平衡中起重要作用。1,25-二羟维生素 D 在肾增加磷的重吸收，在胃肠道增加钙的吸收。降钙素由甲状腺滤泡旁细胞生成，对 PTH 起拮抗作用。降钙素通过降低骨转换来降低血钙水平，从而可用来治疗高钙危象的患者[17]。

原发性甲状旁腺功能亢进症

发病率

在较早时期，PHP 的患者发现时往往已是疾病晚期，伴有严重的高血钙。由于当时人们并不常规检查血钙水平，因此实际的甲状旁腺功能亢进症的发病率无法测得。随着自动化血生化分析仪的发展及生化检测的普及，血清钙的轻度升高即可测得，因此人们可以在早期及时发现钙代谢紊乱。很多因素影响 PHP 的发病率，包括调查的区域、所调查人群营养状况、医源性因素以及定期的生化检测。

✅ 20 世纪 70 年代，自动化分析仪应用于临床，诊断出很多以往未被发现的 PHP，使 PHP 的发病率提高 5 倍[1]。20 世纪 80 年代这种现象逐渐缓解，北美地区 PHP 发病率下降[18]。

20 世纪 80 年代期间由于头颈部良性病变而接受放射治疗的人少了，使 PHP 发病率降低，这也说明头颈部的辐射是甲状旁腺激素过度分泌的危险因素。

PHP 的发病率女性高于男性，而男女发病率均随着年龄的增加而升高。在北美，普通人群中 1000 人中约有 4.3 人罹患 PHP；而在欧洲，1000 人中约有 3 人患病[1,18]。在 55 ～ 75 岁的女性人群中，每 1000 人可有 21 人患病[1]。随着年龄增长发病率升高的可能原因之一是小于 50 岁的患者较少行生化检查，而且绝经后的妇女骨密度的检测是常规体检的一部分，这就使得 50 岁以上的患者更容易检测出 PHP。发现同年龄不匹配的骨质减少或骨质疏松提示临床医生检查血钙、PTH，进而确定甲状旁腺功能亢进症是导致骨量丢失的原因。维生素 D 的缺乏会影响 PHP 的实际发病率，因为在维生素 D 缺乏情况下，即使患有甲状旁腺功能亢进症，血钙也可能处于正常范围。例如，维生素 D 缺乏在欧洲发病率较高，导致这一地区甲状旁腺功能亢进症的实际发病率被低估[1]。

临床表现

PHP 的临床表现差异非常大，有些没有任何临床症状，而有些则有严重的高钙血症表现，如烦渴、脱水、肾结石、肌无力、病理性骨折。一般来说，PHP 的临床表现可根据器官系统分类（框 1.1）。由于 PHP 中很多症状与其他临床疾病症状相互重叠，特别是在一些年龄较大的人群中，

框 1.1 原发性甲状旁腺功能亢进症的临床症状（按器官系统分类）

胃肠道
恶心、呕吐
上腹痛
胰腺炎
消化性溃疡
厌食症
体重减轻
便秘

心血管
高血压
Q-T 间期缩短，T 波变宽
心动过缓
传导阻滞
致命的心律失常

肾
肾结石
多尿/少尿/无尿
口渴/脱水
肾衰竭

神经精神症状
焦虑
头痛
痴呆/偏执
意识错乱
抑郁
肌无力
反射减弱
共济失调
昏迷

其他
视力改变
带状角膜病变
结膜炎
肌痛
瘙痒

因此甲状旁腺功能亢进症的诊断往往会推迟至生化检测提示血钙升高后再作出。一些典型的症状，如肾结石会提示有经验的临床医生考虑到 PHP。目前为止，疲乏无

力是甲状旁腺功能亢进症最常见的症状之一，可见于超过80％的患者[18]。许多研究表明，很大一部分被认为是无症状的患者实际上存在PHP导致的不明显的症状[18]。

PHP可与许多疾病伴随发生，或是加重这些疾病病情，例如高血压、糖尿病、胰腺炎、肾结石、痛风和消化道溃疡。

诊断

在20世纪70年代血钙测定作为常规检查之前，PHP的诊断主要依靠临床表现。Walter St Goar对其临床表现做出经典的描述——"骨骼改变、结石、呻吟"。随着常规血钙检测的开展，血钙水平升高已成为最常见的表现。PHP可由升高的血钙、PTH确诊，其他一些实验室指标异常也提示PTH存在可能（如下）：

- **血清钙升高。**尽管使用准确的测量方法，但在一些情况下只测定总血清钙还是得不到理想结果。例如，低蛋白血症或酸中毒的情况下，总血清钙可能表现出正常的假象。考虑到这些不定因素，很多实验室倾向于测定离子钙来代替。Monchik在若干经手术确认的研究中发现，血清离子钙的升高与PHP有着更好的关联[19]。
- **血清PTH升高。**目前来看，抗体法测定血清全段甲状旁腺激素（iPTH）水平的准确性是非常高的。
- **氯化物：磷酸盐。**近期一项回顾性研究发现，无论是在高血钙还是血钙正常的患者中，氯化物：磷酸盐≥33均提示有PHP[20]。
- **高尿钙。**家族性良性低钙尿高钙血症易与PHP混淆，而高尿钙表现可以将前者排除。
- **低磷血症。**PHP患者中，由于肾小管对磷酸盐的重吸收减少，血磷酸盐的水平会降低约50％。

正常血钙的甲状旁腺功能亢进症

PHP中一小部分患者血钙正常或只有间歇性的血钙升高，Mather在1953年首次报道了一例患有纤维囊性骨炎的正常血钙的甲状旁腺功能亢进症的女性。自此，正常血钙的甲状旁腺功能亢进症被认为是一种少见但存在的特殊类型。虽然正常血钙的PHP相比血钙升高的PHP仍较少见，但最近人群研究显示，这种特殊类型的PHP比之前人们认为的更普遍。改良的筛查方法可帮助辨认症状较轻或无症状的PHP[21]。

正常血钙的PHP的生化机制仍不是很明确。一些研究者认为这种特殊类型的PHP只是典型高血钙PHP的早期或临床前期表现[22-23]，而其他一些研究者则发现这两种类型的PHP对PTH的生化反应有明显的差别。Maruani等人发现，血钙正常的甲状旁腺功能亢进症患者对肾和骨骼的PTH效应产生抵抗，包括空腹时尿钙排泄及肾小管对钙重吸收减少，以及骨转换的标记物量减少[24]。

> ✅ 尽管大多正常血钙的PHP患者以肾结石为主要表现，但近期资料显示，正常血钙的PHP同高血钙PHP患者一样，都会有一些典型的全身症状，说明人群中还有很大一部分PHP没被发现[25-26]。

大多数正常血钙的PHP患者有肾结石和高钙尿症，但这些表现最常见的原因却是特发性高钙尿症（idiopathic hypercalciuria，IH）。更易使人混淆的是，一些IH的特殊类型会有PTH的升高。手术切除甲状旁腺可治疗正常血钙的PHP，但对IH患者来说还是会继续形成结石。因此，术前鉴别这两种疾病非常重要[25]。

很多检查可用来鉴别这两种疾病，但没有任何一种检查可独立下结论。诊断需要结合两项或多项检查综合考虑：

- **应用噻嗪类药物。**噻嗪类利尿剂可减少尿钙的排泄。正常血钙的 PHP 患者在应用噻嗪类药物后 PTH 水平不会下降，而 IH 患者在应用后 PTH 会恢复正常[27]。
- **限制磷酸盐摄入。**每天限制磷酸盐摄入（350mg/d），同时一天 4 次给予氢氧化铝 650mg（热量及钙正常摄入），然后连续 4 天测定血钙和磷的水平。正常血钙的 PHP 患者通常会随之出现高血钙或持续的高尿钙。这种检测方法现在不常规应用。
- **钙负荷试验。**口服 350mg 或 1000mg 钙，然后测定血清及尿中钙的浓度。正常血钙的 PHP 患者的血钙会有明显升高（消化道吸收增加），尿中钙排泄也增加，但在 IH 患者中肠道对钙的吸收差异很大[28]。近期一项研究显示，患者口服 1g 钙后检测两个参数：①PTH 最低值（pg/ml）×血钙峰值（mg/dl）；②相对 PTH 减少量/相对血钙增加量。这种诊断正常血钙 PHP 的方法敏感性为 100%，特异性为 87%[29]。此外，钙负荷试验抑制尿中环腺苷酸[28]但不会抑制 PTH 至基础值 70% 以下[19]。
- **血清离子钙。**血清离子钙上升同时伴有 PTH 上升被认为是区分正常血钙 PHP 与 IH 十分有效的方法[19]。

如前所述，治疗正常血钙 PHP 的主要方法是手术切除病变甲状旁腺。

高钙危象

普通人群的高钙血症发病率大约是 0.5%，在住院人群中发病率可上升到 5%[30-31]。这些高钙血症大多是轻度或中度（<12mg/dl 或 12～14mg/dl），症状不明显，患者只需控制饮食或强调病因治疗。但也有一部分患者出现高钙危象，即血钙

>14mg/dl，并伴有十分严重的临床症状。这些患者需要住院观察并积极降血钙治疗。幸运的是，除了恶性肿瘤，一般高钙血症的治疗还是十分有效的。

由于钙离子在人体细胞膜电位中起关键作用，因此高钙的症状差异较大且威胁患者生命。严重高钙血症的典型表现有：急性意识错乱、腹痛、呕吐、脱水、无尿。此外，心肌信号传导速度减慢、不应期缩短会导致致命的心律失常，在心电图表现为 P-R 间期延长、Q-T 间期缩短、心律失常。高钙危象是高钙血症中最严重的类型，它被定义为严重的高钙同时伴有严重的脱水、迟钝[32]。血钙水平在 15～18mg/dl 时，会出现昏迷或心脏停搏。

在非住院患者中高血钙的最常见原因是 PHP，而在住院患者中恶性肿瘤几乎占了高血钙患者发病原因的 2/3。明确高血钙的根本原因十分重要，以便有效彻底地处理这种严重疾病。框 1.2 列出了高血钙病因的鉴别诊断。严重高钙血症的处理主要包括：积极补液，促进肾钙的排泄，抑制骨骼钙的释放，以及治疗原发病因[33]。

治疗首要任务是大量补液，达到容量复苏，以增加肾钙的排泄[33-34]。患者几乎都会因饮水减少或大量呕吐而处于缺水状态。肾小球滤过率的降低减少了肾钙的排泄。一般来说，生理盐水 200～500ml/h 的补液速度可维持 100ml/h 的尿量，但要注意并发症可能会影响复苏的速度。生理盐水的补充可维持尿钠排泄。一旦血容量补足，便可应用作用于髓袢升支粗段、减少钙重吸收的袢利尿剂，如呋塞米。在体液复苏期间要仔细监测患者，防止补液过量、低血钾、低血镁的发生。充分补液加用袢利尿剂可在 24h 内降低血钙 1.6～2.5mg/dl[32]。但当血钙值超过 12mg/dl 或者高血钙是由恶性肿瘤引起，单纯静脉补液以及利尿剂的应用往往不足以使血钙降至正常。

框 1.2　高血钙的鉴别诊断

恶性肿瘤

实体瘤（释放甲状旁腺激素相关肽）：肺癌，肾恶性肿瘤，头颈部及食管、女性生殖道的鳞状上皮癌

转移瘤（骨转移灶）：乳腺癌、前列腺癌

血液系统肿瘤：多发性骨髓瘤、淋巴瘤、白血病

甲状旁腺功能亢进症

原发性甲状旁腺功能亢进症

遗传性：多发性内分泌瘤病（multiple endocrine neoplasia，MEN）1型、2型，家族性良性低钙尿高钙血症，特发性婴儿高钙血症

骨转换增高

维生素 A 中毒

噻嗪类利尿剂

甲状腺功能亢进症

制动

佩吉特病

维生素 D 过量

维生素 D 中毒

肉芽肿导致的 1,25-二羟维生素 D 升高

肾衰竭

乳碱综合征

继发性甲状旁腺功能亢进症

铝中毒

其他原因

艾迪生病危象

实验室因素：血液浓稠、低蛋白血症

很多药物可以通过骨的再吸收和治疗基础疾病来减少钙的释放[32-34]。表 1.1 列举了治疗高血钙的药物以及它们的优缺点。

- **二膦酸盐类药物：帕米膦酸二钠 60～90mg，静脉注射。** 二膦酸盐类药物是焦磷酸盐类似物，焦磷酸盐集中于骨代谢高的部位并抑制破骨细胞活性。内生的磷酸酶不能水解药物中心的碳-磷-碳键，这使得药物可在体内稳定存在。由于二膦酸盐类药物消化道吸收差，所以应该静脉应用。在美国只允

许羟乙膦酸盐（第一代）、帕米膦酸二钠（第二代）用于高血钙的治疗。由于帕米膦酸二钠起效快、效用持久、疗效好以及在矿化方面不良反应小，所以很大范围内已取代羟乙膦酸盐。单剂量帕米膦酸二钠静脉应用可使 80%～100%恶性肿瘤引起的高钙血症的血钙降至正常，并维持 10～14 天。近来，越来越多临床试验提示，二膦酸盐类其他更有效的类型可能会代替帕米膦酸二钠成为首选药物[35]。

- **降钙素类药物：鲑降钙素 4～8U/kg，皮下注射/静脉注射。** 降钙素类药物在应用几分钟后便可降低破骨细胞活性，增加尿钙排泄，但药效只能维持几天，同时很难使血钙降至正常。由于快速耐受，降钙素类药物并不能长期应用。目前，其主要作为临时降钙药物，在其他长效药物起作用之前及时降低血钙。

- **硝酸镓：200mg/m² 静脉注射，每日 1次，应用 5 天。** 硝酸镓通过减少羟磷灰石结晶的溶解来阻止骨骼重吸收。药物可使约 75%患者的血钙在 2～3天内恢复正常并维持 5～6 天。但是药物的肾毒性、需要持续用药、缺乏临床资料等缺点限制了它的应用。

- **普卡霉素：25μg/kg。** 普卡霉素最初在化疗中应用，是一种破骨细胞的细胞毒素。由于其严重的副作用（肝、肾、骨髓毒性），普卡霉素仅用于二膦酸盐类药物无法控制的高血钙。普卡霉素的毒性与应用频率、总剂量有关，因此，一般只单剂量应用，只有在高血钙复发的情况下再追加剂量。

- **糖皮质激素：泼尼松 40～100m 口服，每日 1 次；或氢化可的松 200～300mg 静脉注射，应用 3～5 天。** 糖皮质激素的应用主要是为增强降钙素的作用，或者用于维生素 D 过量的疾病

表 1.1　高钙血症的治疗

治疗	起效时间	持续时间	有效率（血钙达到正常）	优点	缺点
一线药物					
生理盐水	数小时	用药期间	0～10％	补充液体量	充血性心力衰竭、低钾血症、低镁血症
袢利尿剂	数小时	2～6h	0～10％	快速起效	电解质紊乱、脱水
二膦酸盐类					
羟乙膦酸盐（第一代）	1～2 天	5～7 天	30％～80％	起效中等	高血磷、连续 3 天应用
帕米膦酸二钠（第二代）	1～2 天	10～14 天	70％～100％	高效、维持时间长、起效中等	发热（20％）、低磷血症、低钙血症、低镁血症
降钙素（鲑鱼）	数小时	2～3 天	10％～20％	起效快，为中等起效药物发挥作用前的过渡	快速耐受、面部潮红、恶心、呕吐
二线药物					
普卡霉素	1～2 天	数天	75％～85％	强效	肝细胞出血坏死（凝血因子减少）、血小板减少、肾衰竭、电解质紊乱、低钙血症
硝酸镓	第 6 天	7～10 天	75％～82％	强效	连续 5 天应用、肾衰竭禁用、低磷血症、贫血、恶心、呕吐、罕见低血压
糖皮质激素	5～7 天	数天至数周	不定	口服，对血液及乳腺恶性肿瘤细胞有杀灭作用	只对维生素 D 过量及肉芽肿患者有效、免疫抑制、库欣综合征
磷酸盐					
口服	24h	用药期间	不定	低毒性	仅在高磷血症患者中有效
静脉	数小时	1～2 天	不定	强效、快速起效	严重低钙血症、器官损害、潜在致命可能

（如肉芽肿性疾病、维生素 D 中毒、多发性骨髓瘤）。糖皮质激素增加尿钙排泄，减少肠道对钙的吸收，还对血液系统某些恶性肿瘤和乳腺癌具有直接杀灭作用。

● **口服无机磷酸盐：磷酸盐 1～1.5g 口服，每日 1 次。** 对于低血磷的患者，口服无机磷酸盐可以增加骨骼对钙的摄取及肠道对钙的吸收，进而对调节血钙起一定作用。静脉应用磷酸盐是降低血钙最迅速的方法

之一，但可能导致致命性的低血钙以及由于磷酸钙沉淀而引起严重器官衰竭。所以，静脉应用磷酸盐仅适用于危及生命的高钙血症，但即使这样，应用时也应格外小心。

● **透析。** 这是肾衰竭及心力衰竭的高钙血症患者可选择的一种治疗方法。透析治疗也可应用于常规治疗不起作用的高血钙患者。血液透析和腹膜透析可每小时清除 250mg 钙。透析时常伴发低磷血症，这点

要格外注意。

高钙危象的根本原因一定要着重处理。对于 PTH 水平升高、临床分析提示 PHP 的患者，甲状旁腺切除术是降低 PTH 和血钙最快速的方法。所以对于这部分患者，应考虑有效的手术治疗[36]。

✅ 但对于恶性肿瘤引起高钙危象的患者，特别是肿瘤晚期，平均生存时间只有几个月的患者，同患者及家属一起讨论最后时光的安排可能更为合适。

手术指征

手术是 PHP 的主要治疗手段，因为内科治疗并不能明确病理性质。药物治疗只能暂时控制症状，用于高钙危象患者的血钙控制或症状较轻、长期影响小的患者，以及由于年龄或并发症无法耐受手术者。手术治疗的关键是切除一枚或多枚病变的腺体。框 1.3 列出了目前 PHP 的手术指征，包括：①症状；②小于 50 岁；③明显的高钙血症；④骨质疏松；⑤肾滤过功能降低。在大样本人群研究中发现，甲状旁腺切除可减少高血钙对骨长期损害的风险及泌尿系统结石形成，因此，无症状患者的手术

框 1.3 无症状 PHP 的手术指征
症状
泌尿系统结石
年龄小于 50 岁
血钙超过正常值上限 1.0mg/dl （0.25mmol/L）
肌酐清除率<60ml/min
任何部位骨密度 T 值<−2.5 和（或）病理性骨折史
患者要求手术或不适合长期随访

指征在 2008 年有了更新[37]。

影像学及定位检查

有经验的外科医生通过双侧颈部探查可治愈 95% 的病例[38-39]。此外，在影像学发展取得重大进步之前，影像学定位敏感性只有 60%～70%。

✅ 基于上述因素，1990 年美国国立健康研究中心发布的 PHP 治疗指南中并没有建议术前定位[40]。

在当时，术前定位的研究仅限于再次手术患者。但是，术中 PTH 快速检测以及特异性高的甲氧异腈扫描（见下述）的出现又引起了人们对术前定位研究的兴趣。术前定位可使术者仅行单侧探查，也就是所谓的重点探查。

大多数 PTH 患者为单发腺瘤，多发腺瘤及四枚甲状旁腺增生相对少见。

✅✅ Ruda 等人的一项包括 20 225 例 PHP 患者的系统性回顾研究显示，单发腺瘤、多发甲状旁腺增生、两枚腺瘤、甲状旁腺癌发病率分别为 88.9%、5.74%、4.41%、0.74%[41]。

这些统计与文献描述的相一致[42]。事实上，绝大多数患者都是单侧病变或是靠单侧探查亦可辨认的双侧病变，那么是否还需要对每例患者都要行双侧探查？对侧有第二枚腺瘤的可能性只有不到 3%，而为了这 3% 对所有患者进行双侧探查是否值得？这些问题促使内分泌外科学者们研究术前定位的可能性以及直接的单侧探查。此外，再次手术的患者也需要精确的术前定位，这些因素促使了甲状旁腺影像学进一步完善。表 1.2 为当前甲状旁腺影像学方法的总结。

表 1.2 原发性甲状旁腺功能亢进症的影像学方法

方法	敏感性	特异性	再次手术敏感性	假阳性率	优点	缺点
超声	71%～80%	80%	40%	15%～20%	便宜、快速、形态学描述、无放射性、无需静脉注射造影剂、结果确定、可与细针抽吸（FNA）结合	对颈后部及纵隔区域不敏感、受操作者经验影响、无法探测小于 5mm 的结节
内镜超声	71%	—	—	—	可探测颈后部及食管周围区域	对颈前区及侧区不敏感
增强 CT	46%～80%	80%	—	50%	可检测纵隔、食管后、气管后区域，可与 FNA 结合	对肩部周围的颈下部及甲状腺区域不敏感、手术后区域伪影、辐射
磁共振成像	64%～88%	88%～95%	50%～88%	18%	可定位异位甲状旁腺、用于核素扫描未检出病灶时、不需静脉注射造影剂	昂贵、不能与 FNA 结合、幽闭恐惧症患者受限制、无法探测小于 5mm 的病灶
铊-锝扫描	75%	73%～82%	50%	25%	应用范围广、辐射小	无法提供具体解剖细节，敏感性一般
锝-甲氧异腈扫描	90.7%	98.8%	—	低	最佳定位方式、辐射小、应用广泛、SPECT 提供极佳的定位解剖信息、无操作者主观因素	可能无法辨认 4 枚甲状旁腺增生或多发腺瘤
血管造影	—	—	60%	—	准确的解剖定位	神经并发症
血管造影及静脉采样	—	96%～98%	91%～95%	低	再次手术的定位	栓塞、造影剂诱发的肾衰竭
静脉采样	—	—	80%	6%～18%	识别多发腺瘤及 4 枚甲状旁腺增生	

超声

超声（ultrasound，US）是最早广泛应用的手段之一。超声检查通常使用 7.5MHz 或 10MHz 的探头，以获得良好的穿透性及分辨率。超声简便、无损伤、无放射性、便宜，更重要的是，它可以探测颈动脉、颈静脉及颈部其他区域，但是它过于依赖操作者个人经验且只能探测 5mm 以上病灶。超声对探测食管后、胸骨后、气管后及颈深部的区域有一定困难。假阳性（15%～20%）的发生主要是由于肌肉、血管、甲状腺结节、淋巴结肿大和食管病变引起[43-44]。图像质量可能会受患者的吞咽活动或之前手术放置的金属夹的影响。文献报道，超声的敏感性为 71% ～ 80%，但在再次手术中定位敏感性降到 40%[45]。

内镜超声用于探查后部、颈深部、食管周围的腺体。一篇文献报道内镜超声准确定位了 23 例腺瘤中的 12 例（剩余 11 例为颈前部或颈侧区结节），另外一项报道显示内镜超声敏感性为 71%[46-47]。内镜超声在复发或持续性甲状旁腺功能亢进症中对特殊的病变定位有一定效果。

虽然有很多限制，但与其他检查结合起来，超声检查也许是最有效的。超声同甲状腺闪烁显像结合对甲状腺内腺瘤的识别及甲状腺结节与腺瘤的鉴别价值较高[48-50]。通过超声引导下细针抽吸（fine-needle aspiration，FNA）明确肿块中是否表达 PTH 可进一步增加超声诊断敏感性。细胞学检查价值较小，有时甚至无法区分甲状腺与甲状旁腺组织。一项病例系列研究显示，对穿刺标本进行 PTH 分析可使诊断率达到 100%[51]。最后，超声能进一步确认核素扫描发现的结节的深度和单一性。

计算机断层扫描（computed tomography，CT）

在过去 5 年，新一代的设备及更新的扫描技术使 CT 的准确性有了很大提高。过去，CT 的主要缺陷在于难以发现体积小的甲状旁腺腺瘤。CT 对颈下部（肩部水平）、甲状腺旁或甲状腺内的腺瘤诊断也有一定困难。此外，CT 也较难区分上、下甲状旁腺病变[52-53]。CT 通过静脉注射造影剂的对比可以使诊断敏感性达到 80%，但前次手术放置的金属夹可能会产生火花放射般的伪影，从而降低其诊断敏感性[54]。CT 假阳性率达 50%，高于其他影像检查手段[55-56]。

CT 检查的准确性非常依赖技术运用，同时也与放射科医生的经验及对影像的解读有关。过去 CT 扫描为 5mm 断层，而一个准确的 CT 定位需要 2.5mm 断层扫描，

此外还需要有经验的放射科医生对甲状旁腺扫描结果仔细审查。由于功能亢进的甲状旁腺血供丰富，因此对比注射造影剂前后的影像可以定位甲状旁腺腺瘤。甲状旁腺薄层扫描 CT 可以提供准确的解剖信息（前面、后面、上极、下极或纵隔），同时也可辨认甲状旁腺与甲状腺的关系。依靠形状和血供的差别可以区分甲状腺内结节和甲状旁腺腺瘤。此外，还可以通过测量可见甲状旁腺的体积来评估甲状旁腺的重量。在美国，CT 可以与 FNA 结合应用来提高诊断准确率[57]。Harari 等人在哥伦比亚大学和康奈尔大学的一项回顾性研究发现，在甲氧异腈定位阴性的患者中，薄层 CT 扫描可使 66% 的患者在准确定位下行甲状旁腺切除术[58]。如今，四维重建已实现，这给予 CT 更大的发展空间，同时也增加了 CT 对甲状旁腺定位及对周围组织辨认的准确性。

磁共振成像（magnetic resonance imaging，MRI）

同 CT 相比，MRI 的优势在于不需要造影剂，且不受"火花"现象或肩部伪影的影响。在 T2 加权像，增大的甲状旁腺会有很明显的增强。T2 加权像的 MRI 对于因 PHP 异位腺瘤再次手术的患者来说是一种十分有效的检查手段，但在分辨常规位置甲状旁腺病变时应用并不多。Aufferman 等人发现，MRI 可对 79% 的异位甲状旁腺病变准确定位，而对于正常解剖位置的甲状旁腺，准确率只有 59%[59]。总体来看，MRI 对再次手术病灶定位的敏感性为 50% ～ 88%[60]。尽管 MRI 敏感性（64% ～ 88%）比 CT 高，但也有明显缺点[55-56,61-62]。MRI 不能识别小于 5mm 的正常甲状旁腺或甲状旁腺肿瘤。此外，由于上甲状旁腺位于甲状腺后，MRI 对其定位有一定困难。MRI 无法很好地鉴别甲状腺结节和淋巴结病，因而可导致假阳性结果出现[63]。最后，MRI 价格高，且无法同 FNA 结合，有时也会有患者

因幽闭恐惧症而无法进行 MRI 检查。综上所述，MRI 最适用于因 PHP 而再次手术的患者的术前定位，或者用于核素扫描未检出病灶或结果不确定的患者[64-65]。

铊-201-锝-99m 高锝酸盐扫描（TI-^{99m}Tc 扫描）

TI-Tc 是一种图像减影技术，很快即被甲氧异腈扫描（见下述）代替。TI-Tc 的原理是甲状腺和甲状旁腺组织（特别是高功能腺体）摄取铊而只有甲状腺摄取锝。通过减影技术处理这两种图像，便可获得甲状旁腺肿瘤定位。首次手术中 TI-Tc 定位敏感性为 75%，而在再次手术中定位敏感性只有 50%[66]。假阳性率约为 25%，多由于转移的淋巴结疾病或甲状腺病变引起[66]。考虑到 TI-Tc 的诊断敏感性及无法提供具体解剖信息，现只作为二线检查。

锝-99m 甲氧异腈扫描（甲氧异腈扫描）

自从 Coakley 等人无意间发现锝-99m 甲氧异腈可聚集于异常甲状旁腺中，甲氧异腈扫描便彻底改变了甲状旁腺手术方式，使得直接单侧探查成为传统双侧探查的一个合理的替代[67]。甲氧异腈是锝的一种衍生物，可以与线粒体结合。高度活跃的甲状旁腺中有大量线粒体，这使得甲状旁腺肿瘤相对于甲状腺及周围组织表达更强的信号[68]。示踪物质在甲状旁腺中的消退也远比甲状腺中慢。此外，这种摄取差别还可以通过预先抑制甲状腺来进一步加大。甲氧异腈利用上述摄取和停留的差别来定位甲状旁腺腺瘤。这种放射性核素半衰期短并会产生高能的电子发射，这就使得检查同时具备低放射性和高清晰度。甲氧异腈可同时进行冠状面、矢状面检查，从而使病灶定位更加准确。

目前甲氧异腈扫描的应用主要有以下三种方法：

- 单同位素双相扫描。静脉注射 15～25mCi 甲氧异腈，并在之后 10min、15min、120min、180min 拍摄图像。在早期阶段，示踪剂会在甲状腺及甲状旁腺腺瘤中表达，但在晚期阶段，甲状腺内示踪剂会消退，而甲状旁腺腺瘤中的示踪剂则不会消退。这是一种最简单也最常用的方法。但这种方法有两个缺陷：①甲氧异腈也能在甲状腺结节内聚集、停留。②快速消退的甲氧异腈会导致假阴性结果。为了解决第一个问题，很多科学家研究双同位素减影扫描。图 1.1 是一个典型的单同位素双相扫描图像。

- 双同位素减影扫描。甲氧异腈同另一种可以在甲状腺聚集的放射性同位素（如^{123}I 或氯化铊）一起应用，然后将所获得图像相消除，从而显示甲状旁腺病变。早期、晚期阶段都需要摄取图像。晚期阶段图像中甲状腺结节信号可进一步消退，从而避免假阳性结果。很多新的方式和同位素都在尝试应用，但目前并未发现更好的。图 1.2 显示的是双同位素减影扫描。图ⓐ显示

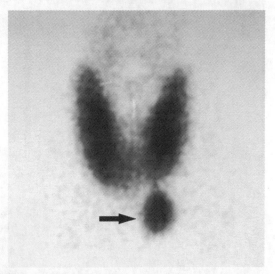

图 1.1　单同位素双相扫描。在早期阶段，示踪剂会在甲状腺及甲状旁腺腺瘤（箭头）中表达，但在晚期阶段甲状腺内示踪剂会消退，而甲状旁腺腺瘤内的示踪剂则不会消退

的是[123]I 仅被甲状腺摄取，图ⓑ显示的是右下甲状旁腺及部分甲状腺组织早期阶段摄取甲氧异腈，图ⓒ显示的是示踪物质在甲状旁腺腺瘤（箭头所指）中持续显像而在甲状腺组织中已消退。

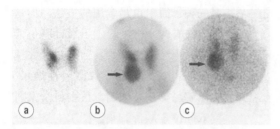

图 1.2 双同位素双相甲氧异腈扫描。图ⓐ显示的是[123]I 仅被甲状腺摄取，图ⓑ显示的是右下甲状旁腺（箭头）及部分甲状腺组织早期阶段摄取甲氧异腈，图ⓒ显示的是示踪物质在甲状旁腺腺瘤（箭头）中持续显像而在甲状腺组织中已消退

- **单光子发射计算机断层显像（single-photon emission computed tomograpy，SPECT）** 这种检查方法可以提供 3D 图像，进而提供更好的解剖定位，特别是对于纵隔内的病变，但诊断的敏感性并没有明显提升[69-70]。虽然这种解剖描述的优势在再次手术的 PHP 患者中可能会有更大作用，但过高的费用限制了它在常规术前定位中的应用。彩图 1.3 是一个 CT-增强 SPECT 扫描（CT-SPECT），上面两行图像是 CT 扫描的甲状旁腺腺瘤图像。最下面一行图像是在 SPECT 中的甲状旁腺腺瘤的显像。

不管采用哪种方法检查，文献报道，甲氧异腈扫描可定位 80%～90% 的甲状旁

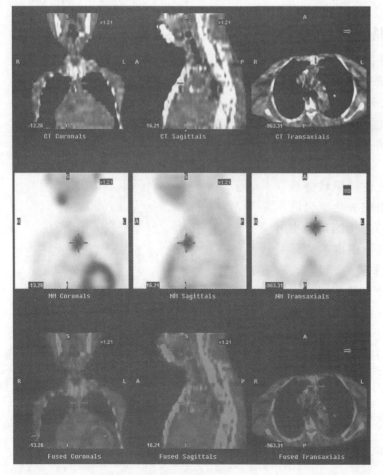

彩图 1.3 CT-增强 SPECT 扫描。图片显示的是通过 SPECT 增强及 CT 识别纵隔的甲状旁腺腺瘤。上面两行图像是 CT 扫描的甲状旁腺腺瘤图像（十字标记）。最下面一行图像是在 SPECT 中的甲状旁腺腺瘤的显像

腺腺瘤，准确性在 90％左右[41,72-75]。

> ✅ 甲氧异腈扫描假阳性率较低，假阳性的结果主要是甲状腺腺瘤；假阴性率也相对较低，但其主要缺点可能还是无法辨别多发腺瘤和 4 枚甲状旁腺增生[70]。

甲氧异腈扫描假阴性率较低，假阴性结果通常是由于腺体体积小或不能识别增生腺体。在一项对过去 10 年、包含 6331 例患者的英文文献的 meta 分析中，Denham 和 Norman[71] 发现，87％的患者为单发甲状旁腺腺瘤，甲氧异腈扫描的平均敏感性、准确性分别为 90.7％和 98.8％[41]。甲氧异腈扫描定位下仅行单侧探查可为每例手术节省 650 美元。这项研究说明甲氧异腈扫描的准确性足以使单侧探查安全而且节省花费。如果扫描中见单个信号浓聚灶，单侧颈部探查便可施行。如果没有摄取或多个区域有摄取，则需要进行双侧颈部探查。其他一些放射性同位素检查方法，如99mTc 替曲膦和 18 氟代脱氧葡萄糖也处于发展中。目前，甲氧异腈扫描是无创检查中的标准。

甲状旁腺血管造影和静脉采样测 PTH

甲状旁腺血管造影术可通过临时性甲状腺上动脉插管来检查双侧甲状颈干、内乳动脉和颈总动脉。血供丰富的甲状旁腺腺瘤会呈现持续的椭圆形或圆形的造影剂浓聚区域。腺体在 4mm 以上容易被发现。假阳性结果主要是由于甲状腺结节或肿大淋巴结。由于其潜在的严重并发症，如造影剂引起的肾衰竭、栓塞、神经损伤，血管造影技术一般仅用于再次手术的定位。据 Miller 等人报道，甲状旁腺血管造影的准确率接近 60％[45,76-77]。

有经验的介入科医生所操作的选择性静脉采血测定 PTH 可以对甲状旁腺腺瘤准确定位。当抽样血和血清中的 PTH 相差 2

倍时，说明此处是病灶回流静脉区域。图 1.4 显示的是静脉采样的数值。这种技术敏感性为 80％，且同样适用于胸膜和颈部腺瘤的定位[44-45,78-79]。静脉采样测 PTH 同样可识别多发腺瘤。不同时进行血管造影的静脉抽样技术有 6％～18％的假阳性率[79]。

> ✅ 当甲状旁腺血管造影同选择性静脉采样 PTH 测定结合应用时，敏感性为 91％～95％，并且假阳性率较低[76]。

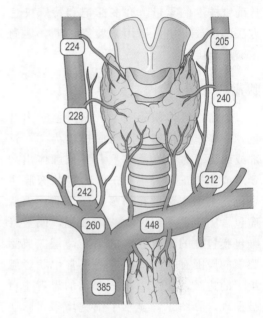

图 1.4　选择性静脉采样数据。这张图片中 PTH 的数值提示甲状旁腺腺瘤位于颈部胸膜中

此外，这两种方式结合运用不但可以准确定位单发或多发腺瘤，而且可以定位异位病灶或甲状旁腺增生。但是它潜在的严重并发症限制其仅用于再次手术病灶定位。

病理学

PHP 可以由单发腺瘤（87％～90％）、多发腺瘤（3％～5％）、4 枚腺体增生（5％～9％）或癌（<1％）引起。鉴别这些病理类型的标准还没有被广泛接受。

事实上，在 Wang 等人报道的单侧腺瘤患者中，其中有一小部分患者的剩余甲状旁腺在组织学上可诊断为甲状旁腺增生，但这些患者均未发展为复发性或持续性 PHP，表明镜下微观标准确定病理损害不是十分准确。由于诊断 PHP 不精确，冰冻切片往往不能帮助术中区分不同的病变。证明一个腺体异常的最好指标是其大小和重量。正常甲状旁腺腺体重量平均为 40mg，而病变腺体重量则从 70mg 到 20g 不等。事实上，一些作者提出，冰冻切片的唯一作用是确定样本的重量。许多标记和特殊染色方法已经被提出可以用来鉴别诊断，但尚未被广泛接受。

腺瘤

腺瘤一般体积较大，呈棕褐色或肉红色，一些作者把典型的腺瘤描述为"在颈部或纵隔上的'小肾'"[80]。其他腺体出现萎缩或保持正常大小。正常的甲状旁腺主要包含主细胞和散在的嗜酸性细胞，而腺瘤包含实性主细胞、嗜酸性细胞，或被纤维包膜包裹的两者兼有的细胞薄层。典型腺瘤的周围有一个被压缩的正常甲状旁腺组织的边缘，这在 20%～30% 的患者中可被发现。彩图 1.5 显示了细胞增多、脂肪消失、分叶消失、腺瘤嗜酸性退行性变。

可出现多形性和多核化，但和癌变相关的核分裂象罕见。与正常的甲状旁腺相比，腺瘤中基质脂肪较少。研究表明，甲状旁腺腺体通常是单克隆的，而且在某些基因上存在特异性的突变，例如 *MEN1* 抑癌基因和 *PRAD1* 癌基因[81]。

双腺瘤

尽管不太常见，但如果病变腺体位于探查的对侧，便会导致复发或持续的 PHP。当在一侧找到两枚病变腺体时说明需要进行双侧的探查。

增生

甲状旁腺细胞的多克隆扩张称为增生，这种现象在家族性甲状旁腺功能亢进的患者中更为典型，但也可见于散发病例。总体说来，腺体的增生并不一致，某一腺体有可能会比其他腺体增大更明显，让人误以为是腺瘤性疾病，但是组织学检查发现每一腺体都是增生的。从显微镜下来看，被影响的主要是主细胞。同腺瘤的诊断相比，脂肪的消失更多地提示甲状旁腺增生的诊断。彩图 1.6 显示了细胞增多、脂肪丢失、保留分叶这几个甲状旁腺增生的典型特点。弥漫性增生需要探查 4 枚甲状旁腺，切除 3 个半甲状旁腺或 4 个甲状旁腺全切除后

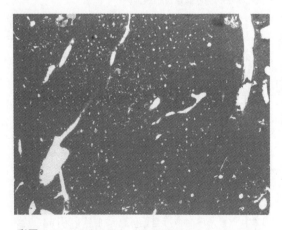

彩图 1.5 甲状旁腺腺瘤。这张显微图片显示了细胞增多、脂肪消失、分叶消失、腺瘤嗜酸性退行性变现象（×40）

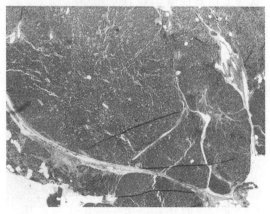

彩图 1.6 甲状旁腺增生。这张显微图片显示了细胞增多、脂肪丢失、保留分叶这几个典型特点（×40）

行自体移植。

癌

甲状旁腺癌在术前很少能被发现，因而很难作出诊断，常常是在发生转移后才能作出回顾性的诊断。此类患者往往比良性疾病患者更加年轻，男女比例大致相等。在术前的检测中，甲状旁腺癌的患者有 30%～75%（比良性疾病中更为普遍）可触及颈部肿块，患者血钙浓度也比腺瘤更高。此外，喉返神经的粘连也提示恶性可能。甲状旁腺癌手术术中一般可见周围组织的粘连、侵犯以及致密瘢痕的形成。典型的组织学检查发现包括核异型性、分裂象以及包膜或者血管的侵犯。彩图 1.7 显示了典型的纤维膜增厚、核异型性以及包膜侵犯现象。恶性腺瘤的唯一确诊标准是发生了转移（肺、淋巴结、肝）或局部侵犯。患者复发率达 66%，5 年生存率约为 69%，死亡原因多由高血钙引起代谢紊乱所致。

继发性甲状旁腺功能亢进症

除了 PHP 引起的甲状旁腺激素分泌过多以外，其他因素也可导致继发性甲状旁腺功能亢进症。例如，高镁血症、骨质疏松症、佝偻病和骨软化症这些因素都可以引起继发性甲状旁腺功能亢进症（secondary hyperparathyroidism，SHP）。但到目前为止，引起继发性甲状旁腺功能亢进症的最常见原因还是慢性肾衰竭。实际上，这两者之间有很强的相关性，以至于继发性甲状旁腺功能亢进症有时被称作"肾性甲状旁腺功能亢进症"。事实上，几乎每一例慢性肾衰竭患者都会发展为某种形式的继发性甲状旁腺功能亢进症。

发病机制

肾衰竭的各个方面，从肾的合成功能减退到代谢异常，甚至是治疗，都在继发性甲状旁腺功能亢进症的发病机制中起着重要作用。这些因素导致甲状旁腺腺体向增生和肥大转变，从而分泌更多的甲状旁腺激素来试图使血清钙离子恢复正常水平。

低钙血症和高磷血症

正如前面所介绍的，低钙血症刺激甲状旁腺激素的分泌，试图使其恢复正常水平。此外，磷和钙的浓度是负相关的。随着肾排泄磷酸盐能力的下降和高磷血症的发展，血清钙水平下降。低钙透析液的使用也会进一步加重低血钙。随之而来的钙离子水平下降刺激甲状旁腺激素过度合成，抑制了负反馈回路。

骨化三醇的合成减少

骨化三醇通过增强破骨细胞的活动和增加肠道吸收钙来增加血清钙含量。骨化三醇也作为甲状旁腺负反馈回路的一部分来发挥作用，减少甲状旁腺激素的分泌。衰减的肾合成功能和慢性高磷血症导致了肾 1α-羟化酶的减少，这反过来又导致了 25-羟维生素 D_3（骨化二醇）向骨化三醇的转换减少。骨化三醇的缺乏不仅降低了血清钙水平，导致甲状

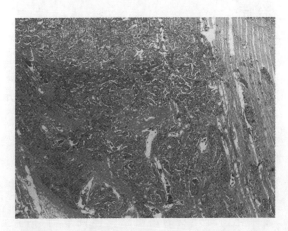

彩图 1.7　甲状旁腺癌。这张显微图片显示了典型的纤维膜增厚、核异型性以及包膜侵犯现象（×40）

旁腺激素合成增加，而且减弱了一种重要的抑制甲状旁腺激素分泌的途径。

甲状旁腺激素的骨抵抗

通常，甲状旁腺激素可诱发骨的重吸收，通过激活破骨细胞使血清钙水平上升。然而，实验表明，过多的甲状旁腺激素能减弱骨储备中钙的动员[82]。

甲状旁腺激素调定点的改变

PTH调定点的定义是将PTH抑制到正常值50%时的血清钙浓度[83]。随着调定点的升高，血钙对甲状旁腺激素的抑制消失，SHP便会发生。研究表明，调定点的变化可能是由于钙敏感受体的表达或敏感性改变，但目前尚没有发现遗传相关性[81]。

铝中毒

肾透析液和磷结合剂中的高浓度铝能够导致骨中铝的累积。这种累积会导致骨软化，反过来又会加剧甲状旁腺激素的过度合成。

表现

与PHP一样，许多SHP患者没有症状，是通过血清学检查才发现，有症状的患者典型的表现包括骨骼病变、瘙痒和转移性钙化。

骨骼病变

骨痛是SHP患者最常见的主诉，它是由于骨重建的增加而引起的。成年患者倾向于发展为中轴骨压缩性骨折，但是骨折也可在其他部位发生。患儿则要遭受生长迟缓的痛苦。甲状旁腺功能亢进症的典型病变是囊性纤维性骨炎，这可以在多达30%的透析患者中发现。由于骨的再吸收和重构增加，病变处会有杂乱无章的骨质沉积，呈现"编织骨"外观。这种受损伤

的骨比正常骨脆弱，可能会导致骨折发生。其他骨病变可能会发展为"胡椒瓶头骨"、骨软化症和长骨骨折。

瘙痒

在血液透析患者中，85%可有瘙痒症状，而且症状可能变得严重，甚至出现坏死。甲状旁腺切除术后症状可得到显著的缓解[84]。

转移性钙化

转移性钙化几乎可以影响到身体的任何器官系统，而且可能是SHP患者发病的重要原因。钙化最常见的部位可能是在血管。其他典型的钙化部位还包括心脏、二尖瓣、肾、胃肠道和阴茎。甲状旁腺切除术可能会减少除血管以外的所有器官系统转移性钙化的病变程度。

钙化防御

这是一种罕见但严重的并发症，包括软组织和血管钙化，可能会导致组织坏死。斑驳的紫色病变可能发展成溃疡和坏疽。钙化防御可能出现在身体的任何部位，但最常见的还是四肢。钙化防御的死亡率大约为50%。高钙磷乘积的患者有发展为钙化防御的危险。主要的治疗方式包括磷结合剂和甲状旁腺切除术。

治疗

SHP的初始治疗主要是内科治疗以及一些使血清钙和磷维持在正常生理水平的治疗方法。钙、磷的正常化消除了PTH合成过多的主要动力。非手术治疗包括钙剂补充（1500mg/d）、低磷饮食、磷结合剂（<1000mg/d）和维生素D补充。其他治疗包括铝黏合剂（去铁胺）和富钙透析液透析。然而，高钙血症往往会使治疗方案复杂化。新开发的钙敏感受体调节剂与钙敏感受体结合，在不升高钙磷水平的情况下降低甲状旁腺激素水平。在随机双盲研

究中，和安慰剂相比，西那卡塞等药物已经被证实能有效地降低甲状旁腺激素水平[85]。尽管有些患者会在术后发生三发性甲状旁腺功能亢进症，但 SHP 的最终治疗还是肾移植。有 5％～10％ 的患者内科治疗无效，这就需要甲状旁腺切除术（切除 4 个腺体加自体移植或切除 3 个半腺体）。其他手术指征还包括：①顽固性骨痛；②顽固性瘙痒；③骨折；④症状性异位钙化。

三发性甲状旁腺功能亢进症

三发性甲状旁腺功能亢进症仅见于某些通过肾移植来治疗慢性肾衰竭的患者。肾衰竭会导致高血磷，从而引起持续的低血钙，一部分肾移植患者的甲状旁腺在术前会因这种持续的低血钙刺激而自主分泌 PTH。当患者的代谢紊乱通过肾移植改善时，一些甲状旁腺会无视正常反馈的抑制而继续分泌 PTH，进而发生高钙血症。大约 60％ 的三发性甲状旁腺功能亢进症患者的病情会自行缓解，因此甲状旁腺切除术仅适用于那些超过 12 个月持续高钙血症的患者。

要点

- 女性 PHP 发病率比男性高。
- PHP 的确诊需要血钙及血 PTH 水平的升高。
- 大多数高钙血症患者为轻度到中度（血钙分别 $<12mg/dl$、$12\sim14mg/dl$），且无明显症状。
- 高钙血症危象患者血钙 $>14mg/dl$ 并有严重的症状。
- 严重高钙血症的治疗包括积极补液、增加肾对钙的排泄、减少骨钙释放、根本病因治疗。双侧颈部探查可以治愈 95％ 的患者。
- PHP 患者中，89％ 为单发腺瘤，6％ 为 4 枚甲状旁腺增生，4％ 为多发腺瘤，只有不到 1％ 为甲状旁腺癌。
- 甲氧异腈扫描对甲状旁腺腺瘤定位用于 80％～100％ 的患者，特异性可达 90％，在不同病例中结果差异较大。
- 慢性肾衰竭是引起 SHP 最常见的原因。

参考文献

1. Adami S, Marcocci C, Gatti D. Epidemiology of primary hyperparathyroidism in Europe. J Bone Miner Res 2002;17(Suppl. 2):N18–23.

2. Heath 3rd H, Hodgson SF, Kennedy MA. Primary hyperparathyroidism. Incidence, morbidity, and potential economic impact in a community. N Engl J Med 1980;302(4):189–93.

3. Russell CF, Edis AJ. Surgery for primary hyperparathyroidism: experience with 500 consecutive cases and evaluation of the role of surgery in the asymptomatic patient. Br J Surg 1982;69(5):244–7.

4. Thompson NW, Eckhauser FE, Harness JK. The anatomy of primary hyperparathyroidism. Surgery 1982;92(5):814–21.
   An excellent overall review.

5. Moore MA, Owen JJ. Experimental studies on the development of the thymus. J Exp Med 1967;126(4):715–26.

6. Akerstrom G, Malmaeus J, Bergstrom R. Surgical anatomy of human parathyroid glands. Surgery 1984;95(1):14–21.

7. Brown EM. The pathophysiology of primary hyperparathyroidism. J Bone Miner Res 2002;17(Suppl. 2):N24–9.

8. Goodman WG. Calcium-sensing receptors. Semin

Nephrol 2004;24(1):17–24.

9. Tfelt-Hansen J, Schwarz P, Brown EM, et al. The calcium-sensing receptor in human disease. Front Biosci 2003;8:s377–90.

10. Conigrave AD, Franks AH, Brown EM, et al. l-Amino acid sensing by the calcium-sensing receptor: a general mechanism for coupling protein and calcium metabolism? Eur J Clin Nutr 2002;56(11):1072–80.

11. Hofer AM, Brown EM. Extracellular calcium sensing and signalling. Nat Rev Mol Cell Biol 2003;4(7):530–8.

12. Hoare SR, Usdin TB. Molecular mechanisms of ligand recognition by parathyroid hormone 1 (PTH1) and PTH2 receptors. Curr Pharm Des 2001;7(8):689–713.

13. Libutti SK, Alexander HR, Bartlett DL, et al. Kinetic analysis of the rapid intraoperative parathyroid hormone assay in patients during operation for hyperparathyroidism. Surgery 1999;126(6):1145–51.

14. Fujita T, Meguro T, Fukuyama R, et al. New signaling pathway for parathyroid hormone and cyclic AMP action on extracellular-regulated kinase and cell proliferation in bone cells. Checkpoint of modulation by cyclic AMP. J Biol Chem 2002;277(25):22191–200.

15. Brown EM. Extracellular Ca^{2+} sensing, regulation of parathyroid cell function, and role of Ca^{2+} and other ions as extracellular (first) messengers. Physiol Rev 1991;71(2):371–411.

16. Carmeliet G, Van Cromphaut S, Daci E, et al. Disorders of calcium homeostasis. Best Pract Res Clin Endocrinol Metab 2003;17(4):529–46.

17. Austin LA, Heath 3rd H. Calcitonin: physiology and pathophysiology. N Engl J Med 1981;304(5):269–78.

18. Melton JL. The epidemiology of primary hyperparathyroidism in North America. J Bone Miner Res 2002;17(Suppl. 2):N12–7.

19. Monchik JM. Normocalcemic hyperparathyroidism. Surgery 1995;118(6):917–23.

20. Boughey JC, Ewart CJ, Yost MJ, et al. Chloride/phosphate ratio in primary hyperparathyroidism. Am Surg 2004;70(1):25–8.

21. Lundgren E, Rastad J, Thrufjell E, et al. Population based screening for primary hyperparathyroidism with serum calcium and parathyroid hormone values in menopausal women. Surgery 1997;121(3):287–94.

22. Silverberg SJ, Bilezikian JP. "Incipient" primary hyperparathyroidism: a "forme fruste" of an old disease. J Clin Endocrinol Metab 2003;88(11):5348–52.

23. Carnaille BM, Pattou FN, Oudar C, et al. Parathyroid incidentalomas in normocalcemic patients during thyroid surgery. World J Surg 1996;20(7):830–4.
Overview of normocalcaemic hyperparathyroidism.

24. Maruani G, Hertig A, Paillard M, et al. Normocalcemic primary hyperparathyroidism: evidence for a generalized target-tissue resistance to parathyroid hormone. J Clin Endocrinol Metab 2003;88(10):4641–8.

25. Siperstein AE, Shen W, Chan AK, et al. Normocalcemic hyperparathyroidism. Biochemical and symptom profiles before and after surgery. Arch Surg 1992;127(10):1157–63.

26. Wu PH, Wang CJ. Normocalcemic primary hyperparathyroidism with fractures. J Arthroplasty 2002;17(6):805–9.

27. Parks J, Coe F, Favus M. Hyperparathyroidism in nephrolithiasis. Arch Intern Med 1980;140:1479–81.

28. Broadus AE, Dominguez M, Bartter FC. Pathophysiological studies in idiopathic hypercalciuria: use of an oral calcium tolerance test to characterize distinctive hypercalciuric subgroups. J Clin Endocrinol Metab 1978;47(4):751–60.

29. Hagag P, Revet-Zak I, Hod N, et al. Diagnosis of normocalcemic hyperparathyroidism by oral calcium loading test. J Endocrinol Invest 2003;26(4):327–32.

30. Greenfield MW. Parathyroid glands. In: Lazar J, et al., editors. Surgery: scientific principles and practice. 3rd ed. Philadelphia: Lippincott Williams & Wilkins; 2001. p. 1290.

31. Carroll MF, Schade DS. A practical approach to hypercalcemia. Am Fam Physician 2003;67(9):1959–66.

32. Bardin CW. Hypercalcemia. Current therapy in endocrinology and metabolism. 6th ed. New York: Mosby; 1997. p. 552.

33. Bilezikian JP. Management of acute hypercalcemia. N Engl J Med 1992;326:1196–203.

34. Edelson GW, Kleerekoper M. Hypercalcemic crisis. Med Clin North Am 1995;79:79–92.

35. Oura S. Malignancy-associated hypercalcemia [in Japanese]. Nippon Rinsho 2003;61(6):1006–9.

36. Ziegler R. Hypercalcemic crisis. J Am Soc Nephrol 2001;12(Suppl. 17):S3–9.

37. Bilezikian JP, Khan AA, Potts Jr JT. Third International Workshop on the Management of Asymptomatic Primary Hyperthyroidism. Guidelines for the management of asymptomatic primary hyperparathyroidism: summary statement from the third international workshop. J Clin Endocrinol Metab 2009;94(2):335–9.

38. Van Heerden J. Lessons learned. Surgery 1997;122(6):978–88.
Overview of surgical approach to primary hyperparathyroidism.

39. Weber C, Burke GJ, McGarity WC. Persistent and recurrent sporadic primary hyperparathyroidism: histopathology, complications, and results of reoperation. Surgery 1994;116:991.

40. Consensus Development Conference Panel. Diagnosis

and management of asymptomatic primary hyperparathyroidism: Consensus Development Conference statement. Ann Intern Med 1991;114:593–7.

41. Ruda J, Hollenbeak CS, Stack BC. A systematic review of the diagnosis and treatment of primary hyperparathyroidism from 1995 to 2003. Otolaryngol Head Neck Surg 2005;132(3):359–72.
This study is a large review that details the pathology of primary hyperparathyroidism in patients undergoing parathyroidectomy.

42. Attie JN, Bock G, August LJ. Multiple parathyroid adenomas: report of thirty three cases. Surgery 1990;108:1014.

43. Grant C, Van Heerden JA, Charboneau EM. Clinical management of persistent and/or recurrent primary hyperparathyroidism. World J Surg 1986;10:555.

44. Rodriquez JM, Tezelman S, Siperstein AE, et al. Localization procedures in patients with persistent or recurrent hyperparathyroidism. Arch Surg 1994;129(8):870–5.

45. Miller D, Doppman MD, Shawker MD, et al. Localization of parathyroid adenomas who have undergone surgery. Radiology 1987;162:133–7.

46. Henry JF, Audiffret J, Denizot A, et al. Endosonography in the localization of parathyroid tumors: a preliminary study. Surgery 1990;108(6):1021–5.

47. Catargi B, Raymond JM, Lafarge-Gense V, et al. Localization of parathyroid tumors using endoscopic ultrasonography in primary hyperparathyroidism. J Endocrinol Invest 1999;22(9):688–92.

48. Casara D, Rubello D, Pelizzo MR, et al. Clinical role of ^{99m}TcO4/MIBI scan, ultrasound, and intra-operative gamma probe in the performance of unilateral and minimally invasive surgery in hyperparathyroidism. Eur J Nucl Med 2001;28:1351–9.

49. Uden P, Aspelin P, Berglund J, et al. Preoperative localization in unilateral parathyroid surgery. A cost-benefit study on ultrasound, computed tomography and scintigraphy. Acta Chir Scand 1990;156(1):29–35.

50. De Feo ML, Colagrande S, Biagini C, et al. Parathyroid glands: combination of (99m)Tc MIBI scintigraphy and US for demonstration of parathyroid glands and nodules [see comment]. Radiology 2000;214(2):393–402.

51. Tikkakoski T, Stenfors LE, Typpo T, et al. Parathyroid adenomas: pre-operative localization with ultrasound combined with fine-needle biopsy. J Laryngol Otol 1993;107(6):543–5.

52. Dijkstra B, Healy C, Kelly LM, et al. Parathyroid localisation – current practice. J R Coll Surg Edinb 2002;47(4):599–607.

53. Giuliano M, Gulec SA, Rubello D, et al. Preoperative localization and radioguided parathyroid surgery. J Nucl Med 2003;44:1443–58.

54. Weber AL, Randolph G, Aksoy F. The thyroid and parathyroid glands: CT and MR imaging and correlation with pathological and clinical findings. Radiol Clin North Am 2000;38:1105–28.

55. Erdman WA, Breslau NA, Weinreb JC, et al. Noninvasive localization of parathyroid adenomas: a comparison of X-ray computerized tomography, ultrasound, scintigraphy and MRI. Magn Reson Imaging 1989;7(2):187–94.

56. Levin KE, Gooding GA, Okerlund M, et al. Localizing studies in patients with persistent or recurrent hyperparathyroidism. Surgery 1987;102(6):917–25.

57. Doppman J, Krudy AG, Marx SJ. Aspiration of enlarged parathyroid glands for parathyroid hormone assay. Radiology 1983;148:31–5.

58. Harari A, Zarnegar R, Lee J, Kazam E, Inabnet WB 3rd, Fahey TJ 3rd. Computed tomography can guide focused exploration with primary hyperparathyroidism and negative sestamibi scanning. Surgery 2008;144(6):970–6.

59. Aufferman W, Gooding G, Okerlund M. Diagnosis of recurrent hyperparathyroidism: comparison of MR imaging and the other techniques. Am J Roentgenol 1988;150:1027–33.

60. Stark D, Clark OH, Moss A. Magnetic resonance imaging of the thyroid, thymus, and parathyroid glands. Surgery 1984;96(6):1083–90.

61. Kang Y, Rosen K, Clark OH, et al. Localization of abnormal parathyroid glands of the mediastinum with MR imaging. Radiology 1993;189:137–41.

62. Kurbskack A, Wilson SD, Lawson T. Prospective comparison of radionuclide, computed tomography, sonographic, and magnetic resonance localization of parathyroid tumors. Surgery 1989;106:639.

63. Higgins CB. Role of magnetic resonance imaging in hyperparathyroidism. Radiol Clin North Am 1993;31(5):1017–28.

64. Fayet P, Hoeffel C, Fulla Y. Technetium-99m sestamibi, magnetic resonance imaging, and venous blood sampling in persistent and recurrent hyperparathyroidism. Br J Radiol 1997;70:459–64.
Overview of current state of localisation studies for primary hyperparathyroidism.

65. Gotway M, Reddy G, Webb W, et al. Comparison between MR imaging and 99mTc-MIBI scintigraphy in the evaluation of recurrent or persistent hyperparathyroidism: results and factors affecting parathyroid detection. Am J Roentgenol 2001;218:783–90.

66. Hewin DF, Brammar TJ, Kabala J, et al. Role of preoperative localization in the management of primary hyperparathyroidism. Br J Surg 1997;84(10):1377–80.

67. Coakley AJ, Kettle AG, Wells CP, et al. 99Tcm sestamibi – a new agent for parathyroid imaging. Nucl Med Commun 1989;10(11):791–4.

68. Sandrock D, Merino MJ, Norton JA. Light and electronmicroscopic analyses of parathyroid tumors explain results of Tl201Tc99 m parathyroid scintigraphy. Eur J Med 1989;15:410.

69. Pattou F, Huglo D, Proye C. Radionuclide scanning in parathyroid diseases. Br J Surg 1998;85(12):1605–16.

70. McHenry C, Lee K, Saddey J, et al. Parathyroid localisation with technetium-99 m-MIBI scintigraphy to identify anatomy in secondary hyper-

parathyroidism. J Nucl Med 1996;37:565–9.

71. Denham DW, Norman J. Cost-effectiveness of preoperative sestamibi scan for primary hyperparathyroidism is dependent solely upon the surgeon's choice of operative procedure. J Am Coll Surg 1998;186(3):293–305.

72. O'Doherty MJ, Kettle AG. Parathyroid imaging: preoperative localization. Nucl Med Commun 2003;24(2):125–31.

73. Thule P, Thakore K, Vansant J, et al. Preoperative localization of parathyroid tissue with technetium-99m sestamibi ¹²³I subtraction scanning. J Clin Endocrinol Metab 1994;78(1):77–82.

74. Casas AT, Burke GJ, Mansberger Jr AR, et al. Impact of technetium-99m-sestamibi localization on operative time and success of operations for primary hyperparathyroidism. Am Surg 1994;60(1):12–7.

75. Caixas A, Berna L, Hernandez A, et al. Efficacy of preoperative diagnostic imaging localization of technetium 99m-sestamibi scintigraphy in hyperparathyroidism. Surgery 1997;121(5):535–41.

76. Miller DL. Preoperative localization and interventional treatment of parathyroid tumors: when and how? World J Surg 1991;15:706.

77. Miller DL, Chang R, Doppman J, et al. Superselective DSA versus superselective conventional angiography. Radiology 1989;170:1003.

78. Sugg SL, Fraker DL, Alexander R, et al. Prospective evaluation of selective venous sampling for parathyroid hormone concentration in patients undergoing reoperations for primary hyperparathyroidism. Surgery 1993;114(6):1004–10.

79. Granberg PO, Hamberger B, Johansson G, et al. Selective venous sampling for localization of hyperfunctioning parathyroid glands. Br J Surg 1986;73(2):118–20.

80. Van Heerden J, Farley D. Parathyroid. In: Schwartz S, editor. Principles of surgery. 7th ed. New York: McGraw-Hill; 1999.

81. Miedlich S, Krohn K, Paschke R. Update on genetic and clinical aspects of primary hyperparathyroidism. Clin Endocrinol 2003;59:539–54.

82. Rodriguez M, Martin-Malo A, Martinez M. Calcemic response to parathyroid hormone in renal failure: role of phosphorus and its effect on calcitriol. Kidney Int 1991;40:1055.

83. Felsenfeld A, Rodriguez M, Dunlay R, et al. A comparison of parathyroid gland function in haemodialysis patients with different forms of renal osteodystrophy. Nephrol Dial Transpl 1991;6:244–51.

84. Demeure M, McGee D, Wilkes W, et al. Results of surgical treatment for primary hyperparathyroidism associated with renal disease. Am J Surg 1990;160:337.
An overview of the treatment of secondary hyperparathyroidism.

85. Block G, Martin K, de Francisco A, et al. Cinacalcet for secondary hyperparathyroidism in patients receiving hemodialysis. N Engl J Med 2004;350(15):1516–25.

第 2 节 甲状旁腺疾病的手术策略

Barnard J. A. Palmer，William B. Inabnet Ⅲ 著

该节曾由 Jean-François Henry 和 Frédéric Sebag 两位作者之前出版，本版作者对其进行了回顾。本书编者及出版社认可并由衷感谢原作者 Jean-François Henry 和 Frédéric Sebag 对本书的贡献。

原发性甲状旁腺功能亢进症

多年来，双侧颈部探查术一直是原发性甲状旁腺功能亢进症（PHP）的首选手术方法。据报道，手术的成功率达 95％～98％，且发病率最低，死亡率接近于 0，恢复效果良好[1]。

标准的双侧颈部探查术现受到新的微创技术的挑战。使用这些新的手术方法有 3 个主要的刺激因素：

1. 影像技术（例如高分辨率超声、甲氧异腈和 CT 扫描）的改进。

2. 术中甲状旁腺激素（intraoperative-parathyroid hormone，ioPTH）测定的引进。

3. 仪器（γ 探头、组织密封装置、内镜仪器、微型摄像机）的发展和完善。

虽然小范围、微创手术的探索都取得了类似的结果，但常规甲状旁腺手术因其优异表现而仍然是"金标准"。

传统的开放手术

甲状旁腺手术的基本原则

定位研究可以帮助医生发现病变的腺体，但标准双侧探查术的成功与否首先是基于对解剖知识和胚胎演化的深入理解。正如 Cope 在 1960 年所写的那样，初次手术是治愈患者的"黄金机会"。

理想状况下，无论是用来解释 PHP 综合征的病变还是术前影像学检查的结果，探查中均应该暴露所有的甲状旁腺组织，即至少 4 枚腺体。冰冻切片的作用是有限的，并仅限于甲状旁腺组织的鉴定。已证实局部组织显微镜下的增生并无功能上的意义。这种增生可能导致不必要的切除，并造成永久性甲状旁腺功能减退症。因此，冰冻切片可以帮助医生确认或排除甲状旁腺组织的存在，但不适合指导切除其他甲状旁腺。

腺体的病理性质是从大体标本上来确定的。腺体的平均重量为 40mg，那么超过 75mg 视为异常。手术切除应基于这个宏观判断，如果所有腺体均暴露，这种判断更有价值。然而，必须意识到强行暴露腺体有损伤血供的风险。切除也必须是有选择性的。增大的腺体应全部切除，而正常腺体应保存。决不允许对疑似或已知甲状旁腺癌进行活检，因为这样可能造成局部种植。

手术管理

手术通常在全麻下进行，但也可在区域麻醉[2]加催眠镇静[3]下进行。

患者双手放于身体两侧，平躺，颈部过伸。为使颈部切口更为美观，与传统的低颈横切口相比，可选择在锁骨头上方 1~2 横指宽处皮肤自然褶皱下的切口。在中线处分离带状肌，进入手术区域。

上甲状旁腺（P Ⅳ）的探查

向内前方牵开甲状腺叶，向外牵开颈总动脉，暴露甲状腺叶后方区域。术中应保留甲状腺下动脉，并确认喉返神经。

85％的病例通过简单探查即能在正常位置发现 P Ⅳ。它"漂浮"在一个松散的脂肪组织内，邻近甲状软骨下角，靠近喉返神经和甲状腺下动脉分支的最前支。这三个结构构成寻找 P Ⅳ 的标志（图 1.8）。

当 P Ⅳ 异位时，它往往会向后和向下移动（图 1.9）。因此，如果贴着甲状腺包膜没有找到 P Ⅳ，那么很可能在食管旁或食管后面发现它。P Ⅳ 可移位到很低的位置，降到甲状腺下动脉下方，下降过程中还可位于下动脉主干后方。越低的 P Ⅳ 位置越靠后。通过血管蒂可发现这些腺瘤，

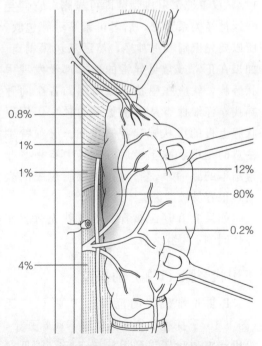

图 1.8　上甲状旁腺（P Ⅳ）的位置。数字代表在 503 例尸检研究的不同位置发现腺体的百分比。*Adapted from Akerstrom G，Malmaeus J，Bergstrom R. Surgical anatomy of human parathyroid glands. Surgery* 1984; 95：14-21. *With permission from Elsevier*

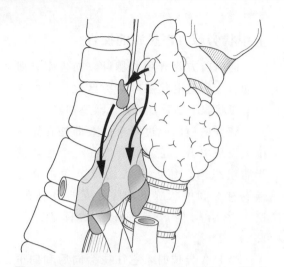

图 1.9 增大的上甲状旁腺（PⅣ）的迁移路径。增大的腺体会向后和向下迁移。*Adapted from Randolph GW, Urken ML. Surgical management of primary hyperparathyroidism. In: Randolph GW (ed.) Surgery of the thyroid and parathyroid glands. Philadelphia: WB Saunders, 2003: pp. 507-28. With permission from Elsevier*

腺瘤常起源于甲状腺叶中部或甲状腺的上1/3。仅单纯牵引血管蒂即可显露。它们与喉返神经关系紧密，后者可紧贴旁腺包膜，所以要先识别喉返神经，然后从包膜剥离。如果在正常或常见异常的地方都没发现甲状旁腺，就应在甲状旁腺周围的各个间隙寻找，仔细探查从甲状腺下动脉主干到甲状腺上极的甲状腺叶背侧空间。必须特别注意的是甲状腺上极后方，其中有一些非常扁平的腺瘤紧密黏附在甲状腺包膜的表面，很容易被遗漏。

如果 PⅣ 还未被探查到，就先暂缓而寻找同侧下甲状旁腺。

下甲状旁腺（PⅢ）的探查

PⅢ 正常位置的范围比 PⅣ 更广泛（图 1.10）。探查必须由甲状腺下动脉开始，沿甲状腺胸腺韧带到甲状腺下极。PⅢ 在后侧者较少见，越低的下甲状旁腺位置越靠前。探查应从甲状腺后方开始，从甲状腺下动脉探查到甲状腺叶下极。在这个位置，正常的 PⅢ 通常位于喉返神经前方。若

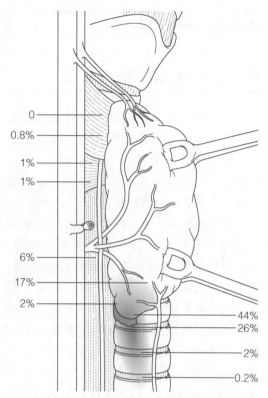

图 1.10 下甲状旁腺（PⅢ）的位置。数字代表在503例尸检研究的不同位置发现腺体的百分比。*Adapted from Akerstrom G, Malmaeus J, Bergstrom R. Surgical anatomy of human parathyroid glands. Surgery 1984; 95: 14-21. With permission from Elsevier*

病变为腺瘤，其背侧可能会与神经相粘连。应对甲状腺腺叶下极进行全面的检查，并依次检查它的侧部、前部、下部。在手术过程中，术者必须注意保护甲状腺周围组织，例如甲状腺胸腺韧带和甲状腺下静脉。切除术必须沿着甲状腺胸腺韧带和胸腺，在尽可能低的位置进行。近25％的 PⅢ 位于甲状腺胸腺韧带旁或位于胸腺上极[4-5]。往往只在胸腺鞘切开时才会发现它们。

在手术进行到这一阶段时，如果 PⅢ 仍未找到，应停止此侧搜索，而换另一侧继续搜索。我们提倡这种方法，因为持续的分离、解剖可能会使未被发现的正常 PⅢ 出现血供阻断。

另一侧探查顺序与之前所述相同。幸运的是，腺体分布通常是对称的，这方便

了外科医生的操作，但这种情况也只出现在 60% 的病例。

对于首次双侧探查的评估

在双侧探查的最后，外科医生要依据探查的腺体数目和它们的病理表现来决定是否继续探查。

在两种情况下可不必探查：

1. 4 枚腺体都已经被发现，其中 1 枚或多枚异常。只有对家族性甲状旁腺功能亢进症患者才需继续探查多余的腺体。

2. 1 枚腺体呈现病态，而其他腺体正常，但发现的腺体数量少于 4 枚。除了家族性甲状旁腺功能亢进症以外，多腺体疾病的发生率较低，一味的探查对患者来说弊大于利。探查到的正常腺体越接近 3 个，就越能说明"单发腺瘤"诊断的正确性。

以下三种情况手术应继续探查：

1. 没有腺体或少于 4 枚腺体被发现且均未发现病变。此时仍有病变腺瘤可能被发现。

2. 发现的腺体数少于 4 枚，其中至少有 2 枚肿大。外科医生应以多腺体疾病（multiglandular disease，MGD）来处理。剩余的腺体也必须探查到。

3. 4 枚腺体均被发现并且都正常。外科医生首先应明确诊断，进而应考虑到有额外异位甲状旁腺发生腺瘤的可能。

进一步探查

外科医生必须牢记：①在颈部和上纵隔的先天性异位甲状旁腺分别是由于胚胎发育不全或过度导致，这些与 P Ⅲ 有关（图 1.11）。②后纵隔的后天异位的甲状旁腺是由于发生腺瘤病变后，重力牵引导致其移位，这些通常与 P Ⅳ 有关（图1.8，表1.3）[6]。因此，有必要知道未探查到的腺体是 P Ⅳ 还是 P Ⅲ。

如果是 P Ⅳ 未被探查到：

1. 重新探查食管旁区域，在后纵隔尽可能地向下探查。

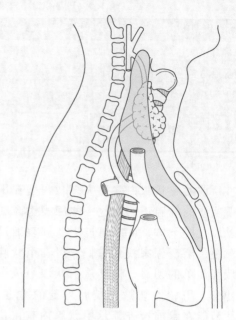

图 1.11　下甲状旁腺（P Ⅲ）与胸腺复合体在胚胎发育过程中的迁移导致了正常 P Ⅲ 分布于下颌角到心包膜的广泛区域

2. 考虑到 P Ⅳ 迁移的缺陷，探查甲状腺上极血管区域。

3. 结扎甲状腺上蒂，挑起叶上极，同时小心谨慎地进行后内侧的解剖。

4. 小心触诊甲状腺叶，探查有无甲状腺内甲状旁腺腺瘤。

如果 P Ⅲ 未被发现：

1. 考虑到 P Ⅲ 可能会过度迁移，通过颈部入路行胸腺切除术，进而继续向下探查。探查必须进行，但由于胸骨柄与气管之间的空间非常狭窄，所以不能一味向下探查，而是将胸腺慢慢向上牵拉出，这个过程可能需要结扎几条静脉。胸腺可牵拉出 8～10cm。因为一些腺瘤深埋在胸腺内，所以牵拉出的胸腺应切开探查。

2. 考虑到 P Ⅲ 迁移的不足（未完全下降的腺体），向上探查颈动脉鞘，直至下颌角。

3. 数字化探查甲状腺叶。

真正的甲状腺内甲状旁腺瘤是罕见的。

表 1.3　P Ⅲ 和 P Ⅳ 主要异位的位置、机制和发生率

位置	相关的甲状旁腺	异位机制	发生率
颈部高异位	P Ⅲ	胚胎学：错误的迁移	1%～2%
前上纵隔	P Ⅲ	胚胎学：过度的迁移	3.9%～5%
后上纵隔	P Ⅳ	后天迁移：重力	4.8%
中部纵隔	P Ⅴ *	胚胎学：过早组织化	0.19%～0.3%
甲状腺内	P Ⅲ、Ⅳ、Ⅴ	胚胎学	0.5%～3.5%

* P Ⅴ 指的是额外腺体

这些所谓的甲状腺内腺瘤大多数深埋在甲状腺实质的缝隙里。其他一些腺瘤隐藏在甲状腺包膜下方，可以通过甲状腺表面局部颜色逐渐变深来找到它们。可在甲状腺包膜做简单的切口，将其从甲状腺组织中取出来。甲状腺切除是最后可行的方案，但也只能在术前检查提示甲状腺内有占位的情况下才能进行。这种情况下术中超声是非常有意义的。

在探查的最后，异常的甲状旁腺如果还没找到，那么它很有可能不在颈部而在纵隔内，成为 1%～2% 的纵隔腺瘤，并且这种纵隔腺瘤的切除无法通过颈部入路完成。如果 4 枚正常的甲状旁腺已在颈部找到，那纵隔腺瘤的可能性便更大一些。术中同期不应再行胸骨正中切口，原因有三：

1. 应该明确诊断结果。

2. 应该准确定位腺瘤。

3. 左胸腔镜[7]或切除第二肋软骨[8]入路的前纵隔切开术是两种伤害较小的方法。

如果颈部探查阴性，那么应停止操作，术者不应在第一次手术中花费过多的时间来解剖、探查颈部。

甲状旁腺切除术

根据已探查到的正常或异常腺体的数目，可能出现以下几种典型的情况：

单发甲状旁腺腺瘤（彩图 1.12）

1 枚腺体增大而探查到的其他腺体均正

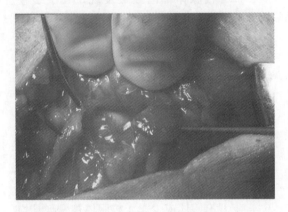

彩图 1.12　常规开放手术。左上甲状腺腺瘤和正常下甲状旁腺

常。这是一项排除性的诊断，只有其余腺体都正常才能作出单发性腺瘤的诊断。必须切除腺瘤，同时也要保存正常的腺体。

散发性多腺体疾病

2 枚腺体增大，其他 2 枚腺体正常，术中区分增大的甲状旁腺是增生还是腺瘤非常困难，这就需要切除 2 枚增大的甲状旁腺。考虑到活检可能造成甲状旁腺功能减退，因此对剩余 2 枚正常甲状旁腺是否进行活检是有争议的。

当 3 枚腺体肿大，甲状旁腺增生的诊断要仔细考虑。还不能确定第 4 枚腺体是否有正常的可能，但如果第 4 枚腺体是正常的，那么应当保留。

当 4 枚腺体都增大（彩图 1.13），除了完整切除 3 枚腺体，第 4 枚腺体（也就是最小的腺体）应切除一部分，原位保留与正常腺体相同重量的腺体组织，即 40～60mg。

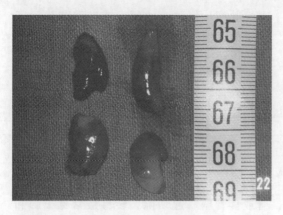

彩图 1.13　多腺体疾病。4 枚腺体增生

在少见的透明细胞增生病例中，术中可探查到异常增大、棕黑色的腺体，这时建议保留较大部分的腺体（100～150mg），因为这种甲状旁腺组织功能较差。

但要保留哪部分腺体要看其与喉返神经的关系。最好保留离喉返神经最远的腺体。甲状旁腺切除前应先暴露要原位保留的腺体。如果估计要保留的部分无法存活，应切除全部的腺体，然后尝试保留其他腺体的部分组织。可以保留两个较小的部分，以降低坏死和甲状旁腺功能减退症的风险。

家族性甲状旁腺功能亢进症

家族性甲状旁腺功能亢进症大多是多发性内分泌瘤病 1 型（multiple endocrine neoplasia，MEN1）或 2A 型（MEN2A）的一种表现。现在已发现它可以独立于 MEN 发病而不伴发其他内分泌疾病。治疗遗传型的甲状旁腺功能亢进症比散发型更困难。腺体常常表现出不同程度的病理变化。即使首次手术足够彻底，也还是有可能复发。内在基因异常可能是其原因。

MEN1 中的原发性甲状旁腺功能亢进症

MEN1 患者行甲状旁腺手术的基本原则包括：

1. 尽可能长时间地维持正常血钙，避免顽固或反复的高钙血症。

2. 避免手术引起的低钙血症。

3. 为复发疾病的再次手术做准备。

MEN1 的甲状旁腺功能亢进症患者手术策略包括：

- 甲状旁腺次全切除术，在颈部内保留不超过 60mg 的甲状旁腺组织。
- 切除全部甲状旁腺，并立即将其切割为 10～20 个 $1mm^3$ 的甲状旁腺组织进行自体移植。
- 切除全部甲状旁腺并行替代治疗。

手术应全面探查，应考虑到 4 枚以上甲状旁腺和异位甲状旁腺的可能，因此所有患者均应切除颈部中央区的脂肪组织和胸腺。

一小部分 MEN1 患者表现为某一枚甲状旁腺的病变，一般建议切除肿大甲状旁腺同侧的另一枚腺体。选择性的甲状旁腺切除术对大多数 MEN1 患者来说只是一种姑息治疗。疾病还会进展，导致患者病情复发或持续。据报道，甲状旁腺全切除术初始治愈率比次全切除术高，但全部切除后再行自体移植可使甲状旁腺功能减退风险增至 47%[9-10]。因此在进行甲状旁腺全切除术后应冷冻保存切下的甲状旁腺。如果患者发生持续的甲状旁腺功能减退，可将冷冻保存的甲状旁腺自体移植。

有一大部分 MEN1 患者因持续或复发甲状旁腺功能亢进症而行再次手术[11]。对颈部进行二次探查可使 91% 的患者血钙恢复正常，但有 2.1% 发生永久性喉返神经损伤。移除自体移植甲状旁腺的效果更不确定，只有 58% 的患者血钙恢复正常。甲状旁腺的自体移植并不是总能让接下来的问题变简单[12]。

MEN2A 中的原发性甲状旁腺功能亢进症

对 MEN2A 患者进行甲状旁腺功能亢进症治疗时，必须排除可能伴发的嗜铬细胞瘤。MEN2A 中的甲状旁腺功能亢进症比 MEN1 中更缓和。对于这些患者来说，甲状旁腺手术的主要风险是甲状旁腺功能减退症。虽然 MEN2A 患者被认为有多腺体疾病，但通常来说，不是所有的腺体都会增大，所以不建议激进的手术切除。辨认 4 枚腺体，只切除肉眼观察增大的腺体，这样持续甲状旁腺功能亢进症或复发的概率较小，且避免了术后甲状旁腺功能减退。如果甲状旁腺都正常，上甲状旁腺应优先于下甲状旁腺保留。正常的下甲状旁腺（在甲状腺髓样癌的切除术、淋巴结切除术和胸腺切除术中有较大的坏死风险）优先自体移植。一些作者也推荐甲状旁腺全部切除再种植于前臂[13]。外科医生必须认识到，永久性甲状旁腺功能减退症比轻度甲状旁腺功能亢进症更严重。

甲状旁腺癌

手术是治疗甲状旁腺癌的唯一方法。治疗通常会视两种完全不同的情况而定：

1. 诊断已经确定或者在首次手术时已考虑甲状旁腺癌的诊断。严重的高血钙、明显升高的 PTH、颈部可触及到的肿块，这些典型表现提示恶性可能。外科医生通常会对甲状旁腺癌有所疑虑，因为术中冰冻切片常常无法明确这一诊断。术中，肿瘤呈灰色增大肿块，质硬，有厚的包膜，与周围组织粘连。外科医生必须将其完整切除，包括甲状旁腺肿瘤、甲状腺叶、同侧的另一枚腺体以及喉返神经、颈总动脉周围和气管前的淋巴结。冰冻切片的诊断虽然不能确定，但可通过整块切除标本中的局部侵犯来提示诊断。有些外科医生只有在患者有临床侵犯或冰冻切片证实有侵犯时才清扫淋巴结。喉返神经只有在明显侵犯的情况下才能切除。对侧的甲状旁腺常规探查。

2. 诊断在术后通过石蜡病理切片作出。对一些模棱两可的病例，可通过 parafibromin 免疫组化来鉴别甲状旁腺癌与不典型腺瘤[14]。初次手术通常是简单地切除肿瘤，所以最好是进行二次手术并切除肿瘤邻近结构[15-16]。

极少情况下，病理并未有证据表明恶性肿瘤，但肿瘤的复发或转移却提示了肿瘤的恶性性质。

甲状旁腺癌的增长相对缓慢，但一旦发现应通过临床观察和血钙水平测定终生随访。局部复发率高达 50%，远处转移发生率约 30%[17]。大多数学者建议尽可能对复发灶或远处转移灶行积极的手术治疗[15-17]。颈部残留的肿瘤组织必须整块切除，必要时连同被侵犯的邻近器官，如气管或食管壁一起切除。转移最常见于肺和骨，可能伴有局部复发。并且，一旦转移、复发，随后的任何手术都难以治愈。1999 年美国国家癌症数据库报告的 286 例甲状旁腺癌患者中，5 年的生存率为 86%，10 年的生存率为 49%[18]。高钙血症是威胁生命的主要因素，因此，即使存在肿瘤转移，但只要血钙控制稳定，还是可以长期生存的[15,17]。

同时行甲状旁腺切除术与甲状腺切除术

手术经常需要同时切除甲状腺与甲状旁腺。应首先探查甲状旁腺。事实上，首先切除甲状腺将会使术者探查甲状旁腺组织所需的解剖标志也被切除，同时这也可能导致意外的甲状旁腺切除。如果是良性甲状腺病变，应保留一层甲状腺实质，确保正常甲状旁腺的血供不受破坏。除 MEN2A 患者外，同时行甲状腺、甲状旁腺切除术的患者中有 4.3% 出现甲状旁腺功能减退[6]。

传统开放甲状旁腺切除术的总体效果

手术效果通常在术后就能体现。血清钙在 24～48h 内会恢复到正常水平。现今很少有患者的骨骼被侵害到很严重的程度，故显著的术后低钙血症也比较少见。预防性治疗低钙血症也未被普遍认可。除了低钙血症，甲状旁腺切除术的并发症主要为喉返神经麻痹及血肿，但也仅报道于 1% 或更少的病例中[1]。甲状旁腺切除术的死亡率非常低，接近 0。

在术后的 4h 内 PTH 会下降，甚至测不出，术后 1 天会逐渐恢复正常。术后 1 个月，尽管血清钙水平已正常，但高达 30% 的患者血清 PTH 水平会升高。在某些情况下，PTH 水平升高是肾功能不全或维生素 D 缺乏的代偿性反应。近来也有证据表明，因原发性甲状旁腺功能亢进症（PHP）而手术的患者对 PTH 的敏感性降低[19]。

有经验的外科医生施行传统开放甲状旁腺切除术后，95%～98% 的患者血钙恢复正常[1]。MGD 不如单发腺瘤的结果那样令人满意。一项多中心研究表明，20% 的 MEN1 患者在术后仍有高钙血症[20]。因此，家族性 PHP 患者必须在专门的医疗中心治疗。

甲状旁腺微创手术

近些年，甲状旁腺微创手术（minimally invasive parathyroidectomy，MIP）的一些新技术得到了发展。这些新技术有如下两方面共同的特点：

1. 与颈部传统开放性弧形切口相比，微创手术切口要小得多。

2. 微创手术主要针对某一枚病变甲状旁腺腺体。在大部分情况下微创手术不探查其他甲状旁腺腺体或仅做有限探查。

有限探查的理论基础是 89% 的患者为单腺体疾病，而且术前定位技术（包括超声检查、甲氧异腈和 CT 扫描）的提高是微创手术开展的前提。然而，术前定位能否完全排除多发性甲状旁腺疾病值得商榷，目前大部分外科医生在行甲状旁腺微创手术时为了防止遗漏多发性甲状旁腺疾病，常规进行术中甲状旁腺激素（ioPTH）测定。

术前经相关检查怀疑多发性甲状旁腺疾病的患者或家族性甲状旁腺功能亢进症

患者都不适合行微创手术。因此微创手术指征应该仅限于散发性甲状旁腺功能亢进症患者，且术前超声及甲氧异腈扫描共同明确的单发腺瘤。此外，合并结节性甲状腺肿及颈部手术史是甲状旁腺微创手术的禁忌证。最后，疑似甲状旁腺癌是微创手术的绝对禁忌证，因为甲状旁腺癌需要广泛的整块切除。

近期来自国际内分泌外科医师协会的一份调查显示，超过半数的内分泌外科医师常规在全麻或区域麻醉下施行甲状旁腺微创手术。

单侧颈部探查

最初，单侧探查指找到一枚增大的病变甲状旁腺腺体及一枚同侧的正常腺体[21]。但自从引入术中快速甲状旁腺激素（quick parathyroid hormone，QPTH）测定后，许多单侧探查仅针对单个病变腺体，无需再次探查同侧的另一枚甲状旁腺。

开放性甲状旁腺微创手术

开放性甲状旁腺微创手术（open minimally invasive parathyroidectomy，OMIP）非常适合于日间手术[22]。OMIP 的开展必须依靠精准的术前定位。手术过程首先是在标准位置或在需切除的病变甲状旁腺位置行 2～4cm 切口。对于上甲状旁腺腺瘤，切口做于胸锁乳突肌（sternocleidomastoid muscle，SCM）前缘，同时外后方或"后门"径路更利于到达甲状腺后方间隙。对于位于前面的低位甲状旁腺腺瘤，切口做于胸骨上凹水平。与双侧颈部探查术相比，此术式的并发症明显减少（1.2% vs. 3.0%），手术时间缩短 50%，且明显缩短患者术后住院时间[22]。

微创射线介导甲状旁腺切除术

微创射线介导甲状旁腺切除术（mini-mally invasive radio-guided parathyroidectomy，MIRP）主要依靠术中 γ 探针的放射性浓度水平来引导肿瘤切除[23]。手术需在注射[99m]Tc-甲氧异腈之后的 3.5h 之内完成。切口一般为 2～3cm，切口位置则根据腺瘤甲氧异腈的扫描结果及 γ 射线的测定结果共同决定。如果切除的腺瘤标本的放射活性超过本底放射性 20%，可认为手术已成功完成，且术中无需检测 QPTH。到目前为止，MIRP 在临床上已取得了令人满意的效果[23]。

内镜甲状旁腺切除术

内镜技术非常适合应用于甲状旁腺外科领域，原因如下：

1. 甲状旁腺手术只需行切除术，无需复杂的外科重建。

2. 绝大多数甲状旁腺肿瘤为体积较小的良性肿瘤。

3. 与传统手术切口瘢痕相比，较小的内镜手术切口（10～15mm）更受患者欢迎。

第一例通过内镜行甲状旁腺切除的病例是位于纵隔内的异位甲状旁腺肿瘤。胸腔镜目前已可以成功切除位于前纵隔及中纵隔深部的异位甲状旁腺肿瘤[7]。

颈部内镜技术广泛应用于以下 3 个方面：

1. **单纯内镜甲状旁腺切除术**[24]　此技术需要压力恒定的气体加压灌注及 4 个套管针。钝性分离后建立一个较大的颈阔肌下操作空间。然后打开颈中线，牵拉开胸骨舌骨肌，显露甲状腺叶，这样可以探查双侧甲状旁腺。

2. **微创腔镜辅助甲状旁腺切除术**（minimally invasive video-assisted parathyroidectomy，MIVAP）[25]　首先在胸骨上凹切迹处行 15mm 皮肤切口，通过腔镜镜头观察显像并钝性分离，打开颈中线及游离甲状腺叶。应用传统小型牵开器建立手术空间。此术式可以探查双侧甲状旁腺区，无需气体加压灌注，但只能通过颈部正中切口进行。

3. **侧入路内镜甲状旁腺切除术**[26]　在胸锁乳突肌前缘做横皮纹切口 15mm，通过"后门"技术到达甲状腺背侧间隙，置入 10mm 套管针，沿胸锁乳突肌前缘在第一个套管针上、下各置入 2～3mm 套管针一根（图 1.14）。通过 8mmHg 的低压 CO_2 灌注来维持操作空间。此单侧探查术式可一人操作，并同时探查病变甲状旁腺腺瘤及同侧其他甲状旁腺组织。此术式可适用于位于甲状腺背侧的甲状旁腺病变。

其他一些颈部无瘢痕内镜甲状旁腺切除术虽然被部分医生所推荐，但没有普遍应用于临床，如腋下入路[27]及前胸乳入路[28]。

在不同术式的内镜甲状旁腺切除术中，有 8%～15% 的概率需中转为传统手术。主要原因包括术中解剖困难、囊性肿瘤破裂、影像学上的假阳性和术前未发现但术中通过 QPTH 测定而发现的 MGD。对于有经验的外科医生来说，内镜甲状旁腺切除术和传统标准开放手术一样安全，死亡率几乎为 0，喉返神经麻痹的发生率也小于

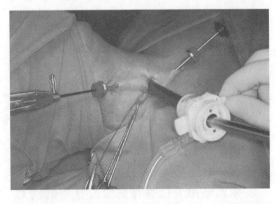

图 1.14　左外侧入路甲状旁腺切除术——套管针位置

1%。只要维持在低压力下，颈部气体灌注建腔就是安全的。内镜甲状旁腺切除术能大幅度缩短手术时间，基本 1h 内可完成手术。不过，内镜手术比传统标准颈部手术需要更高的手术技巧。

内镜技术拥有放大图像的巨大优势，通过放大图像可以更精确、仔细地进行解剖，同时降低手术风险（彩图 1.15）。通过皮肤小切口进行直视下手术对于解剖结构的分辨有一定难度，即使使用头灯和外科支撑环，手术视野的暴露也不是很满意。

☑☑ 两项研究显示，相比传统甲状旁腺切除术，内镜甲状旁腺切除术术后疼痛感更轻微，同时有更好的美容效果[29-30]（彩图 1.16）。

MIVAP 也具有手术时间较短的优势[29]。

☑☑ 一项关于 MIVAP 和 OMIP 的前瞻性随机试验显示，MIVAP 在术中更容易辨认喉返神经，疼痛感更轻微，所用止痛药更少，麻醉深度较浅，同时具有更好的美容效果。不过，MIVAP 虽然有许多优势，但其手术费用因手术器械原因较为昂贵[31]。以上观点有待更多的随机研究加以证实。

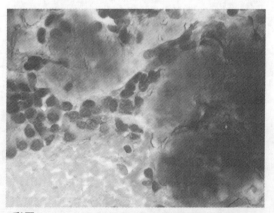

彩图 1.15　左外侧入路甲状旁腺切除术：喉返神经和甲状旁腺腺瘤上极

甲状旁腺微创手术有着广阔的发展空间

95%～100% 的 MIP 患者术后血钙水平恢复正常[21~23,32-33]。

☑☑ 两项前瞻性随机对照试验显示，单侧颈部探查拥有和双侧探查同样良好的长期疗效[34-35]。

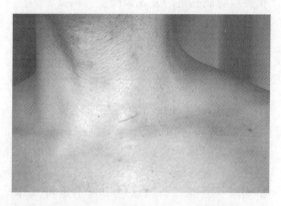

彩图 1.16　左外侧入路内镜甲状旁腺切除术后 1 周皮肤切口瘢痕

然而，我们需注意这些满意结果产生的前提是患者经过仔细的筛选。此外，开展术中 PTH 的检测将术后持续性原发性甲状旁腺功能亢进症的风险降到了最低。

相比开放性手术，MIP 手术需多种技术支持：

1. 在手术前需准确定位肿瘤位置。如果影像学检查明确为单发病变，推荐行MIP。同时可根据病变肿瘤位置靠前或靠后，分别选择中间入路或侧入路。

2. 术中 ioPTH 检测有着非常重要的价值。据报道，术中 ioPTH 检测的总准确率高达 97%[36]。当术前定位不是非常确定时，ioPTH 检测显得尤为重要。

3. 微创甲状旁腺手术，特别是经腔镜手术，需要专门的仪器设备。

对于甲状旁腺外科来说，要证明微创技术有着明显优势也绝非易事。目前无法明确量化 MIP 相对于传统甲状旁腺切除术费用是否更低。随机试验显示，MIP 可缩短手术时间，同时早期低钙血症的发生也明显减少[34-35]。对于患者而言，MIP 明显的优势在于术后数日内更舒适及更美观。

MIP 不应该完全取代传统甲状旁腺切除术。在将来，此两种手术方式可互相补充，取长补短。目前 PHP 患者仍需要长期随访资料来评估微创甲状旁腺手术后的甲状旁腺功能亢进的复发风险。

术中甲状旁腺激素（ioPTH）检测

目前 ioPTH 检测的广泛应用使手术范围明显缩小，而且能在术中鉴别是单发腺瘤还是多腺体疾病。从 20 世纪 90 年代后期开始，它的作用开始引起人们的注意[36]。目前甲状旁腺外科领域越来越多地将其作为常规的辅助检查。因 PTH 的半衰期只有 3～5min，故术中 ioPTH 的检测可明确判断甲状旁腺肿瘤是否已被完全切除。在手术开始前测定甲状旁腺激素的基线水平，在肿瘤切除后特定时间再次测定。如果肿瘤切除后 10min，PTH 水平下降超过基线值的 50%，则提示 97% 的患者手术成功[37]。理想化的 ioPTH 测定方案目前尚有争议，一些作者认为改变测定的时间可能会进一步提高 ioPTH 测定结果的价值[38-39]。无论如何，ioPTH 在甲状旁腺外科领域，在某些特定病例中有着举足轻重的作用。

持续性或复发性原发性甲状旁腺功能亢进症（PHP）的再次手术治疗

持续性 PHP 是指甲状旁腺功能亢进症初次手术治疗后的 6 个月内由甲状旁腺功能亢进所致的持续性高钙血症。复发性 PHP 是指初次手术治疗血钙正常 6 个月后再次出现高钙血症。

治疗失败的原因分析

对于 PHP 患者进行第二次颈部探查前必须要找出初次手术治疗失败的原因。持续性的 PHP 可能是由于初次探查术的失败，亦可能是由于对病灶的遗漏或是切除范围的不恰当或不充分所致。因此对于持续性 PHP，初次手术中外科医生或病理科医生对于病灶的错误判断是非常重要的考虑因素。

复发性 PHP 的原因是一个非常复杂且有争议性的问题。对于初次手术与高钙血症再次出现有 6 个月血钙正常间隔期是存在争议的。这其中的问题主要在于这 6 个月的血钙正常是由于 PHP 的治愈，还是持续性 PHP 血钙短暂恢复正常的假象不得而知。PHP 的复发也可能发生在血钙正常数年后。大多数病例中患者都有 PHP 的家族史或曾接受过 MGD 的初次手术治疗。第一次手术探查后明确为正常的腺体组织者再发生腺瘤的情况并不常见，这种患者通常有颈部放疗史[40]。临床上，持续性 PHP（80%～90%）比复发性 PHP（10%～20%）更常见。

甲状旁腺手术失败的原因中恶性肿瘤是一个特别的因素，这可能是导致持续性和复发性 PHP 的重要原因。在一些病例中，恶性肿瘤的复发会修正非典型腺瘤在初诊时的误诊。在多数病例中原位复发是由于恶性肿瘤的破裂及局部种植，但良性病变切除后同样也可能发生原位复发。

最后，亦有报道甲状旁腺全切除术后种植在肱桡肌的腺瘤或增生腺体引起 PHP 复发。这种情况的发生并不是由种植组织的体积大小决定，而是由不受控的功能亢进腺体的自然属性决定。这种情况可能是由于移植细胞自主性原因或局部刺激因素所导致。

处理

明确诊断

需排除其他导致高血钙的因素并确认患者的症状确与其生化改变有关才能作出PHP的诊断。对于甲状旁腺切除术后发生持续性高钙血症的患者，家族性低钙尿高钙血症（familial hypocalciuric hypercalcaemia，FHH）[41]也是重要的因素。

病史

为明确PHP是散发性还是家族性，应追踪其家族史或者相关的内分泌疾病，如MEN1或MEN2A。对手术记录中前次手术细节与组织学报告的研究也至关重要，这有助于术者在术前制订详细的手术方案（表1.4）。同样，在术前对于患者声带情况的评估也是至关重要的。

表 1.4 持续复发性原发性甲状旁腺功能亢进症再手术选择：病例报道和外科治疗的支持信息

基本信息	治疗方案
家族性甲状旁腺功能亢进症	探查所有残余甲状旁腺组织
MEN1 或 MEN2A	根据家族性甲状旁腺功能亢进症的具体分型选取对应的切除方案
多腺体病变	探查所有残余甲状旁腺组织
3 枚腺体正常	根据术前个体评估决定再手术方案
P Ⅲ（胸腺）	探查同侧 P Ⅳ
P Ⅳ	探查同侧 P Ⅲ
颈部 4 枚腺体正常（对于经验丰富的医生）	探查常见异位区域（纵隔常见）
疑似恶性肿瘤或非典型腺瘤	考虑局部复发或内脏及骨转移
数个腺体组织已经切除	安排冷冻保存

术前评估

虽然术前定位研究看上去并不是十分重要，甚至可能并没有帮助，但是对于将行双侧颈部探查术的持续性或复发性PHP患者来说，大多数医生认为常规进行超声与甲氧异腈扫描还是十分必要的。术前评估不理想或强烈怀疑纵隔异位甲状旁腺时应进行CT或MRI检查。有创检查，例如选择性静脉PTH检查或选择性血管造影，应仅在无创检查结果不明确的时候才进行。在某些情况下，FNA可以将甲状旁腺肿瘤与其他组织区分开来。对于甲状旁腺的定位，在理想情况下应该有至少两种不同的术前检查支持。综合所有的检查，影像学识别异常腺体组织的准确率接近95%[42-46]。

除了定位检查，术前纤维喉镜检查也十分重要。这项检查可以在诊室中完成，也可以在手术开始前一刻进行。纤维喉镜是一个重要的手术工具，也是再次手术患者情况评估的重要手段。

再次手术方法

一旦患者被确诊，是否有手术指征就要认真考虑，并不是每一例患者都需要二次手术。二次手术的风险与收益要认真考虑与平衡。如果条件允许，术中超声与γ探针都是有帮助的。大多数医生认为术中PTH水平监测对患者帮助巨大。由于二次手术明显增加喉返神经损伤概率，因此术前对声带的精准评估十分重要。

根据患者的病史与肿瘤的定位，术者必须明确患者是否有患MGD的可能（彩图1.17）。如果病变是孤立单发腺瘤，通过开放手术直接切除肿块是可行的方案。但如果确诊或强烈怀疑MGD，就需要经颈部横切口进行广泛探查。

后外侧入路（"后门"入路）

当腺瘤位于颈后区时可以考虑采用这种入路，通常提示前次遗漏的肿瘤为 P Ⅳ。

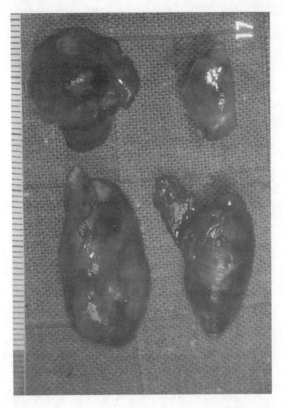

彩图 1.17 继发性甲状旁腺功能亢进症：4 枚增生的甲状旁腺腺体

将前次手术的横切口延长扩大至胸锁乳突肌外侧的前缘。这种入路位于甲状腺与肌肉后方，此区域未受或仅稍受前一次手术的影响。寻找 P Ⅳ 的方法如前所述。

甲状腺入路（"前门"入路）

当腺瘤位于甲状腺下极或沿着甲状腺胸腺轴并可从正面看到的时候可以使用这种入路，通常提示前次遗漏的肿瘤为 P Ⅲ。可以使用前次手术的横切口进入。为直接暴露甲状腺胸腺韧带，舌骨下肌应尽可能向下分离。这种方法可以尽量避免解剖甲状腺与周围组织的粘连。寻找 P Ⅲ 的方法如前所述。

宫颈横切术改进入路

在确诊或强烈怀疑 MGD 时可以使用这种耗时长且困难的二次手术方案。寻找 P Ⅳ 与 P Ⅲ 的方法如前所述。理想情况下所有腺体组织都要被找到并评估。这种术式包含额外甲状旁腺的寻找与双侧胸腺切除术。同时建议使用 ioPTH 检测与甲状旁腺的冷冻保存。

纵隔入路

大多数纵隔腺瘤都位于后纵隔上部或主动脉弓上方的前纵隔内，这些腺瘤都可以通过颈部切除[42-46]。仅当肿块位于前纵隔深部或中纵隔内时才需要开胸。正确的入路依靠仔细的定位检查，并明确病灶在纵隔内的深度。对肿块位置的精确判断可以减小开胸的可能性，例如使用前纵隔切开术[8]或左侧胸腔镜[7]来替代部分或完全胸骨切开术。

其他入路

当肿块位于颈部异位区域而不是先前手术区域时可以使用这些入路。切口的位置取决于术前影像学确定的肿瘤位置，如未下降的腺体或与迷走神经一起位于颈动脉鞘内[47]。

其他的治疗方案

同时行甲状旁腺自体移植是有争议的，因为高功能的腺体自体移植会干扰甲状旁腺切除术后的效果评估。若出现持续性的 PHP，很难判断复发的根源是来自自体移植的腺体组织，还是颈部或纵隔的残留组织。将甲状旁腺冷冻保存以用于二次自体移植可以作为 PHP 的治疗方法。由于冷冻保存后移植费用高，可能性小，获取率低，故即刻自体移植更受青睐。若术后发生低钙血症，二次自体移植不应太早进行。一些低钙血症患者在 1 年内可以恢复正常血钙水平，因此自体移植应至少间隔 1 年。

移植腺体的复发一定要在二次手术前被证实。高功能的移植腺体有时是非常容易被找到的，通过超声检查与甲氧异腈扫描也能定位。对于每一例患者，在对手臂进行二次手术前一定要将颈部或纵隔残余组织复发的可能性排除。此时使移植手臂缺血后测定 PTH 水平（Casanova 试验）

可能非常有帮助[48]。

治疗结果

对于经验丰富的甲状旁腺外科医生，二次手术的成功性可能高达 95%[42-46,49]。整个围术期内的并发症发生率为 20%，远高于颈部探查术。与初次手术相比，喉返神经麻痹的发生率显著上升，可高达 10%。永久性甲状旁腺功能减退的发生率高达 20%。在复发的患者中，有 7%～17% 是由于移植的甲状旁腺为高功能腺体。移植的甲状旁腺有 6%～50% 无功能，在冷冻组织移植中这一比例会更高。

继发性甲状旁腺功能亢进症 （SHP）

继发于甲状旁腺激素代偿性分泌增多的甲状旁腺功能亢进

SHP 是由于肾功能不全导致的低钙、高磷状态刺激甲状旁腺，进而引发甲状旁腺功能亢进。几乎所有患者都有长期的血液透析病史。大多数患者可通过预防措施或药物控制，但也有 2.5%～28% 的患者因肾功能不全导致严重的甲状旁腺功能亢进［如不能控制的高钙、高磷、高 PTH（＞500pg/ml）、骨骼侵蚀或纤维性骨炎］而需要手术治疗。

手术治疗

实际上，手术只是姑息疗法，用来治疗和预防 SHP 的并发症。潜在的疾病（如慢性肾衰竭）使得复发不可避免。对于这类患者，手术的目的如下：

- 尽可能长时间地维持甲状旁腺功能正常，避免持续性的疾病。
- 避免手术引起的严重低血钙症。

- 为下一次复发手术做准备。

一般来说不必进行定位诊断，因为患者需要系统地进行双侧颈部探查。但影像研究可以减少手术时间并探测额外或异位腺体，而这些异常腺体的发生率会由于持续肾衰竭刺激而增加至 6.5%～25%[50-51]。

手术治疗 SHP 可通过以下三种方式进行。

1. **甲状旁腺次全切除术（subtotal parathyroidectomy，SPTX）**[52]　这种手术方式需探查 4 枚腺体并切除至少 3 枚，可在颈部保留约 50mg 腺体。增生最明显的腺体应切除。这种方法的主要缺点是，如果存在持续性或复发性 SHP，将进行第二次颈部探查。

2. **甲状旁腺全切除加自体移植（total parathyroidectomy with autotransplantation，TPTX ＋ AT）**[53]　手术需切除至少 4 枚腺体，将其切割为 10～20 个 $1mm^3$ 的组织块，种植于自体软组织内。最常使用的种植部位是前臂的肱桡肌，主要为了便于以后复发手术在前臂局部麻醉下进行。甲状旁腺组织也可种植于自体颈部肌肉或前臂、前侧胸壁皮下。

3. **甲状旁腺全切除不加自体移植（total parathyroidectomy without autotransplantation，TPT－AT）**　手术切除至少 4 枚腺体，且不进行自体移植。

甲状旁腺可能会明显增大。腺体通常苍白、坚硬，伴有纤维化和钙化，并且可能很难与甲状腺组织或淋巴结区分。可通过不同的方式切除颈中央区的脂肪组织和双侧胸腺组织，以排除残留额外甲状旁腺的可能。理论上来说，进行 SPTX 和

TPTX＋AT 治疗持续性或复发性高钙血症的结果无差别，因为两者都未完全清除腺体，而在颈部或手臂残留有甲状旁腺组织。TPTX－AT 组的复发率及疾病未缓解的概率较低。

手术中，遗留在颈部或前臂的组织尤其重要。颈部残留和前臂移植的复发最常见于首次手术有结节的患者[54-56]。实际操作中，移植前在体外对残留甲状旁腺进行选择相对于术中进行选择要简单些。由于残余的甲状旁腺或种植的甲状旁腺会发生缺血坏死，导致永久性甲状旁腺功能减退，所以有条件者应冷冻保存切除的甲状旁腺。

每种手术方式都有其优缺点（表 1.5），由于没有大规模的随机对照试验来对不同手术方式进行比较，不同手术方式目前也没有绝对的优劣之分[57-59]。对于 4 枚腺体都增大或不适宜移植的患者，建议甲状旁腺全部切除[55,58]。而对于儿童、准备接受肾移植的患者以及在手术中检测到正常大小的甲状旁腺的患者来说，甲状旁腺次全切除术更加适合。对一些特定的患者可实施不包括自体移植的甲状旁腺全切除。TPT－AT 的复发率虽然较低[60]，但在术后这些患者需要终生口服钙剂和维生素 D。

表 1.5 对 SHP 患者进行 SPTX、TPTX ＋ AT 及 TPTX－AT 的优缺点

手术方案	优点	缺点
SPTX	术后的低钙血症期较短或者不出现	不可完全自行选择保留组织，颈部再次手术可能
TPTX ＋ AT	可自行选择组织，自体移植组织需再次手术的概率较低	术后有较长时间的低血钙症 功能亢进组织的定位问题： 自体移植还是额外的腺体？ 对自体移植物的定位、切除有一定困难（在肌肉内种植）
TPTX －AT 所有操作	复发率/疾病未治愈率较低	术后需要终生补钙 由于异位额外腺体，手术不能避免疾病持续发作或复发

围术期的护理

在术前，患者可口服骨化三醇以减轻术后低血钙的严重程度及持续时间。患者需在术后一天内透析，并且在术后 48h 或需要时再次透析。血液透析时肝素的应用会增加手术出血的风险。甲状旁腺次全切除术与全切除加自体移植后低钙血症发生率分别为 6.3％ 和 1.4％[55]。对一些有明显骨病的患者，术后低钙血症可能更严重，需要静脉补钙。对于长期的低钙血症，需要骨化三醇（$1\sim4\mu g/d$）及口服钙来治疗。在透析期间注射钙剂可适当降低口服钙的剂量。

冰冻甲状旁腺组织的延缓种植可能有助于缓解甲状旁腺功能减退，但不应在术后 6 个月内进行。其功能比即刻自体移植要差[61-62]。

持续或复发的 SHP

2％～12％ 的患者会出现持续或复发的 SHP。其原因有多种。首先，首次甲状旁腺切除可能不完全。初次手术切除不超过 3 枚腺体是不够的。同样，如果残留太大（超过 60mg），那么也会认为手术不完全。在这两种情况下，手术失败是持续性 SHP

的原因。而在甲状旁腺全切除或次全切除术成功后，同样也会有 SHP 复发。颈部保留的残余甲状旁腺及前臂自体种植的甲状旁腺也会出现增生。

高达 15％ 的血液透析患者在颈部或纵隔中存在额外的甲状旁腺[4, 63-65]。在切除 4 枚甲状腺后，这些遗漏的额外腺体会导致持续或复发的 SHP，而这也是手术失败的第三个原因。在初次手术期间，他们通常很小而且常表现为甲状旁腺细胞的胚胎状态。这些腺体大多同胸腺相关，存在于颈部或纵隔。在健康个体中，这些腺体很少有重要的生理意义。但在肾衰竭患者中，经过多年的慢性刺激，这些腺体可变得有功能。SHP 复发的另一个原因是甲状旁腺瘤包膜破裂而无意中导致手术区域甲状旁腺细胞自体种植。这种组织会生长并导致疾病复发。

对于持续或复发且需再次手术的 SHP 患者，应对其进行定位检查。TPTX ＋ AT 术后的患者应注意，复发不仅可来自移植的腺体，同样可来自颈部或纵隔额外的腺体。Casanova 试验[45] 可以评估复发的病因是由残余的腺体还是移植组织引起的。SPTX 和 TPTX＋AT 后 SHP 持续或复发的概率相当，分别是 5.8％ 和 6.6％[58]，而 TPTX－AT 后的概率是 5.4％[66]。

颈部的二次手术更具侵害性，需要更完善的手术技能，其发病率比在前臂自体移植者高。然而，对前臂自体移植甲状旁腺组织进行二次手术的操作也不是那么简单。移植腺体的生长并不是完全一样。一些会增生而另一些会萎缩。试图精确确定其位置是很困难的，因为其嵌入肌肉的深度不同。需要保留或切除的组织的量也很难估计。有时一些移植的甲状旁腺组织也会出现异常活跃的生长，可能需要再次切除。在这种情况下，一些医生倾向于尽可能完全地切除移植的甲状旁腺组织。在一些情况下，解决 TPTX＋AT 术后出现的持续或复发 SHP 并不比 SPTX 简单[67]。再次手术后强烈建议冷冻保存甲状旁腺组织[62]。

锂诱导甲状旁腺功能亢进症

有 10％～15％ 接受锂治疗的患者会患有高钙血症。这种病情通常是可逆的，如果停用锂，病情可缓解。1973 年首次报道了锂诱导甲状旁腺功能亢进症[68]。高钙血症及 PTH 的升高程度一般较轻。一般认为锂可以广泛刺激甲状旁腺组织，导致甲状旁腺增生[69-70]，但也有几例单发腺瘤导致甲状旁腺功能亢进症的报道[71]。也有学者指出，锂促使潜在的 PHP 表现出临床症状[71]。可以通过手术治疗那些需要长期应用锂剂的患者[69-72]。考虑到 MGD 的发病率，不应进行微创手术。手术应仅切除明显肿大的腺体。

三发性甲状旁腺功能亢进症

三发性甲状旁腺功能亢进症是指基础疾病治愈后自发的持续高钙血症，通常发生在肾移植术后。在肾移植术后约有 50％ 的患者在 1 个月内高钙血症缓解，6 个月内达 85％，6 个月后为 95％。然而，在近 70％ 的长期肾移植患者中高 PTH 与骨活检异常持续存在[73]。

以下因素可阻止原始刺激（如肾衰竭）移除后增生腺体的复原：

- 移植的肾功能受损；
- 不受抑制的 PTH 分泌；
- 甲状旁腺腺体的自主或缓慢复原；
- 肾功能不全引起的骨三醇转化不足[73-77]。

仅有 0.2％～0.3％ 的肾移植患者需要接受甲状旁腺手术[77]。甲状旁腺切除术的指征包括亚急性严重高钙血症（＞3 mmol/L）和长期高钙血症（＞2 年）。短暂的甲状旁腺功能减退可导致移植的肾灌注降低，这可能是 TPTX 导致移植肾衰竭的原因，所以可以考虑用 SPTX 来替代 TPTX＋AT[78] 或 TPTX－AT。肾移植患者很少会出现复发性甲状旁腺功能亢进症。

要点

- 双侧颈部探查术是甲状旁腺手术的金标准，微创手术与传统手术治愈率无明显区别。
- 散发的原发性甲状旁腺功能亢进症的手术应基于肉眼观察：肿大的腺体应切除，正常腺体应保留。
- MEN1 患者应行甲状旁腺次全切除术或甲状旁腺全切除术＋自体移植，应注意额外腺体的切除。
- MEN2A 患者甲状旁腺术后主要并发症是甲状旁腺功能减退。
- 对于甲状旁腺癌患者，无论初次手术或局部复发转移，都应行整块切除的广泛根治术。
- 原发性甲状旁腺功能亢进症患者术后 1 个月内，30％的患者会在血钙正常情况下出现 PTH 的升高。
- 微创甲状旁腺切除术应仅针对散发的原发性甲状旁腺功能亢进症患者实施，且术前应通过影像学明确肿块位置。
- 在排除其他导致血钙升高的原因并确认患者症状与其生化改变相关后才可以诊断为持续性或复发性甲状旁腺功能亢进症。
- 在对持续性或复发性甲状旁腺功能亢进症患者进行二次手术前应确认是散发性还是家族性。
- 在对持续性或复发性甲状旁腺功能亢进症或继发性甲状旁腺功能亢进症患者进行二次手术前应明确肿块位置。
- 对于继发性甲状旁腺功能亢进症患者，手术成功的关键是找出所有甲状旁腺组织（包括额外的甲状旁腺组织），并留 $40\sim60$ mg 组织于颈部或自体移植于前臂。
- 在甲状旁腺全切除加自体移植术后若出现复发，应不仅仅考虑移植部位的病灶，还应考虑额外甲状旁腺与纵隔病灶的可能性。

参考文献

1. Van Heerden JA, Grant CS. Surgical treatment of primary hyperparathyroidism: an institutional perspective. World J Surg 1991;15:688–92.

2. Lo Gerfo P, Kim LJ. Technique for regional anesthesia: thyroidectomy and parathyroidectomy. In: Van Heerden JA, Farley DR, editors. Operative technique in general surgery. Surgical exploration for hyperparathyroidism. Philadelphia: WB Saunders; 1999. p. 95–102.

3. Meurisse M, Hamoir E, Defechereux T. Bilateral neck exploration under hypnosedation. A new standard of care in primary hyperparathyroidism. Ann Surg 1999;229:401–8.

4. Akerstrom G, Malmaeus J, Bergstrom R. Surgical anatomy of human parathyroid glands. Surgery 1984;95:14–21.

5. Thompson NW. The techniques of initial parathyroid exploration and reoperative parathyroidectomy. In: Thompson NW, Vinik AI, editors. Endocrine surgery update. New York: Grune & Stratton; 1983. p. 365–83.

6. Henry JF, Denizot A. Anatomic and embryologic aspects of primary hyperparathyroidism. In: Barbier J, Henry JF, editors. Primary hyperparathyroidism. Paris: Springer-Verlag; 1992. p. 5–18.

7. Prinz RA, Lonchina V, Carnaille B, et al. Thoracoscopic excision of enlarged mediastinal parathyroid glands. Surgery 1994;116:999–1005.

8. Schinkert RT, Whitaker MD, Argueta R. Resection of select mediastinal parathyroid adenomas through an anterior mediastinotomy. Mayo Clin Proc 1991;66:1110–3.

9. O'Riordain DS, O'Brien T, Grant CS, et al. Surgical management of primary hyperparathyroidism in multiple endocrine neoplasia type 1 and 2. Surgery 1993;114:1031–9.

10. Hellman P, Skogseid B, Oberg K, et al. Primary and reoperative operations in parathyroid operations in hyperparathyroidism of multiple endocrine neoplasia type 1. Surgery 1998;124:993–9.

11. Kivlen MH, Bartlett DL, Libutti SK, et al. Reoperation for hyperparathyroidism in multiple endocrine neoplasia type 1 (MEN 1). Surgery 2001;130:991–8.

12. Hubbard JGH, Sebag F, Maweja S, et al. Primary hyperparathyroidism in MEN I – how radical should surgery be? Langenbecks Arch Surg 2002;368:553–7.

13. Wells SA, Farndon JR, Dale JK, et al. Long term evaluation of patients with primary parathyroid hyperplasia managed by total parathyroidectomy and heterotopic autotransplantation. Ann Surg 1980;192:451–8.

14. Gill AJ, Clarkson A, Gimm O, et al. Loss of nuclear expression of parafibromin distinguishes parathyroid carcinomas and hyperparathyroidism–jaw tumors (HPT-JT) syndrome related adenomas from sporadic parathyroid adenomas and hyperplasias. Am J Surg Pathol 2006;30:1140–9.

15. Rodgers SE, Perrier ND. Parathyroid carcinoma. Curr Opin Oncol 2006;18:16–22.

16. Busaidy N, Jimenez C, Habra M, et al. Parathyroid carcinoma: a 22-year experience. Head Neck 2004;26:716–26.

17. Sandelin K, Tullgren O, Farnebo LO. Clinical course of metastatic parathyroid cancer. World J Surg 1994;18:594–8.

18. Hundahl SA, Flemming ID, Fremgen AM, et al. Two hundred eighty-six cases of parathyroid carcinoma treated in the US between 1985–1995: a national cancer data base report. The American College of Surgeon Commission on Cancer and the American Cancer Society. Cancer 1999;86:538–44.

19. Nordenstrom E, Westerdahl J, Isaksson A. Patients with elevated serum parathyroid hormone levels after parathyroidectomy showing signs of decreased peripheral parathyroid hormone sensitivity. World J Surg 2003;27:212–5.

20. Goudet P, Cougard P, Vergès B, et al. Hyperparathyroidism in multiple endocrine neoplasia type 1: surgical trends and results of a 256-patient series from Group d'Etude des Néoplasies Endocriniennes Multiples study group. World J Surg 2001;25:886–90.

21. Tibblin SA, Bondeson AG, Ljunberg O. Unilateral parathyroidectomy in hyperparathyroidism due to single adenoma. Ann Surg 1982;195:245–52.

22. Udelsman R, Donovan PI, Sokoll LJ. One hundred consecutive minimally invasive parathyroid explorations. Ann Surg 2000;232:331–9.

23. Norman J, Murphy C. Minimally invasive radioguided parathyroidectomy. In: Van Heerden JA, Farley DR, editors. Operative technique in general surgery. Surgical exploration for hyperparathyroidism. Philadelphia: WB Saunders; 1999. p. 28–33.

24. Gagner M, Rubino F. Endoscopic parathyroidectomy. In: Schwartz AE, Pertsemlidis D, Gagner M, editors. Endocrine surgery. New York: Marcel Dekker; 2004. p. 289–96.

25. Miccoli P, Bendinelli C, Conte M. Endoscopic parathyroidectomy by a gasless approach. J Laparoendosc Adv Surg Tech A 1998;8:189–94.

26. Henry JF. Endoscopic exploration. In: Van Heerden JA, Farley DR, editors. Operative technique in general surgery. Surgical exploration for hyperparathyroidism. Philadelphia: WB Saunders; 1999. p. 49–61.

27. Ikeda Y, Takami H, Sasaki Y, et al. Endoscopic neck surgery by the axillary approach. J Am Coll Surg 2000;191:336–40.

28. Okido M, Shimizu S, Kuroki S, et al. Video-assisted parathyroidectomy for primary hyperparathyroidism: an approach involving a skin-lifting method. Surg Endosc 2001;15:1120–3.

29. Miccoli P, Bendinelli C, Berti P, et al. Video-assisted versus conventional parathyroidectomy in primary hyperparathyroidism: a prospective randomized study. Surgery 1999;126:1117–22.

30. Henry JF, Raffaelli M, Iacobone M, et al. Video-assisted parathyroidectomy via lateral approach versus conventional surgery in the treatment of sporadic primary hyperparathyroidism. Results of a case–control study. Surg Endosc 2001;15:1116–9.

31. Barczynski M, Cichon S, Konturek A, et al. Minimally invasive video-assisted parathyroidectimy versus open minimally invasive parathyroidectomy for solitary parathyroid adenoma: a prospective, randomized, blinded trial. World J Surg 2006;30:721–31.

32. Miccoli P, Berti P, Materazzi G, et al. Results of video-assisted parathyroidectoy: single institution's six years experience. World J Surg 2004;28:1216–8.

33. Henry JF, Sebag F, Tamagnini P, et al. Endoscopic parathyroid surgery: results of 365 consecutive procedures. World J Surg 2004;28:1219–23.

34. Russell CF, Dolan SJ, Laird JD. Randomized clinical trial comparing scan-directed unilateral versus bilateral cervical exploration for primary hyperparathyroidism due to solitary adenoma. Br J Surg 2006;93:418–21.

35. Westerdalh J, Bergenfelz A. Unilateral versus bilat-

eral neck exploration for primary hyperparathyroidism: five-year follow-up of a randomized controlled trial. Ann Surg 2007;246:976–80.

36. Irvin GL, Carneiro DM. Rapid parathyroid hormone assay guided exploration. In: Van Heerden JA, Farley DR, editors. Operative technique in general surgery. Surgical exploration for hyperparathyroidism. Philadelphia: WB Saunders; 1999. p. 18–27.

37. Carneiro DM, Solorzano CC, Nader MC, et al. Comparison of intraoperative iPTH assay (QPTH) criteria in guiding parathyroidectomy: which criterion is the most accurate? Surgery 2003;134(6):973–81.

38. Richards ML, Thompson GB, Farley DR, et al. An optimal algorithm for intraoperative parathyroid hormone monitoring. Arch Surg 2011;146(3):280–5.

39. Heller KS, Blumberg SN. Relation of final intraoperative parathyroid hormone level and outcome following parathyroidectomy. Arch Otolaryngol Head Neck Surg 2009;135(11):1103–7.

40. Ippolito G, Palazzo F, Sebag F, et al. Long-term follow-up after parathyroidectomy for radiation-induced hyperparathyroidism. Surgery 2007;142:819–22.

41. Heath III H. Familial benign hypercalcemia – from clinical description to molecular genetics. West J Med 1994;160:554–61.

42. Shen W, Duren M, Morita E, et al. Reoperation for persistent or recurrent hyperparathyroidism. Arch Surg 1996;131:861–9.

43. Jaskowiak N, Norton JA, Alexander HT, et al. A prospective trial evaluating a standard approach to reoperation for missed parathyroid adenoma. Ann Surg 1996;224:308–22.

44. Thompson GB, Grant CS, Perrier ND, et al. Reoperative parathyroid surgery in the era of sestamibi scanning and intraoperative parathyroid hormone monitoring. Arch Surg 1999;134:699–704.

45. Wadstrom C, Zedenius J, Guinea A, et al. Reoperative surgery for recurrent or persistent primary hyperparathyroidism. Aust N Z J Surg 1998;68:103–7.

46. Mariette C, Pellissier L, Combemale F, et al. Reoperation for persistent or recurrent primary hyperparathyroidism. Langenbecks Arch Surg 1998;383:174–9.

47. Chan TJ, Libutti SK, McCart JA, et al. Persistent primary hyperparathyroidism caused by adenomas identified in pharyngeal or adjacent structures. World J Surg 2003;27:675–9.

48. Casanova D, Sarfati E, De Francisco A, et al. Secondary hyperparathyroidism: diagnosis of site or recurrence. World J Surg 1991;15:546–54.

49. Lo CY, Van Heerden JA. Parathyroid reoperations. In: Clark OH, Duh QY, editors. Textbook of endocrine surgery. Philadelphia: WB Saunders; 1997. p. 411–7.

50. Perie S, Fessi H, Tassart M, et al. Usefulness of combination of high-resolution ultrasonography and dual-phase dual-isotope iodine 123/technetium Tc99m sestamibi scintigraphy for the preoperative localization of hyperplastic parathyroid glands in renal hyperparathyroidism. Am J Kidney Dis 2005;45:344–52.

51. De La Rosa A, Jimeno J, Membrilla E, et al. Usefulness of preoperative Tc-mibi parathyroid scintigraphy in secondary hyperparathyroidism. Langenbecks Arch Surg 2008;393:21–4.

52. Stanbury SW, Lumb GA, Nicholson WF. Elective subtotal parathyroidectomy for autonomous hyperparathyroidism. Lancet 1960;1:793–8.

53. Wells SA, Gunnels JC, Shelbourne JD, et al. Transplantation of the parathyroid glands in man: clinical indications and results. Surgery 1975;78:34–44.

54. Tanaka Y, Seo H, Tominaga Y, et al. Factors related to the recurrent hyperfunction of autografts after total parathyroidectomy in patients with severe secondary hyperparathyroidism. Surg Today 1993;23:220–7.

55. Ohta K, Manabe T, Katagiri M, et al. Expression of proliferating cell nuclear antigens in parathyroid glands of renal hyperparathyroidism. World J Surg 1994;18:625–9.

56. Tominaga Y, Tanaka Y, Sato K, et al. DNA studies in graft-dependent hyperparathyroidism. Acta Chir Austriaca 1996;28(Suppl. 124):65–8.

57. Takagi H, Tominaga Y, Uchida K, et al. Subtotal versus total parathyroidectomy with forearm autograft for secondary hyperparathyroidism in chronic renal failure. Ann Surg 1984;200:18–23.

58. Rothmund M, Wagner PK, Schark C. Subtotal parathyroidectomy versus total parathyroidectomy and autotransplantation in secondary hyperparathyroidism: a randomized trial. World J Surg 1991;15:745–50.

59. Gagne ER, Urena P, Leite-Silva S, et al. Short- and long-term efficacy of total parathyroidectomy with immediate autografting compared with subtotal parathyroidectomy in hemodialysis patients. J Am Soc Nephrol 1992;3:1008–17.

60. Madorin C, Owen RP, Fraser WD, et al. The surgical management of renal hyperparathyroidism. Eur Arch Otorhinolaryngol 2012;269(6):1565–76.

61. Tanaka Y, Funahashi H, Imai T, et al. Functional and morphometric study of cryopreserved human parathyroid tissue transplanted into nude mice. World J Surg 1996;20:692–9.

62. Niederle B. The technique of parathyroid cryopreservation and the results of delayed autotransplantation. A review. Acta Chir Austriaca 1996;28(Suppl. 24):68–71.

63. Edis AJ, Levitt MD. Supernumerary parathyroid glands: implications for the surgical treatment of secondary hyperparathyroidism. World J Surg 1987;11:398–401.

64. Numano M, Tominaga Y, Uchida K, et al. Surgical

significance of supernumerary parathyroid glands in renal hyperparathyroidism. World J Surg 1998;22:1098–103.

65. Hibi Y, Tominoga Y, Sato T, et al. Reoperation for renal hyperparathyroidism. World J Surg 2002;26:1301–7.

66. Coulston JE, Egan R, Willis E, et al. Total parathyroidectomy without autotransplantation for renal-hyperparathyroidism. Br J Surg 2010;97:1674–9.

67. Henry JF, Denizot A, Audiffret J, et al. Results of re-operations for persistent or recurrent secondary hyperparathyroidism in hemodialysis patients. World J Surg 1990;14:303–7.

68. Garfinkel PE, Ezrin C, Stancer HC. Hypothyroidism and hyperparathyroidism associated with lithium. Lancet 1973;2:331–2.

69. McHenry CR, Racke F, Meister M, et al. Lithium effects on dispersed bovine parathyroid cells grown in tissue culture. Surgery 1991;110:1061–6.

70. Hundley JC, Woodrum DT, Saunders BD, et al. Revisiting lithium-associated hyperparathyroidism in the era of intraoperative hormone monitoring. Surgery 2005;138:1027–32.

71. Awad SS, Miskulin J, Thompson NW. Parathyroid adenomas versus four-gland hyperplasia as the cause of primary hyperparathyroidism in patients with prolonged lithium therapy. World J Surg 2003;27:486–8.

72. Nordenstrom J, Strigard K, Perkeck L, et al. Hyperparathyroidism associated with treatment of manic-depressive disorders by lithium. Eur J Surg 1992;158:207–11.

73. Sitges-Serra A, Esteller E, Ricart MJ, et al. Indications and late results of subtotal parathyroidectomy for hyperparathyroidism after renal transplantation. World J Surg 1984;8:534–9.

74. Saha HH, Salmela KT, Ahonen PJ, et al. Sequential changes in vitamin D and calcium metabolism after successful renal transplantation. Scand J Urol Nephrol 1994;28:21–5.

75. Straffen AM, Carmichael DJ, Fainety A, et al. Calcium metabolism following renal transplantation. Ann Clin Biochem 1994;31:125–9.

76. Sancho JJ, Stiges-Serra A. Metabolic complications for patients with secondary hyperparathyroidism. In: Clark OH, Duh QY, editors. Textbook of endocrine surgery. Philadelphia: WB Saunders; 1997. p. 394–401.

77. Fassbinder W, Brunner FP, Brynger H, et al. Combined report on regular dialysis and transplantation in Europe. Nephrol Dial Transpl 1991; 6(Suppl.):5–35.

78. Schlosser K, Endres N, Celik I, et al. Surgical treatment of tertiary hyperparathyroidism: the choice of procedure matters! World J Surg 2007;31:1947–53.

第 2 章　甲状腺

James C. Lee，Justin S. Gundara，Stanley B. Sidhu　著

樊友本　任捷艺　康杰　邓先兆　译

背景

甲状腺胚胎学、外科解剖及生理学

胚胎学

　　甲状腺起源于第一咽弓，早在妊娠第 4 周即从舌底内胚层组织（舌盲孔）形成一个外突的囊袋。这团柔软的组织在接下来的数周内下降至呼吸道结构的前方，直至妊娠第 7 周停留在第 2～4 气管软骨水平。这条下降路径就是甲状舌管或囊肿的胚胎起源，也是构成甲状腺锥体叶的远侧部。在此发育期间，甲状旁腺细胞团和后鳃体也和未成熟的甲状腺一起下降。两侧甲状腺芽随后发出与之相关的动脉血供、静脉和淋巴回流。

甲状腺解剖

　　每个甲状腺叶后侧方均特征性地存在一个大小不定的甲状腺组织突起，称为 Zuckerkandl 结节（tubercle of Zuckerkandl，TZ）。这个部位是后鳃体［包含滤泡旁细胞（C 细胞）的前体］和甲状腺内侧突起融合之处。TZ 内侧是气管前筋膜的增厚区，称为 Berry 韧带，它将甲状腺固定于气管上。

　　甲状腺血液循环包括 2 对动脉和 2～3 对静脉。甲状腺上动脉是颈外动脉分支，从腺叶的上极进入甲状腺。甲状腺下动脉来自甲状颈干，走行更多变，其分支特征性地斜向进入甲状腺侧面。甲状腺上、中、下静脉将甲状腺静脉血引流入颈内静脉和头臂静脉。甲状腺中静脉的存在是可变的。

　　淋巴引流大致顺着甲状腺旁淋巴结、气管前和气管旁淋巴结（包括喉前淋巴结）及颈内静脉淋巴结的顺序。

喉返神经和喉上神经外支的解剖

　　喉返神经（recurrent laryngeal nerve，RLN）也称为喉下神经（inferior laryngeal nerve，ILN），是迷走神经的分支。RLN 在左侧绕主动脉弓，右侧绕右锁骨下动脉，行经颈根部前方，沿气管食管沟上行。在颈部，右侧 RLN 较为倾斜，而左侧 RLN 更垂直。因此甲状腺体的背侧中部与神经入喉前的最末一段很接近。神经入喉前的最后 1～2cm，RLN 并行于 Berry 韧带外侧面和 TZ 内侧面之间，该处被覆内含甲状腺上动脉第 3 分支的筋膜。在环咽肌下方入喉处，RLN 位置最恒定，此处在甲状腺手术中也最易损伤，因为很难将神经与周围包绕的结构分离。多达 72% 的 RLN 在入喉前分成 2 支或更多。最前分支含有大多数与喉肌相连的运动神经纤维，因此是需要保护的最重要的分支[1]。

　　喉上神经外支（external branch of the superior laryngeal nerve，EBSLN）也是迷走神经的分支，支配环甲肌的运动。EBSLN 行经颈动脉鞘至环甲肌，与甲状腺上极和上

极血管交叉处非常接近。Cernea 分类描述了与手术切除相关的各种类型（图 2.1）。

甲状旁腺解剖

来自第三和第四咽囊的甲状旁腺细胞团分别形成下位和上位甲状旁腺。它们从咽囊下降至最终位置，与甲状腺和胸腺的发育密切相关。因此，甲状旁腺与这些腺体关系如此密切也就不足为奇了。非病理性的上位甲状旁腺大部分位于环甲关节附近（77%），常紧靠 TZ 和 RLN，或者位于甲状腺上极背面的包膜下（22%）。上位甲状旁腺处于 RLN 后方。下位甲状旁腺下降距离更长，位置更容易发生变异，可位于甲状腺下极表面（42%）、胸腺角的最上方

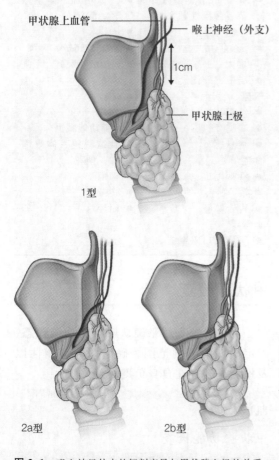

图 2.1 喉上神经外支的解剖变异与甲状腺上极的关系。1 型神经在甲状腺上极 1cm 以远处横跨上极血管，2a 型小于 1cm，2b 型低于甲状腺上极

（39%）、甲状腺下极侧面（15%）或其他位置（2%）[2]。下位甲状旁腺处于 RLN 前方。

甲状腺生理学

甲状腺的生理单位是甲状腺滤泡。每个滤泡内衬滤泡上皮细胞，其内含有胶质。滤泡上皮细胞负责碘的吸收及转运，甲状腺球蛋白（thyroglobulin，Tg）的生成和将甲状腺素从碘化甲状腺球蛋白中释放、分泌入系统。胶质即为腺体用于储存甲状腺激素的"仓库"。生成的甲状腺素有两种形式：T_3（三碘甲腺原氨酸）和 T_4（四碘甲腺原氨酸，即甲状腺素）。Tg 分子酪氨酸残基碘化生成单碘化酪氨酸和二碘化酪氨酸分子，然后偶联生成 T_3 和 T_4 分子。Tg 结合 T_3 和 T_4 复合物储存在胶质中，通过胞吞作用回到滤泡上皮细胞，在分泌入全身循环前 T_3 和 T_4 分子从 Tg 分子上解离下来。

健康人体甲状腺激素的分泌取决于一个经典的反馈通路。T_3 和 T_4 水平降低促使垂体前叶直接释放促甲状腺激素（thyroid-stimulating hormone，TSH），同时间接刺激下丘脑释放促甲状腺激素释放激素（thyrotropin-releasing hormone，TRH）来增加 TSH 分泌。当甲状腺素过多时，此通路则受到抑制。TSH 通过与 TSH 受体结合发挥作用而增加碘吸收，从而促使 Tg 合成以及 T_3/T_4 的生成和释放（图 2.2）。

体内循环的甲状腺素有游离和蛋白结合两种形式，并维持稳态，以确保机体的激素分布平衡。游离甲状腺素具有生理活性，通过外周组织的核甲状腺素受体起效。虽然 T_4 在循环中含量更高，但 T_3 更具活性。大部分 T_3 来自于外周组织脱碘的 T_4。甲状腺激素在所有代谢活跃的组织中具有明显生理效应，在疾病状态下更为显著。

临床病史和体格检查

包括甲状腺在内的内分泌器官的病变

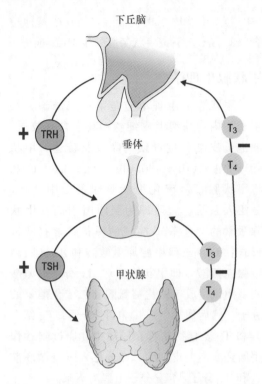

图 2.2 甲状腺素生理学。促甲状腺激素（TSH）和促甲状腺激素释放激素（TRH）直接和间接上调甲状腺激素的生成。甲状腺激素（T_3和T_4）负反馈调节，减少 TSH 分泌

在症状和体征上有宽泛的表现。临床医生必须进行彻底的病史采集和体格检查，不仅是问题器官，还包括内分泌病变可能影响的其他器官系统。框 2.1 中列举了甲状腺患者主诉的要点，框 2.2 中列出了制订治疗计划时必须牢记的问题。表 2.1 和表 2.2 列出了一些甲状腺病变的症状和体征。但这些绝不是所有。结节大小的分级标准已由世界卫生组织（World Health Organisation，WHO）发布（表 2.3）。

框 2.1　评估患者病情的关键问题

1. 局部症状和体征
2. 甲状腺功能——全身症状和体征
3. 家族史
4. 危险因素
5. 用药史
6. 已知甲状腺病理/手术史
7. 一般情况/是否适合手术

框 2.2　制订治疗计划

为制订治疗计划而收集信息时必须牢记的问题：

1. 患者病变为良性还是恶性？
2. 局部症状与病理是否一致？
3. 甲状腺病变是否已造成甲状腺功能亢进或减退？
4. 有效的治疗方案有哪些？
5. 是否有手术指征？
6. 适用何种术式？
7. 术前还需哪些检查？

表 2.1　甲状腺疾病的症状

局部	全身
肿物	**甲状腺功能亢进**
● 孤立结节、多发结节、弥漫性肿大	● 食欲增加、体重减轻、腹泻
● 疼痛、无痛	● 心悸
● 逐渐增大、迅速增大	● 不安、亢奋、焦躁
● 居中、颈侧	● 无力、疲劳、睡眠紊乱
气道	● 痛经
● 气短	● 怕热
● 喘鸣/喘息	**甲状腺功能减退**
● 窒息感	● 食欲减退、体重增加、便秘
食道	● 抑郁
● 吞咽困难	● 疲劳
声音	● 闭经
● 声音嘶哑	
血管	
● 胸廓入口阻塞症状	

甲状腺检查

　　甲状腺检查用于确认甲状腺功能状态、确定病变的解剖范围、确定恶性可能性以及检测是否存在自身免疫病。

血液检查

甲状腺功能检查

　　甲状腺功能的动态平衡取决于垂体-甲状腺轴的反馈调节通路（图 2.2）。甲状腺功能测定（Thyroid function tests，TFTs）

表 2.2　甲状腺疾病的体征

全身	甲状腺功能亢进
● 亢奋、坐立不安、易热、易激惹	● 心动过速、心房颤动
● 孤僻、抑郁	● 多汗
● 呼吸窘迫、喘鸣	● 面部和手掌潮红
局部	● 体重减轻
● 结节大小	● 脱发
● 孤立结节、多发结节、弥漫性肿大	● 腱反射亢进
● 活动度、硬度	● 眼部体征——眼球突出、复视、眼睑闭合缓慢、眼睑退缩
● 吞咽后是否运动	
● 伸舌后是否运动	**甲状腺功能减退**
● 气管偏移	● 心动过缓、低血压
● 静脉淤血	● 黏液性水肿——皮肤干燥、苍白、厥冷、粗糙
● Pemberton 试验	
淋巴结	● 腱反射减退
● 关注累及区域（Ⅱ～Ⅴ）	● 毛发粗糙
	● 甲状腺功能减退面容

表 2.3　甲状腺肿触诊简化分类（WHO）

0 级	无可触及或可见结节
1 级	可触及结节，颈部处于正常体位时不可见（即甲状腺无可见肿大）
2 级	颈部处于正常体位时可见明显肿大，并且与触诊时的甲状腺肿大相一致

可辨别甲状腺功能减退或亢进，其不仅能量化循环中的甲状腺激素（T_3 和 T_4），更重要的是，还可量化 TSH。甲状腺功能亢进导致 TSH 水平受到抑制，符合负反馈调节通路，表现为循环 T_3 和 T_4 水平增高。相反，甲状腺素水平降低则导致 TSH 升高[3]（见"甲状腺功能亢进"部分）。

甲状腺抗体

甲状腺球蛋白抗体

甲状腺球蛋白抗体（thyroglobulin antibody，TgAb）是慢性淋巴细胞性甲状腺炎（桥本病）高度敏感的标志物，99% 的桥本病患者该抗体升高[4]。抗体升高亦可见于 Graves 病（Graves' disease，GD）。经过治疗的乳头状或滤泡性甲状腺癌随访监测 Tg 水平外，还需注意 TgAb 是否存在。TgAb 可干扰 Tg 测定而致结果不准确。

甲状腺过氧化物酶抗体

甲状腺过氧化物酶抗体（thyroid peroxidase antibody，TPOAb）在 GD 中常升高，有时也可见于甲状腺炎。TPOAb 对诊断 GD 缺乏敏感性和特异性，因此仅用于临床上高度怀疑时[5]。系统性自身免疫病也会导致 TPOAb 阳性，此时并没有临床意义。

TSH 受体抗体

TSH 受体抗体（TSH receptor antibodies，TRAbs）可直接刺激甲状腺 TSH 受体或抑制甲状腺 TSH 受体，导致甲状腺激素分泌的相关变化。在 GD 临床诊断困难时，刺激性抗体特别有助于诊断。TRAbs 还可确诊甲状腺功能正常的 Graves 眼病（Graves' ophthalmopathy，GO）、单侧 GO、亚临床甲状腺功能亢进和甲状腺炎。TRAbs 可穿过胎盘，孕妇检测阳性可预测新生儿甲状腺功能不全[5]。

恶性疾病的生物学标志物

甲状腺球蛋白

血清 Tg 检测被应用于分化型甲状腺癌患者甲状腺全切除术后及放射性碘治疗后的随访。Tg 是监测疾病复发或残余病灶进展的生化标志物。

降钙素

降钙素由甲状腺滤泡旁细胞生成。这些细胞是甲状腺髓样癌（medullary thyroid carcinoma，MTC）的细胞起源，出现该疾病时降钙素水平升高。降钙素是 MTC 复发和进展的敏感标志，而且降钙素水平进行性升高通常与更大的肿瘤、区域性淋巴结转移或远处转移相关[6]。欧洲甲状腺癌组（European Thyroid Cancer Taskforce，ETCT）建议将降钙素列入甲状腺结节患者的常规检测。而美国甲状腺协会（American Thyroid Association，ATA）在最近更新的指南中既未推荐也未反对[7-8]。

癌胚抗原

虽然不如降钙素特异，但是癌胚抗原（CEA）也是 MTC 的生物学标志物[6]。当其升高且无别处明显原发肿瘤时，应仔细检查甲状腺[9]。

影像学检查

超声检查

超声（US）是一种可用来检查甲状腺和相关淋巴结的显像方式。其易于获取、价格低廉、非侵入性、耐受良好。由外科医生施行甲状腺超声正日益成为标准技术手段，而且已证明这对于诊断和治疗大有裨益[10]。同时可使临床医生获取极佳的手术区域解剖情况，特别适用于再次手术和预期行选择性淋巴结清扫的患者。

疑为恶性的超声特征包括微钙化、结节内血流丰富、低回声结节、边界不规则及包膜外侵犯（框 2.3）。

结节和淋巴结穿刺也可在超声引导下进行，以确保精确取样并避免并发症。比起仅靠触诊的细针抽吸（fine-needle aspiration，FNA），超声引导的 FNA 已证实可降低细胞学样本无法诊断和假阴性的发生率。

核医学检查

甲状腺同位素扫描是指静脉注射放射性标记碘（^{131}I 或 ^{123}I）或高锝酸盐（^{99m}Tc），然后被活性甲状腺细胞吸收并通过 γ 射线探测仪检测。同位素扫描还可确诊甲状腺功能亢进的原因，辨别异位甲状腺组织或术后残留组织，探测分化型甲状腺癌的转移。亦可用于分化型甲状腺癌治疗后的监测。

计算机断层扫描

计算机断层扫描（computed tomography，CT）可提供胸廓入口及相关结构的详细解剖，因此对于胸骨后疾病的诊治很有用。其可

框 2.3　恶性甲状腺疾病的可疑特征

高度怀疑

- 甲状腺恶性肿瘤或多发性内分泌瘤病家族史
- 肿瘤迅速生长
- 结节质地非常坚硬
- 与相邻组织固定
- 声带麻痹
- 相关颈部淋巴结病变
- 远处转移（肺或骨）

中度怀疑

- 年龄<20 岁或>60 岁
- 男性
- 孤立结节
- 头颈部放射史
- 质地坚硬或结节固定可能
- 结节直径>4cm 并呈部分囊性
- 压迫症状：吞咽困难、发声困难、声音嘶哑、呼吸困难、咳嗽

超声可疑特征

- 低回声
- 微钙化
- 光晕缺乏
- 边界不规则
- 侵袭性生长
- 区域淋巴结肿大
- 多普勒示结节内高血流

Adapted from Hegedus et al.[36]

充分显示胸骨后巨大甲状腺肿引起的气管受压和相邻结构扭曲程度（图 2.3），还可以量化甲状腺癌在纵隔、肺或更远处的转移。CT 扫描是的结果常常决定手术入路，如巨大胸骨后甲状腺肿或下纵隔转移是胸骨切开术的指征。在局部侵袭性恶性肿瘤中，CT 扫描是评估呼吸道、消化道和颈内静脉是否受到侵犯的一种有效手段（图 2.4）。

组织学诊断

细针抽吸细胞学检查（fine-needle aspiration cytology，FNAC）、体格检查与超

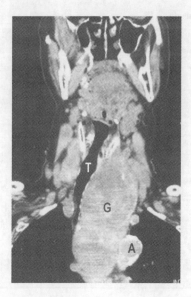

图 2.3 CT 图像显示巨大胸骨后甲状腺肿已超过主动脉弓水平,并将气管推向右侧。A. 主动脉弓;G. 胸骨后甲状腺肿;T. 气管

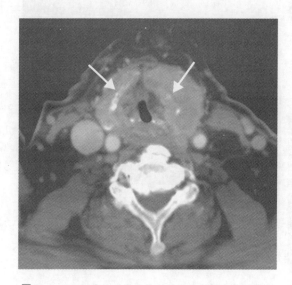

图 2.4 CT 图像显示甲状软骨受肿瘤侵犯。箭头指向残余的甲状软骨

声扫描为甲状腺结节的三大基础检查。任何单发或最大结节超过 1cm 都应经过这三项检查,包括 FNAC。

近来,FNAC 结果的解读已标准化,引入了 Bethesda 分类,其将 FNAC 结果分为 6 类(表 2.4,彩图 2.5)。每一类均与恶性肿瘤的风险相关联,以辅助手术决策

(详见分化型甲状腺癌的治疗部分)[11-12]。

意外发现的甲状腺病变

在检查其他共存病变时意外发现甲状腺病变的概率逐渐升高。颈部血管疾病超声、头颈部恶性肿瘤的分期 CT 和 PET 扫描常意外发现甲状腺结节或甲状腺摄取示踪剂。对此发现的处理遵循临床上处理明显结节的一般原则,结节大于 1cm 时可用专用超声和可疑结节活检。

甲状腺的外科疾病

良性病变

良性甲状腺肿

甲状腺肿一词起源于拉丁语的 "gutter",其意为喉咙,单纯指肿大的甲状腺。如果甲状腺均匀地增大,称为弥漫性甲状腺肿;如果增大的甲状腺包含大小不等的结节,称为多结节性甲状腺肿(multinodular goitre,MNG)。同时,如果某些结节自行分泌甲状腺激素,称为毒性甲状腺肿;如果下缘低于胸骨切迹和锁骨水平,称为胸骨后甲状腺肿。良性的多结节性甲状腺肿在某些地域呈地方性分布,多因缺碘所致,称为地方性甲状腺肿。在 2003 年,世界范围的发病率为 15.8%。

多结节性甲状腺肿的病因

碘缺乏

当甲状腺肿在某区域发病率超过 10%,则称为地方性甲状腺肿,多由碘缺乏引起。地区土壤中缺乏碘,引起饮食碘摄入过少,导致碘缺乏,而与海拔无关。虽然有一些碘缺乏最为严重的地区位于山区,如比利牛斯山脉、喜马拉雅山脉和安第斯山脉,但是在沿海地区、大城市及高度发达国家的

表 2.4 FNAC 结果的 Bethesda 分类

分类	描述	恶性风险	常见处理
Ⅰ	标本无法诊断	1%～4%	重复进行超声引导下 FNAC
Ⅱ	良性病变	0～3%	临床随访
Ⅲ	意义不明的细胞非典型病变或滤泡性病变	5%～15%	重复进行 FNAC
Ⅳ	滤泡性肿瘤或可疑滤泡性肿瘤	25%～30%	腺叶切除术
Ⅴ	可疑恶性肿瘤	60%～75%	甲状腺全切除术（术中冰冻切片阳性）或腺叶切除术（术中冰冻切片阴性）
Ⅵ	恶性肿瘤	97%～99%	甲状腺全切除术或腺叶切除术

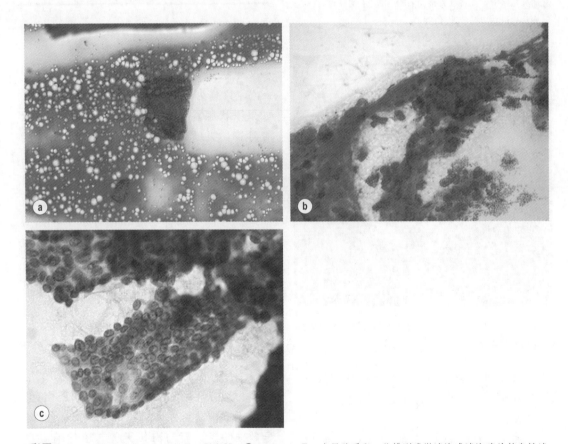

彩图 2.5 FNAC 显示 Bethesda Ⅱ、Ⅳ和Ⅵ。ⓐ Bethesda Ⅱ：大量胶质和一些排列成微滤泡或滤泡碎片的良性滤泡细胞。ⓑ Bethesda Ⅳ：细胞涂片中滤泡上皮细胞较多，胶质量少。滤泡细胞多排列成微滤泡或小梁状。ⓒ Bethesda Ⅵ：细胞核中显著可见假包涵体及核沟。*Images courtesy of Dr Anthony Gill*

人群中也存在碘缺乏现象。位于澳大利亚东海岸的悉尼就是一个例子。

遗传

尽管尚未发现有明显遗传学特征的单致病基因，但家族群聚现象和散发性 MNG 在同卵双胞胎中发病更为一致的现象更能说明遗传因素的影响。与家族性甲状腺肿有关的基因包括甲状腺球蛋白基因、促甲状腺激素受体基因、钠碘转运体基因和位于 14 号染色体上的 MNG marker 1 基因。这些基因的任何缺陷都可能导致激素合成障碍，引起代偿性甲状腺肿形成。这些基因的特征与人群的相关性有待进一步研究[13]。

致甲状腺肿物质

硫氰酸盐是在木薯和芸苔属蔬菜（如卷心菜、球芽甘蓝、花椰菜、芥菜和萝卜）中发现的致甲状腺肿物。其致甲状腺肿效应主要见于以这些食物为主食的区域，特别是碘摄取也在临界值的区域[14]。

性别

散发性 MNG 的性别比例介于 5：1（女：男）与 10：1 之间，但原因尚不清楚。

药物

一些药物由于可诱发慢性甲状腺功能减退及 TSH 分泌增加，也与 MNG 的发生有关。例如，长期锂治疗可引起高达 50% 的患者出现甲状腺肿。

发病机制

MNG 的发展有两个阶段，二者可能间隔很长时间，有时长达数十年。弥漫性甲状腺增生的早期刺激因素大多是由于地区性碘缺乏，而散发性 MNG 则是基因易感或摄入致甲状腺肿物质所致。MNG 形成的第二阶段是由于局灶性的腺体上皮细胞的突变。尽管绝大多数突变导致胶质滤泡增大，但是其他病理改变，如局灶增生、肥大、腺瘤，甚至恶性肿瘤都会导致 MNG 的发生。一段时间后，这些结节被纤维化区域分隔开[15-17]。

良性结节性甲状腺肿的治疗

手术是治疗 MNG 引起的气管食管压迫的唯一有效方式。因此，压迫即为主要的手术指征。其他手术指征包括：FNA 怀疑恶性结节、毒性 MNG 和胸骨后甲状腺肿。

甲状腺全切除术（total thyroidectomy，TTx）已经取代甲状腺次全切除术（subtotal thyroidectomy，STTx），成为良性 MNG 的治疗选择。STTx 的主要问题在于其复发率，长期随访数据表明，其最终复发率可达 50%[18]。而且，如对有症状的复发甲状腺肿施行二次手术，并发症的发生率升高。研究表明，和初次手术为 TTx 的患者相比，初次手术为 STTx 术后复发而再次手术的患者并发症发生率显著升高[19]。

甲状腺囊肿

甲状腺囊肿通常为良性，占手术切除单发甲状腺病灶的 1/3。但仍有高达 10% 的囊实混合性病灶为恶性。超声引导下 FNA 穿刺囊实混合性结节的实性部分可确保取得最多目标细胞。手术指征为：细胞学恶性或可疑恶性、囊肿较大（>4cm）、吸出囊液后又迅速充满、抽出物严重血染、头颈部放射史[20]。

恶性病变

根据来自澳大利亚、美国、加拿大及法国等国的统计数据[21-24]，甲状腺癌的发病率在过去的 30 多年以指数级升高。发病率的陡然升高源于乳头状甲状腺癌（papillary thyroid carcinoma，PTC）的诊出增加，特别是甲状腺微灶癌，同时，甲状腺癌的死亡率始终较低（5 年疾病相关生存率为 96%）[22,26]。女性甲状腺癌诊出率为男性的 4 倍。

PTC 占甲状腺癌的 80%。其起源于甲状腺滤泡细胞，是最常见的类型。滤泡性甲状腺癌（follicular thyroid cancer，FTC）占甲状腺癌的 15%，同样起源于滤泡细胞。PTC 和 FTC 统称为分化型甲状腺癌（differentiated thyroid cancers，DTCs）。其余的 5% 包括甲状腺髓样癌（medullary thyroid cancer，MTC）、低分化型甲状腺癌（poorly differentiated thyroid cancer，PDTC）、未分化甲状腺癌（anaplastic thyroid cancer，ATC）、淋巴瘤和远处转移至甲状腺的转移癌。

甲状腺癌的分子生物学

甲状腺癌发展的潜在分子机制在过去 20 年已逐渐阐明，以下简单概括[26]。

乳头状甲状腺癌

过去 20 年的分子研究观察到，PTC 的特征是遗传损伤引起促分裂原活化蛋白激酶（mitogen-activated protein kinase，MAPK）信号通路激活。这些遗传损伤引起染色体重排（如 RET / PTC、TRK 和 AKAP9/BRAF 原癌基因），亦或是点突变（如 BRAF 和 RAS 原癌基因）[26]。

RET 原癌基因编码一种受体型酪氨酸激酶。在 PTC 中，酪氨酸激酶结构域与多种供体基因融合，致结构激活而发生染色体重排，导致 RET 突变。RET/PTC1 和 RET/PTC3 是最常见的组合，占 PTC 所有 RET 重排的 90% 以上。带有 RET/PTC 重排的肿瘤是典型的 PTC 经典变异[26]。

BRAF 蛋白是 MAPK 信号级联放大时出现的胞内 Raf 激酶的 B 型异构体。BRAF 基因在多种人类肿瘤中都有变异，至今已知的最常见的变异是在残基 600 上缬氨酸-谷氨酸替换（$BRAF^{V600E}$）。这种替换导致 Raf 激酶结构激活，随后 MAPK 通路上调。$BRAF^{V600E}$ 在 29%～69% 的 PTC 中可发现，与 PTC 的经典型和柱状细胞变异型相关，还与低分化型癌和未分化甲状腺癌有关。一

些研究报道 $BRAF^{V600E}$ 与更具侵袭性的临床病理特征有关，但这种观点并不普遍[26]。

滤泡性甲状腺癌

RAS 突变、PAX8/PPAR-γ 重排和磷酸肌醇 3-激酶/蛋白激酶 B（PI3K/Akt）通路下调是与 FTCs 有关的几种常见变异。

RAS 基因家族的 3 个成员任何一个都可能发生原癌基因突变。据报道，RAS 突变发生在多达 50% 的 FTCs、40% 的滤泡性腺瘤、25% 的 Hurthle 细胞癌（Hurthle cell carcinomas，HCCs）和 20% 的滤泡性变异型 PTCs 中。同时，还常见于 PDTC 和 ATC 中。滤泡性腺瘤中 RAS 突变的出现是研究 PTC 发病机制中腺瘤-癌过程的重要线索。已证实 RAS 突变与转移、预后不良有显著相关性[26]。

PAX8/PPAR-γ 重排导致 PAX8 的 DNA 结合结构域与过氧化物酶体增殖物激活受体 PPAR-γ 融合。由于某种未知机制，融合蛋白刺激甲状腺细胞增殖。PI3K/Akt 通路是许多细胞活动的中心，如生长、增殖及凋亡。其突变引起的结构激活在包括 FTC 的多种癌症中均为普遍现象[26]。

分化型甲状腺癌（PTC 和 FTC）

危险因素

最为明确的甲状腺癌环境危险因素是电离放射暴露[27]。PTC 就是与放射暴露有关的甲状腺癌类型，辐射诱发细胞 DNA 损伤，一般引起 RET/PTC 染色体重排。该影响在儿童中最显著，潜伏期为 5～30 年。在有放射暴露史的患者中，结节恶性的总体风险为 30%～40%。因此，建议初次手术即行 TTx[28]。

在遗传性非髓样癌（hereditary non-medullary thyroid cancer，HNMTC）中未发现易感基因。但流行病学研究表明，HNMTC 比散发型更具侵袭性。有一级亲属罹患甲状腺癌者发生甲状腺癌的风险是

正常人群的 5～10 倍。如具有发病年龄早、性别分布反常、肿瘤体积大、肿瘤多灶和侵袭性生物学行为等特征，应考虑怀疑该族系为 HNMTC。除非发现相关特定基因，详细的家族史是发现这些高危家族的唯一方法。HNMTC 也可能是另一种家族综合征的一部分，如家族性腺瘤性息肉病（APC）、Cowden 综合征（PTEN）、Carney 综合征 1 型（PRKAR1α）、McCune-Albright 综合征（GNAS1）和 Werner 综合征（WRN）（详见第 4 章）[29]。

病理学

乳头状甲状腺癌

乳头状甲状腺癌是甲状腺上皮细胞恶性肿瘤，仍保留滤泡细胞分化并有独特的核特征。通常细胞核有着透明或毛玻璃样外观，核轮廓的不规则性常被视为核沟或假包涵体[30]。

PTC 的诊断特征主要在于细胞核，因此可以放心地通过细胞学诊断。另外还可见乳头状碎片和黏稠胶质、多核巨细胞和沙粒小体等特征。沙粒小体为圆形、同心圆状的钙化，其与肿瘤细胞的相关性已被发现，存在于淋巴间隙或肿瘤间质内。

甲状腺癌的免疫组化表明角蛋白、甲状腺球蛋白（Tg）和甲状腺转录因子-1（TTF-1）染色阳性，而突触小泡蛋白和嗜铬粒蛋白阴性。来自甲状腺的转移乳头状癌一般 Tg 和 TTF-1 阳性，肺转移的乳头状癌则 TTF-1 阳性而 Tg 阴性。其他位置的转移乳头状癌 Tg 和 TTF-1 均为阴性。

组织病理学分型

● 微小癌

世界卫生组织（World Health Organisation，WHO）定义乳头状甲状腺微小癌（papillary thyroid microcarcinoma，PTMC）为肿瘤最大径不大于 1.0cm 的 PTC[30]。其在尸检中的发现率差异很大，从美国的 6%～7% 到芬兰的 35%[31]。由于超声和 FNA 的广泛使用以及超声分辨率的提高，PTMC 的诊出大大增加[32-33]。新诊断 PTC 发病率的增加使得总体发病率明显升高[25]。一项大型研究表明，尽管有 30% 的淋巴结转移，但 PTMC 的预后极好[34]。一项来自 Mayo 诊所的研究也表明 PTMC 不影响总体生存率，而相比单侧腺叶切除术，术后放射性碘治疗（radioactive iodine，RAI）或甲状腺全切除术（或追加甲状腺切除术）都不减少复发率。但多灶性肿瘤和淋巴结转移是复发的危险因素[34]。

● 滤泡型

滤泡型 PTC 的病理学精确诊断是一个挑战。该型表现为滤泡状结构，但核特征与 PTC 一样（彩图 2.6）。其可能与滤泡性腺瘤或癌相混淆。但将滤泡型 PTC 与 FTC 区分开相当重要，因为前者的预后类似于 PTC 而不是 FTC。

● 侵袭型

高细胞型是一种不常见亚型，多见于老年患者。其临床表现更具侵袭性，常与坏死、有丝分裂活性和甲状腺外侵袭相联系，而这三者皆为肿瘤侵袭性的特征。柱状细胞型和弥漫硬化型是其他两种高侵袭性亚型[30]。

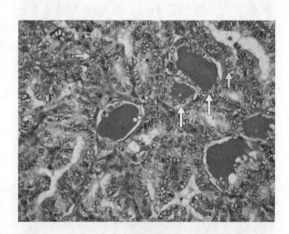

彩图 2.6　滤泡型 PTC 的组织切片。尽管细胞呈滤泡状结构，但核特征符合 PTC 的诊断。蓝箭头所指为核透明，黄箭头所指为核沟，白箭头所指为滤泡状结构。
Image courtesy of Dr Anthony Gill

滤泡性甲状腺癌

类似 PTC，FTC 也是滤泡上皮细胞恶性肿瘤。但不同的是，其缺乏诊断性核特征，所以 FTC 的诊断仅能依靠组织学检查（彩图 2.7）。若穿刺涂片中显示细胞过多并且形成微滤泡型，胶质减少，则表明滤泡性肿瘤（腺瘤或癌）。只有当组织学确认包膜和（或）血管侵犯时才可确诊 FTC。FTC 主要的分型有传统型及嗜酸细胞型。后者也被称为 Hurthle 细胞癌。

有些人用微侵袭型滤泡性癌来描述那些仅表现出包膜侵犯的滤泡性癌，将此与肉眼可见包裹侵犯血管壁的滤泡性癌区别开来。而后者的远处转移风险更高，仅次于侵犯血管的滤泡性癌。

Hurthle 细胞型

也被称为嗜酸细胞型或嗜酸细胞癌，肿瘤主要由嗜酸细胞（＞75％）组成，可能是由线粒体异常导致。与传统型 FTC 的淋巴结受累比例不到 5％不同，嗜酸细胞型中高达 30％的患者有淋巴结转移。

分期

自 1979 年以来，文献中共发表多达 17 种 DTC 分期及预后系统[35]。第 6 版 AJCC/IUCC 分期系统是目前最常用的系统之一。其他常用系统包括 Lahey 诊所的 AMES（年龄、转移、范围、大小）、Mayo 诊所的 AGES（年龄、分级、范围、大小）和 MACIS（转移、年龄、切除彻底程度、侵袭性、大小）和来自欧洲癌症研究及治疗组织（European Organisation for Research and Treatment of Cancer，EORTC）的 EORTC 分期。从这些系统中可以发现一些有趣的现象。和其他所有分期系统一样，肿瘤大小、分级、范围、转移等病理学特征均出现在不同的系统中。但是，可以注意到淋巴结情况在除了 AJCC 系统外的其他系统中很少出现。这说明这些系统多是用来预测疾病相关生存率的。尽管证据尚不足，但目前大多研究都未能将淋巴结情况与生存率相关联。在采用这些预后系统随访患者是否复发时必须铭记这一点。ATA 发布了一个对于随访监视非常有用的三级危险分层系统（表 2.5）。对于 DTC 的分期，AJCC 的另一个独到之处在于其纳入了年龄因素。对于 45 岁以下的患者，无论是否有淋巴结受累，其预后均极佳；而在已有转移的情况下，其生存率有小幅度下降。因此，45 岁以下患者的最高分期为Ⅱ期。

表 2.5 DTC 的 ATA 危险分层[8]

低危	● 无局部或远处转移
	● 完整切除肉眼可见肿瘤
	● 肿瘤没有侵犯周围组织
	● 非侵袭型组织学亚型或没有血管侵犯
	● 治疗后首次全身碘显像，甲状腺床以外没有发现碘摄取
中危	● 显微镜下发现肿瘤有甲状腺周围软组织侵犯
	● 有颈淋巴结转移或治疗后行全身碘显像发现甲状腺床外碘摄取
	● 侵袭型组织学亚型或有血管侵犯
高危	● 肉眼可见肿瘤侵犯周围组织
	● 肿瘤未能完整切除或术中有残留
	● 远处转移
	● 治疗后血清 Tg 水平不成比例地升高

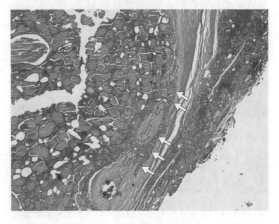

彩图 2.7 滤泡性甲状腺癌表现出包膜侵犯。蓝箭头指向包膜边界被破坏处，黄箭头指向包膜外部分的"蘑菇"样外表。Image courtesy of Dr Anthony Gill.

体检

甲状腺癌患者多表现为颈部肿块，可以是完全无症状、在影像学检查或在甲状腺良性疾病的甲状腺切除术后标本中意外发现。当患者的主诉与甲状腺有关时，须彻底询问家族史和检查史，并辅以适当的检查。遇到某些特定的临床特征，要更加警惕恶性甲状腺疾病的可能（框 2.3）。

DTC 的治疗

DTC 的手术

各种指南都基于回顾性研究数据（框 2.4）。由于甲状腺 DTC 患者长期生存率总体较高，前瞻性随机数据几乎不可能获取。这导致 DTC 治疗上的一些争议较难处理。认识到 DTC 初次治疗的不同目标非常重要。除了常见目标（如完整切除和精确病理分期），由于 DTC 患者极佳的长期生存率，最大程度减少治疗引起的并发症并便于长期监测比其他癌症更加重要。治疗目标列于表 2.6。

甲状腺切除术的范围

初次手术选择 TTx 还是甲状腺半切除术（hemithyroidectomy，HTx，即单侧腺叶切除术）取决于肿瘤大小、病灶数量、Bethesda 分类、危险因素、是否 RAI 治疗和 TTx 禁忌证等因素。甲状腺切除术的技术将在后面讨论。

框 2.4　处理 DTC 时可用的指南
● ATA（2009 年更新）
● NCCN（2007 年）
● BTA（2007 年）
● 欧洲甲状腺学组（2006 年）
● AACE 和 AAES（2001 年）

ATA，美国甲状腺协会；NCCN，美国国家综合癌症网络；BTA，英国甲状腺协会；AACE，美国临床内分泌协会；AAES，美国内分泌外科医师协会

表 2.6　DTC 患者的治疗目标[8]

目标	注意点
1. 完整切除原发灶和受累颈部淋巴结	残余的转移淋巴结是疾病持续或复发最常见的部位
2. 尽量减少治疗并发症	如永久性低血钙和喉返神经麻痹
3. 准确分期	便于初始预测
4. 便于辅助放射性碘治疗（radioactive iodine，RAI）	如所有正常甲状腺组织皆已切除，残留的恶性细胞或转移灶只能由 RAI 清除
5. 便于长期监视，进行全身碘扫描和血清 Tg 的测定	所有有能力摄碘和产生 Tg 的正常甲状腺组织都应手术切除，辅以 RAI，以确保长期使用这些方法进行监视
6. 尽量减少疾病复发和转移的风险	彻底清除恶性肿瘤是最重要的影响预后的因素，这一点从一些预后分期系统将手术范围纳入即可看出

任何经 FNA 确认为 PTC（Bethesda Ⅵ类）且肿瘤大于 1cm 的患者初次手术即应行 TTx，除非有手术禁忌证。在小于 1cm 的 PTC 中，如病灶分化良好、单发灶、位于腺内，则仅行 HTx 已足够。但如发现有头颈部放射史、家族 PTC 史、对侧叶可疑病灶或怀疑颈部淋巴结转移，无论肿瘤大小均应行 TTx。

因 FNA 无法分辨滤泡性腺瘤和滤泡性癌，如 FNA 表现为滤泡性病灶伴有不典型或滤泡性新生物（Bethesda Ⅲ类和Ⅳ类），应考虑诊断性 HTx。如组织学确定为滤泡性癌，应追加甲状腺全切除术。以下情况可例外：单发灶、低危（微侵袭型）、腺内、小于 1cm 的淋巴结阴性肿瘤。当 FNA 显示明显非典型增生、有家族甲状腺癌病史或放射史时，因为恶性肿瘤的风险增加，所以对于肿瘤大于 4cm 且 FNA 结果为 Bethesda Ⅲ类或Ⅳ类的患者，推荐初次手术即行 TTx。Bethesda Ⅲ类或Ⅳ类患者初次手术行 TTx 的其他理由包括双侧结节以及

患者希望避免追加手术的可能。

甲状腺全切除术的禁忌证

甲状腺全切除术的绝对禁忌证很少，尤其是甲状腺癌时。但如甲状腺术后的甲状腺素补充不能确保（由于药物供应或是患者依从性原因），此时应考虑手术范围小于甲状腺全切除术。

淋巴结清扫

甲状腺癌的淋巴结清扫大体分为中央区和颈侧区淋巴结清扫。中央区淋巴结包括喉前、气管前和气管旁淋巴结。此区淋巴结也称为Ⅵ区淋巴结[37-38]。颈侧区淋巴结包括Ⅱ～Ⅴ区[39]。

颈部淋巴结转移在首诊PTC患者中发生率高达90%[40]。有淋巴结转移的患者局部复发的风险更高，尤其是当淋巴结为肉眼可见、多发或合并淋巴结外扩散时[41]。尽管在一些早期报道中，淋巴结转移并不是无病生存期的不利因素，但近来的大规模研究显示，区域淋巴结转移使死亡率有所增加[42-43]。

术前超声和术中中央区淋巴结探查在发现中央区淋巴结是否转移方面均不可靠。因此，组织学是诊断中央区淋巴结是否转移的唯一可靠手段。虽然经验丰富的外科医生行中央区淋巴结清扫（central lymph node dissection，CLND）的并发症发生率较低，但仍有部分报道CLND后暂时性甲状旁腺功能减退等并发症发生率较高，而复发率并未降低[44-45]。鉴于各研究报道间有冲突，大多数外科医生在面对临床明显的淋巴结转移时，同意ATA共识声明对CLND的推荐。预防性CLND的作用是有争议的。如初次甲状腺手术未行CLND，当术后证实中央区淋巴结复发时，建议由经验丰富的医生来施行二次手术并行CLND，并发症发生率可不增加[46]。

颈侧区淋巴结清扫（lateral lymph node dissection，LLND）的指征明确。临床上或超声怀疑颈侧区可疑淋巴结时应行淋巴结FNA，以进行细胞学检查和（或）甲状腺球蛋白检测。当活检证实为颈侧区淋巴结转移时，应行择区LLND。如可能，胸锁乳突肌、颈内静脉、副神经和舌下神经等重要结构应始终保护。

辅助治疗

对甲状腺癌患者要进行多科协作治疗，包括内分泌外科、内分泌内科、核医学科、影像科及肿瘤科。

已知远处转移、肉眼腺外侵犯、原发肿瘤>4cm，区域淋巴结转移或有高危特征的患者，建议行RAI。单发肿瘤<1cm并无高危特征或多发灶均<1cm并无高危特征的患者，不建议行RAI。采用甲状腺素的TSH抑制疗法同样推荐。

随访

建议初次手术后6～12个月进行首次随访，复查Tg水平、诊断性全身核医学扫描和颈部超声。无病状态的定义是临床和影像学证实无疾病、TSH抑制和刺激期间未探测到Tg水平且未发现Tg抗体。

对复发的监测还是依靠Tg检测、诊断性核医学扫描和颈部超声。频率取决于患者的ATA危险分层（表2.5）。

低分化型甲状腺癌

这一类型的甲状腺癌在形态和行为方面皆处于分化型PTC和ATC之间。如病理学符合Turin标准则可诊断。Turin标准[47]如下：

1. 存在小梁状/岛状/实性生长模式。
2. 缺乏典型的PTC核特征。
3. 表现出核卷曲、有丝分裂活性>3×10HPF（高倍视野）或肿瘤坏死。

病理学上，这些肿瘤大多由小梁状、岛状和实性的生长模式混合而成。PDTC可为新发或来自已有的PTC或FTC。将PDTC与PTC和ATC区别开很重要，因为PDTC患者的生存率也介于这二者之间[48]。具体来说，肿瘤坏死和有丝分裂活性＞3×10HPF 是不良的预后指标。同样需要注意的是，PDTC 可能发生间变性转变，有时尽管只观察到很小的病灶去分化，其生存率也与 ATC 相似。

甲状腺髓样癌

甲状腺髓样癌最初于 20 世纪早期由 Jaquet 描述为"伴随淀粉样变的恶性甲状腺肿"。在 1959 年，Hazard 和他的同事将其定义为甲状腺髓样（实性）癌[49]。MTC 占所有甲状腺癌的 5%～10%。现已发现其特征是 RET 基因突变，可分为遗传型（hereditary medullary thyroid carcinoma，HMTC）和散发型（sporadic medullary thyroid carcinoma SMTC），分别占 25% 和 75%[50]。MTC 与常染色体显性遗传的多发性内分泌瘤病（multiple endocrine neoplasia，MEN）及家族性非MEN 综合征的关系是广为人知的（详见第 4 章）。

病理学

甲状腺髓样癌是源于产降钙素的滤泡旁细胞（C 细胞）的神经内分泌肿瘤（彩图 2.8）。虽然最初是由于 RET 原癌基因突变的发现而分类，但多达 50% 的病例并无可确认的突变[51]。RET 突变触发酪氨酸激酶受体的结构磷酸化，引起细胞内信号转导和不受调节的细胞增殖增多。这经常导致 C 细胞增生，最终发展为恶性肿瘤。其组织病理学特征为免疫组化显示降钙素阳性。MTC 被 FNAC 发现者也不少见。

临床特点

进行基因检测的患者可在临床症状尚未出现之前就引起临床医生注意，这是HMTC 最常见的模式。与此相反，散发型更多是表现出局部症状，甚至发生转移才被发现。发现甲状腺结节或肿块是最常见的主诉。疾病晚期可出现颈部肿胀、吞咽

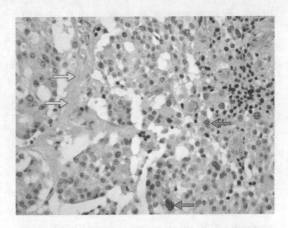

彩图 2.8 甲状腺髓样癌。MTC 的组织病理学表现各异。在本例中，细胞排列成巢状。核为卵圆形且规则，内含粗大染色质。有时可见核增大、多形态及深染（蓝箭头所指）。还可见小的淀粉样沉淀（黄箭头所指）。绝大多数 MTC 表现为降钙素、CEA、嗜铬粒蛋白 A 和突触小泡蛋白染色阳性。*Image courtesy of Dr Anthony Gill*

困难、气短或声音嘶哑等压迫症状。骨痛、潮红或腹泻等全身症状可在约 10% 的患者中遇到。远处转移多发生在骨、肝和肺[52]。

SMTC 患者发病年龄比 HMTC 晚（47 岁 *vs.* 30 岁）[52]，其诊断难度取决于发病模式。诊断时可触及肿块的患者，2/3 有同侧颈淋巴结转移，而 1/3 为对侧淋巴结转移[53]。

诊断

诊断原则与甲状腺结节的诊断原则相同。影像学检查应包括颈部淋巴结评估。如怀疑 MTC，结节或颈淋巴结 FNAC 应行降钙素染色。如发现 MEN 相关病变，如嗜铬细胞瘤或甲状旁腺功能亢进，应及时检查是否有 MTC。

MTC 的诊断应尽快检测已知生物学标志物（即降钙素和 CEA）的血清值。还应行 RET 基因突变检测和 MEN 相关病变（嗜铬细胞瘤和甲状旁腺腺瘤）检查。在行甲状腺手术之前，必须排除嗜铬细胞瘤，如发现，须优先处理。甲状腺手术前，应

进行一次细致的颈部超声来发现是否有淋巴结病变。

总体来说，MTC患者如确认生殖细胞发生 RET 突变，其所有一级亲属都应行基因检测。最好在遗传学专家或经验丰富的内分泌医生指导下进行。

治疗

MTC的治疗与发病时的程度有关。一经诊断，须行 TTX 及双侧 CLND（Ⅵ区）[54]。如任何临床、影像学或活组织检查证实侧区淋巴结转移，应行同侧择区 LLND（Ⅱ、Ⅲ、Ⅳ和Ⅴ区）。

如已转移，亦须行姑息性 TTx 及 CLND，以减轻局部肿瘤负荷。如治愈性全切除已不可能，减瘤手术应在避免损伤重要结构（喉返神经和甲状旁腺）的情况下进行。对于无法治愈的 MTC，外科减瘤手术可延缓死亡，当有胸部转移时，甚至可胸骨切开或胸廓切开。

常常因其他适应证行甲状腺切除病理检查时才诊断出 MTC。在这种情况下，前文提及的几种检查仍应实行，且治疗原则也一样。

在行甲状腺切除术时，被切除或去血管的甲状旁腺应自体移植，但移植部位根据已知基因突变的不同而有所区别，这是为了避免未来甲状旁腺病变。RET 阴性、MEN2B 和 FMTC 患者可移植在颈部，而 MEN2A 患者应移植在异位（如肱桡肌）[54]。

以酪氨酸激酶抑制剂作为进展期肿瘤的药物治疗在最近的临床试验中表现出较好的前景[55]。放疗有争议，且尚未证实可提高生存率，但是可被用于某些特定病例，以控制局部病灶[54]。

对于 RET 阳性家族成员，可行预防性甲状腺切除术。这可能涉及为儿童患者手术，根据遗传突变，通常年龄在1岁以下。这种情况下的 TTx 极具挑战，只能在三级医疗中心由经验丰富的医生来操作。ATA 指南中提供了基于 RET 遗传突变而行甲状腺全切除术的方案[54]。

预后

MTC患者的总体10年生存率约为75%[52]。但髓样癌之间差异大，一些患者即使肿瘤较大，也可以带瘤生存多年。临床特征（年龄、性别等）、组织病理学（肿瘤大小、淋巴血管侵犯等）、生物化学（降钙素、CEA等）和遗传（RET 突变）变量可作为评估预后的潜在标志。

通过多变量分析，只有年龄和诊断时的疾病分期被证实为具有统计学意义的生存预测因子。5年生存率从100%（Ⅰ期）至56%（Ⅳ期）不等。颈淋巴结转移的出现与疾病持续状态或复发有关，但并不使生存期减少，因此不作为独立危险因素。总体5年及10年死亡率分别为13%～33%及22%～39%[52]。

随访

第3个月时血清降钙素［和（或）CEA］检测可将患者分为两类：阴性患者和降钙素升高患者，后者考虑为疾病持续状态。持续和复发病例可考虑有残余疾病。总体来说，大多数患者应在术后第3、6、12个月时进行随访，每年进行体检及生物学标志物的测定。超声可以作为一种辅助手段来检查临床或生物学标志物怀疑局部复发的患者，或用于监控残余病灶。已有转移的患者可用多种影像学检查来评估，包括超声、CT 和 MRI，必要时行骨扫描。

甲状腺未分化癌

甲状腺未分化癌是一种预后不良的侵袭性甲状腺癌（彩图 2.9）。特别好发于年长女性，常表现为局部症状。治疗方式多采用化疗与放疗联合，但多数病例预后不足6个月[56]。在过去，手术治疗只是作为一种姑息性手段用来防止气道和食管受到侵犯或梗阻，现已很少使用。

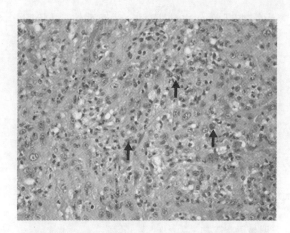

彩图 2.9 未分化癌组织学。甲状腺未分化癌由梭形细胞（本图中未有显示）、多形巨细胞和上皮细胞混合组成。这些细胞可包含单个或多个形态奇异的核（箭头所指）。甲状腺球蛋白和 TTF-1 染色通常阴性，而细胞角蛋白染色常为阳性。*Image courtesy of Dr Anthony Gill*

其他恶性肿瘤

原发性甲状腺淋巴瘤

原发性甲状腺淋巴瘤占所有甲状腺恶性肿瘤的不到 5%。将其与其他甲状腺癌区分开非常重要，因为及时诊断有可能使患者无需手术而治愈。多见于老年患者，常表现为迅速增大的无痛性颈部肿块，且有相关的局部压迫症状。自身免疫性甲状腺炎病史非常重要，其被认为是甲状腺实质中淋巴聚集发展的途径，而在健康人体的甲状腺实质中是不会有淋巴组织的。因此，慢性淋巴细胞性甲状腺炎（桥本病）是一个强有力的危险因素。非霍奇金 B 细胞淋巴瘤是最常见的病理类型。细针穿刺活检可有不同的结果，当活检结果以淋巴细胞（尤其是非典型细胞）为主时应引起怀疑，但仍很难将其与桥本病区别开。粗针或开放手术组织学活检、免疫组化和流式细胞学是更好的诊断方式[57]。

治疗方法包括放化疗。手术的作用有争议，应主要从个体考虑姑息切除减瘤，以缓解颈部压迫。预后取决于淋巴瘤的具体亚型、相关分级及分期。一般来说，总

体 5 年生存率预期可达 60%[58]。

鳞状细胞癌

甲状腺原发性鳞状细胞癌是一种罕见的侵袭性疾病。相对于进一步观察和治疗，明确区别是原发病还是转移灶显得更为重要。原发性的预后不良，一经诊断，姑息性的支持疗法可能是唯一的治疗方式[59]。

甲状腺转移癌

一些原发灶位于别处的恶性肿瘤可转移至甲状腺。例如，在对其他恶性肿瘤进行 PET 扫描进行分期时即可发现小的甲状腺转移灶。如何处理取决于原发疾病，完全根据该疾病的预后来决定进行甲状腺切除术或减瘤手术。

甲状腺功能亢进

甲状腺毒症是指作用于组织的甲状腺激素异常增多的状态。甲状腺功能亢进是甲状腺毒症的一种形式，由于甲状腺生成和分泌的甲状腺激素过多而导致。但这两个名词经常互换使用。本章节将主要介绍甲状腺毒症的外科部分。

亚临床甲状腺功能亢进是根据血清 TSH、T_4 和 T_3 的水平（TSH 低或无而 T_3 和 T_4 正常）来定义，而不是根据临床表现。明显的和亚临床的甲状腺功能亢进均可表现出典型的甲状腺毒症的症状和体征。

病因

西方国家甲状腺功能亢进最常见的病因是 GD、毒性多结节甲状腺肿（toxic multinodular goitre，TMNG）和毒性甲状腺腺瘤（toxic adenoma，TA）（表 2.7）。ATA 最近更新了甲状腺功能亢进和其他引起甲状腺毒症的疾病的诊治指南[60]。

GD 是一种以高 TRAb 水平为特征的自身免疫病。TRAb 水平增高，导致 TSH 受体持续刺激，引起甲状腺激素的合成增

表 2.7　甲状腺毒症的病因

常见	● GD
	● TMNG
	● TA
	● 甲状腺炎（早期）
	● 药物引发的甲状腺素替代治疗，含碘药物
不常见	● 分泌 TSH 的垂体瘤
	● 卵巢甲状腺肿
	● 绒毛膜癌
	● 人为性甲状腺毒症
	● 功能性甲状腺癌转移

加。毒性多结节甲状腺肿由多结节甲状腺肿长期发展而来，当部分结节形成自主性，将不再受 TSH 调控。调节甲状腺激素合成基因的体细胞突变导致自发生成激素，引起毒性甲状腺腺瘤。如已有结节性甲状腺肿的患者摄入大量碘（如来自含碘药物或以放射性碘为介质的检查），可能引发碘诱导的甲状腺功能亢进。这就是 Jod-Basedow 现象。

临床特征

明显的和亚临床的甲状腺功能亢进的症状和体征类似，只是程度不同（表 2.1、表 2.2）。甲状腺激素的水平与症状及体征的严重程度之间的关联仅为中等。

甲状腺激素几乎影响人体所有组织和器官。因此，对已知或怀疑有甲状腺毒症的患者，需特别留意心血管系统、神经系统、胃肠道系统症状。还应特别留意甲状腺肿的局部症状和 GO 是否存在。

辅助检查

用辅助检查来证实甲状腺毒症的临床诊断，明确病因，评估效应器官功能，尤其是心功能。

甲状腺毒症的诊断

评估甲状腺功能状态最敏感、最特异的单项血液检测为血清 TSH 测定，其可作为筛查试验。这是因为，对于垂体-甲状腺轴功能完好的患者，TSH 与游离 T_4（FT_4）呈负对数线性关系。也就是说，FT_4 的小幅变化可导致 TSH 的大幅变化。如再测定血清 FT_4，可提高对可疑甲状腺功能亢进患者的诊断准确度。甲状腺功能测定的各项意义见表 2.8。

表 2.8　TFTs 指标的意义

状态	TSH	FT_4	FT_3
明显甲状腺功能亢进	无法测得	升高	升高
轻度甲状腺功能亢进	<0.01mU/L 或无法测得	正常	正常或升高
亚临床甲状腺功能亢进	低	正常	正常

确定病因

大多数情况下，在进行了全面的病史、体格检查及获取患者服用的药物列表之后，TRAb 水平和甲状腺摄取扫描已足够用来发现甲状腺毒症的常见潜在病因。对于弥漫性甲状腺肿、近期有突眼表现并合并中度至严重的甲状腺功能亢进（TSH 无法测得，FT_4 显著升高）的患者，应怀疑 GD。如 TRAb 水平升高，则可确诊。这种情况下无需行摄取扫描。但当诊断不能确定或考虑为其他病因时，可先行 TSH 抑制再进行甲状腺扫描。甲状腺的示踪剂摄取模式可提示可能的病因。但要始终牢记结合临床表现和其他辅助检查来解释。表 2.9 和图 2.10 为不同的摄取图像和可能的诊断。

甲状腺的超声影像可进一步提供解剖结构信息，尤其是对于腺体结节、回声强度和血管分布。在一些欧洲国家，超声即可提供足够的信息来诊断甲状腺功能亢进的病因，而无需甲状腺扫描。这种技术对于不适宜行甲状腺扫描（如妊娠期间）的患者极具价值[61]。

表 2.9 甲状腺功能亢进的放射性示踪剂摄取扫描图像

图像	可能的诊断
弥漫性摄取增高	GD
片状摄取（强烈摄取与抑制摄取）	TMNG
局部摄取而周围甲状腺及对侧腺叶抑制	TA
缺乏摄取	甲状腺炎，人为性甲状腺毒症，近期碘摄入过多

效应器官的影响

长期甲状腺功能亢进特别影响老年人的心功能，特别是 GD 患者。心功能的评估很有必要，在接受手术之前是必不可少的。可通过超声心动图、心电图、Holter 监测和（或）心肌灌注检查来评估心功能。

如有需要，可转诊至眼科专家对 GO 进行评估和治疗。

治疗

治疗策略可分为缓解症状或确定性治

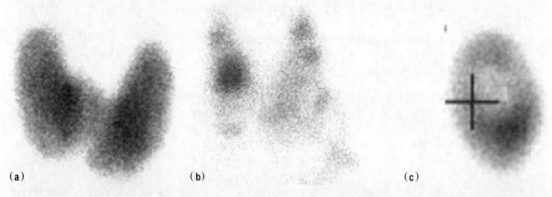

图 2.10 示踪剂摄取扫描图像。图像显示：（**a**）Graves 病——摄取弥漫性增高；（**b**）毒性多结节甲状腺肿——片状摄取；（**c**）毒性甲状腺腺瘤——位于右叶的病灶摄取增加，其余部分抑制。*Images courtesy of Dr Paul Roach*

疗。药物治疗有时仅是对症处理，为确定性手术治疗做准备；或者可能本身即为确定性治疗。

对症处理

β受体阻滞剂是有甲状腺功能亢进症状的患者的一线治疗药物。其不仅能减缓心率、降低收缩压、减轻肌肉无力及震颤，还可以降低患者的易激惹度、情绪不稳定，并提高锻炼耐受力。常用的β受体阻滞剂有普萘洛尔、阿替洛尔和美托洛尔。可替代或辅助β受体阻滞剂的药物是钙通道阻滞剂，如维拉帕米和地尔硫䓬。

GD 的治疗

GD 的治疗方式可三种任选其一：[131]I 治疗、抗甲状腺药物（antithyroid drugs，ATDs）治疗或 TTx。不同国家在治疗方式上的选择有地域差别。例如，美国首选 RAI 治疗，而欧洲和日本更偏爱 ATDs 和（或）手术。经治医生和患者应详细讨论每种模式治疗的优缺点，以便做出治疗决定（表 2.10）。无论何种治疗方式，在 GD 患者的长期生活质量方面都没有差别。

[131]I

放射性碘治疗总体来说耐受良好，在无 GO 患者中并发症极少。治疗后的甲状腺危象也极少报道。在严重甲状腺毒症的患者中，治疗前使用β受体阻滞剂和卡比马唑可最大限度地减少症状的恶化。一次

表 2.10　GD 的治疗手段

	ATD	131 I	手术
适应证	● 不适宜手术 ● 不适宜放射性核素治疗 ● 缺少甲状腺外科专科医师的诊治 ● 中至重度活跃期 GO	● 不适宜手术 ● 有 ATD 禁忌证（如之前有不良反应） ● 缺少甲状腺外科专科医师的诊治 ● 极有可能缓解（病情较轻、小结节、低 TRAb 效价）	● 巨大甲状腺肿 ● 怀疑或确诊甲状腺恶性肿瘤 ● 较大的低功能结节 ● 合并需要手术治疗的甲状旁腺功能亢进 ● 在未来 6 个月内有妊娠意向 ● 高 TRAb 效价 ● 中至重度活跃期 GO
禁忌证	● 已知 ATD 可引起不良反应，如皮疹或骨髓抑制 ● 怀疑或确诊甲状腺恶性肿瘤 ● ATD 难以控制甲状腺毒症 ● 多次发生停药后复发	● 妊娠（目前或未来 6 个月内有妊娠意向） ● 哺乳期 ● 怀疑或确诊甲状腺恶性肿瘤 ● 严重的活跃期 GO	● 不适宜手术 ● 妊娠早期和妊娠晚期应避免
其他注意事项	● 适合不愿意进行放射性核素治疗和手术的患者 ● 可能复发	● 适合有根治甲状腺功能亢进意愿但又想避免手术潜在的并发症和 ATD 副作用的患者 ● 可能加重或诱发 GO ● 需终身甲状腺激素替代治疗	● 适合想迅速根治甲状腺功能亢进的患者 ● 潜在的手术并发症包括喉返神经麻痹（<1%）、甲状旁腺功能减退（<2%）和术后出血（<1%） ● 需终身甲状腺激素替代治疗

给药即可提供足够的辐射。大多数患者经 4～8 周的治疗可恢复正常的 TFTs 水平并缓解症状。有些患者在接下来的 6 个月中可能进展为甲状腺功能减退。因此，131 I 治疗后需适量甲状腺激素替代，并监测临床症状和甲状腺功能。

ATD

卡比马唑或甲巯咪唑是治疗甲状腺功能亢进的首选药物。替代药物为丙硫氧嘧啶（propylthiouracil，PTU），用于妊娠早期、甲状腺危象和对前两种药物有严重副反应的患者。ATDs 的副作用包括皮疹、胆汁淤积性肝毒性和粒细胞缺乏。尽管 PTU 可引起暴发性肝坏死，甚至有死亡病例报道，但甲巯咪唑会导致多种胚胎病，包括鼻后孔和食管闭锁、头皮发育不全等。

建议在 ATDs 治疗前检测白细胞计数和肝功能的基线值。

TMNG 的治疗

尽管手术和131 I 在 ATA 指南中均为推荐方法，但某些医学中心认为131 I 治疗后 20% 的复发率过高，因此更偏向于手术治疗 TMNG。经验丰富的内分泌外科医生行甲状腺全切除术后的复发率小于 1%。可能的复发位置为峡部、Zuckerkandl 结节和胸骨后的残余甲状腺[62]。

TA 的治疗

TA 的治疗方式也是手术和131 I 治疗。手术的复发风险小于 1%，而131 I 治疗有 6%～18% 的疾病持续存在风险以及 5.5% 的疾病复发风险。

手术指征

对于药物治疗失败的患者，可以选择甲状腺切除术作为一种治疗或挽救措施。框 2.5 中列出了手术指征。

框 2.5 甲状腺毒症的手术指征

- GD 药物治疗失败
- 解剖因素：甲状腺癌、可疑结节、气管压迫、巨大甲状腺肿或结节
- 紧急治疗：手术是使患者回归正常甲状腺功能状态的最快方式
- 有 ATD 禁忌证（副反应明显）
- 有 RAI 禁忌证（不能保证辐射安全）
- 甲状腺眼病
- 患者意愿

手术策略

术前注意事项

甲状腺功能亢进患者应在术前调整甲状腺功能至正常状态。使用卡比马唑最佳。术前 10 天嘱 GD 患者服用碘剂，用 β 受体阻滞剂来辅助控制症状。碘剂治疗（即鲁氏碘液或饱和碘化钾/无机碘溶液）能减少甲状腺充血，以便手术。TMNG 患者不必进行碘剂治疗。除碘剂之外还可使用皮质类固醇治疗，尤其是在急诊手术需迅速准备时。术后仍需对患者密切监护，因为甲状腺危象在切除甲状腺后 24h 内随时可能发生。

手术注意事项

甲状腺全切除术是治疗 GD 和 TMNG 的首选手术方法。经验丰富的外科医生的治愈率高而并发症发生率低。甲状腺次全切除术（如 Dunhill 术式）有 8% 的复发或疾病持续存在风险，有 50% 的概率需补充甲状腺激素。因此，在大多数内分泌外科诊治中心，甲状腺次全切除术治疗甲状腺功能亢进多已成历史[63-64]。在 TA 患者中，只需单侧腺叶切除（或称甲状腺半切除术）即可。

术后注意事项

严重 GD 患者术后可能发生"骨饥饿"，需要大量补钙。但通常补充口服钙和骨化三醇即足够。所有 TTx 术后的患者均应行血清钙和全段 PTH（intact PTH，iPTH）的监测，以指导钙补充。如术后需静脉输注钙以维持血钙水平，则需同时监测血清镁水平并进行补充。

甲状腺炎

对于甲状腺炎，一般的药物治疗均有效，但仍要对其有系统的认识，才可协助临床诊断、治疗策略以及避免不必要的手术。表 2.11 列出了甲状腺炎的几种病因。

表 2.11 甲状腺炎的病因

潜在疾病	甲状腺炎的类型
病毒感染	亚急性甲状腺炎
自身免疫性	慢性淋巴细胞性甲状腺炎（桥本病）
纤维化	慢性纤维性甲状腺炎
脓肿形成的感染（细菌或真菌）	急性化脓性甲状腺炎
妊娠	产后甲状腺炎

亚急性甲状腺炎（de Quervain 甲状腺炎）

亚急性或 de Quervain 甲状腺炎是一种自限性、有疼痛感的感染性甲状腺炎，多认为继发于病毒感染[65]。有遗传易感因素的患者发病初有病毒感染前驱症状，随后发展为甲状腺炎性肉芽肿。腺体被单核细胞、淋巴细胞、中性粒细胞和多核巨细胞浸润，之后形成炎性肉芽肿。其自然病程包括 4 个阶段：急性、疼痛的甲状腺功能亢进期，甲状腺功能正常期，轻微甲状腺功能减退期，最终恢复到甲状腺功能正常期。

在临床上，亚急性甲状腺炎可引起甲状腺肿胀、疼痛，合并有轻微的系统症状，如发热、不适及昏睡。治疗方式一般为支持治疗，而抗炎治疗有助于缓解症状。有时可用类固醇抑制炎症反应。手术没有作用。

自身免疫性甲状腺炎（桥本甲状腺炎）

Hashimoto 将该病描述为一种以淋巴细胞、浆细胞弥漫性浸润甲状腺和淋巴结形成为特征的疾病。腺体体积逐渐增大，而其本身的结节使其与单纯 MNG 难以分辨。该病为自身免疫性，归入自身免疫病的甲状腺-胃疾病一类，后者还包括恶性贫血、糖尿病、艾迪生病和白癜风。TgAb 和 TPOAb 的测出支持该诊断。

淋巴细胞浸润和滤泡结构的破坏最终导致甲状腺功能减退。补充甲状腺素不仅是用来达到甲状腺功能正常状态，还用于抑制 TSH 的分泌，使甲状腺腺体缩小并缓解可能存在的压迫症状。这些症状也无需手术。

慢性纤维性甲状腺炎

慢性纤维性甲状腺炎表现为弥漫性腺体纤维化，与腹膜后及纵隔纤维化等疾病有关。纤维化反应可延伸至腺体包膜外，累及周围组织。通常临床上发现甲状腺如木块则确诊。有时很难将其与恶性肿瘤鉴别开。过去常用手术来缓解气道和食管的压迫症状，目前已很少使用。他莫昔芬是一种很有效的药物治疗。

急性化脓性甲状腺炎

急性化脓性甲状腺炎是由感染引起的甲状腺炎症，导致疼痛性的甲状腺肿物。该病在西方人群中较罕见。其表现出与所感染微生物相一致的系统性症状，可以是细菌性或真菌性。细针穿刺甲状腺脓肿培养既是诊断性，也可以是治疗性。根据微生物培养敏感性选用合适的抗生素治疗。不过，当细针穿刺后仍有症状和脓肿持续存在的征象时，推荐外科手术引流。

产后甲状腺炎

甲状腺疾病在孕妇中并不罕见。同时，在产后阶段的诊出也逐渐增多。产后甲状腺炎导致甲状腺功能亢进，经过自发调整，随后进入甲状腺功能减退期，后者在多达 1/4 的患者中将持续终身。

甲状腺手术

作者所在团队引领了一项标准化甲状腺被膜解剖技术，可以通过反复训练使非专科和专业内分泌外科医生达到相近的水平[66]。术前需由有经验的喉科医生进行专业声带评估。强烈建议行术前喉镜检查，以评估和记录声带功能。如术后有任何关于声带功能的疑问，均可将喉镜结果作为参考。

单侧甲状腺叶全切除术（甲状腺半切除术）

术前准备

在全身麻醉诱导后，患者取仰卧位，肩部抬高并置头圈，以保证颈过伸位。颈部的伸展非常便于到达甲状腺体，但需注意不能过度拉伸，特别是对于有关节炎或颈椎融合的患者。皮肤切口为横行曲线，位于胸骨切迹上两横指，最好位于皮纹内，需事先做好标记。可应用双侧颈浅神经阻滞和局部麻醉浸润切口。

暴露

切开皮肤后，游离颈阔肌皮瓣，向上至甲状软骨隆起，向下至胸骨切迹。将胸锁乳突肌与带状肌分离。带状肌可沿中线分离开，也可横断。带状肌的分离可以更好地暴露甲状腺上极，以便辨认喉上神经外支。这种方法特别有助于处理较大腺叶。分离带状肌之前需分离结扎颈前静脉。当分离带状肌时，需小心保护外侧的颈袢，以避免损伤颈动脉鞘内结构。随后分离甲状腺叶的外侧空间，其外界为胸锁乳突肌和颈动脉鞘，内界为甲状腺叶的外侧面。分离该平面直至椎前筋膜。如在此处发现甲状腺中静脉穿过，可在此处分离结扎。

游离

甲状腺锥状叶及其相关纤维束在甲状软骨尽可能靠上处解剖。锥状叶的完整切除可避免此区域的复发。为建立峡部后气管表面前的空间，需找到峡部上界和下界。在 3% 的病例中可能出现甲状腺最下动脉，需警惕。一旦解剖出，可切断峡部，确保切除标本包含锥状叶和峡部。然后将注意力转向上极。游离所有紧贴在上极前外侧面的带状肌。随后将上极向下外侧牵拉，打开上极内侧的无血管环甲间隙，辨别喉上神经外支。应牢记 Cernea 2 型神经存在的可能性（图 2.1）。一旦找到并对神经加以保护，便可确认甲状腺上血管，将其在靠近甲状腺包膜处离断。对后方附属纤维进行分离，即可分出甲状腺上极。

然后，将甲状腺下极与其表面的带状肌、甲状腺下静脉和甲状腺胸腺干分离。离断下血管时，注意避免不经意中切断"高位"或"前位"喉返神经。常在胸腺角上部内发现下位甲状旁腺，最好是原位保留并保护其血供。还需注意，确保甲状腺胸腺内无甲状腺组织残留，因为这是甲状腺肿复发的另一个原因（图 2.11）。

甲状腺上、下极分出之后，再加上事先已离断的甲状腺中静脉，可将腺叶从所在解剖部位拖出并旋向前内侧。下一步是

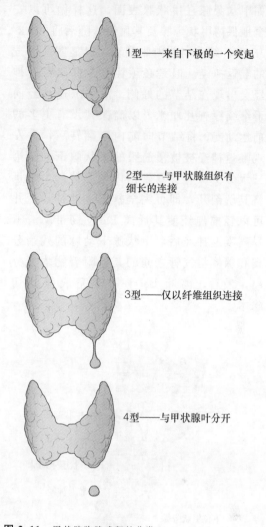

1型——来自下极的一个突起

2型——与甲状腺组织有细长的连接

3型——仅以纤维组织连接

4型——与甲状腺叶分开

图 2.11 甲状腺胸腺残留的分类

辨认并保护喉返神经和甲状旁腺。

喉返神经与甲状旁腺

甲状腺叶旋向前内侧之后，一些解剖学标志的辨别可帮助定位喉返神经和甲状旁腺：Zuckerkandl 结节、气管、食管和气管食管沟。被膜解剖技术旨在保护甲状旁腺的血供及"邂逅"喉返神经。此后仅在止血时审慎地应用能量平台，直到神经被清晰地解剖出来。

在甲状旁腺前方沿着后表面，从头尾方向切断被气管前筋膜包绕的甲状腺叶（图 2.12）。沿着气管食管沟继续向前解剖。

如甲状旁腺在甲状腺表面，这样做可以安全地保留甲状旁腺及其血供。随后将 Zuck-erkandl 结节向前内侧翻转，以显露其下方的喉返神经。但是必须注意，偶尔喉返神经会出现在结节的外侧。沿着喉返神经向下继续探查几厘米，以确保其没有更多的前运动支。将结节向前内侧翻转后，常发现喉返神经被被覆筋膜的甲状腺下动脉第三级分支从气管食管沟内弯曲拉起。一旦将其解剖开，即可完全暴露喉返神经，并可以轻推神经使其远离 Berry 韧带。清晰暴露喉返神经后，甲状腺下动脉的残余分支和腺体与气管之间的其他附着物均可分离。最后，离断 Berry 韧带完成腺叶切除术。

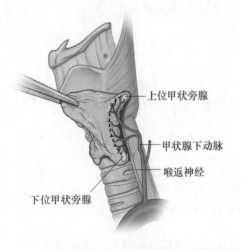

图 2.12 朝着气管食管沟，沿虚线进行解剖可确保甲状旁腺和血供的保留。注意：使用这种技术会遇到喉返神经

上位甲状旁腺
甲状腺下动脉
喉返神经
下位甲状旁腺

通过患者头低足高位和 Valsalva 动作增大颈部静脉压力来检查切断的血管蒂，确保彻底止血。一般不放置引流。任何怀疑血供有问题的甲状旁腺均应切除，还要仔细检查样本是否有误切的甲状旁腺。切除的甲状旁腺可自体移植在胸锁乳突肌内。可将切成细粒的甲状旁腺组织混合 2~3ml 平衡盐溶液制成混悬液注射入肌肉。某些特殊情况下，可以预见术后甲状旁腺功能亢进的发生（如 MEN2A 患者），

此时可将自体移植物分成 1mm³ 的小块置入胸锁乳突肌或前臂。最后，逐层关闭颈部，皮肤使用可吸收线缝合。

甲状腺全切除术

甲状腺全切除术的步骤与上述一致，对侧重复该做法。

胸骨后甲状腺肿

大多数胸骨后甲状腺肿仍可从颈部切除，尤其是良性病变。如果在术前 CT 中甲状腺看上去已超过气管分叉，则有胸骨切开指征。移除一个胸廓内较大甲状腺肿的关键在于首先暴露上极并沿着椎前筋膜平面提起腺体。术者要注意探查 Zuck-erkandl 结节外侧的喉返神经。

复发甲状腺肿

再手术往往伴随着喉返神经损伤的风险，应十分谨慎。如果手术是唯一的选择，必须重复声带检查，并收集所有前次手术的情况。解剖的关键在于使用侧入路，于胸锁乳突肌和带状肌之间进入，这个层面常常不曾解剖。复发手术可使用喉返神经监测。

神经监测

永久性喉返神经损伤是最令人担忧的甲状腺手术并发症。尽管手术技术不断进步，仍报道有 1%~2% 的发生率，而再手术发生率更高[67-68]。这也是关于甲状腺手术最常见的医疗索赔。某些代偿良好的病例仅表现为轻微的嗓音改变，而双侧麻痹的情况可严重到需气管造口术或声带切除术[69]。社会、心理和职业后遗症同样明显。

术中神经监测（intraoperative neuro-monitoring，IONM）在过去几十年已被应用，最近日益普及。其目的是在甲状腺切除术时避免喉返神经损伤。但是，并没有令人信服的数据表明将 IONM 引入常规甲状腺切除术后结果有改善[70]。一项对比肉眼探查和神经监测的随机对照试验表明，IONM 降低了一过性而非永久性喉返神经麻痹的发生率[71]。不过，一项两组样本量均超过 2500 例的权威试验表明，其对永久性喉返神经麻痹发生率有显著降低。一项 meta 分析同样显示，IONM 在初次和再次手术中没有任何优势[72]。

无缝线甲状腺切除术

无缝线甲状腺切除术是指用止血设备替代缝线。该变化是自 Kocher、Dunhill 和 Mayo 的时代以来甲状腺切除术技术上最大的进步[73]。一些机构，如悉尼大学内分泌外科，自 2006 年起已经采用这项技术实施了上千例甲状腺切除术。对比传统方法，其并发症发生率无差别，但手术时间更短。全球的大多数内分泌外科已采用这些止血设备并至少实行了部分手术。一项 2009 年发表的 meta 分析确认了这种设备的安全性[74]。

微创和机器人手术

微创甲状腺手术包含许多不同的技术，包括小切口开放手术、内镜手术和机器人手术。各种各样的内镜手术入路均有描述，有侧面入路，也有中央入路。有证据表明，对于经验丰富的内镜内分泌外科医师，其内镜手术安全性比得上开放手术，且在美容方面有优势。但是，基于各种证据，这项技术并未被推荐广泛采用[75-77]。近来，经腋下或乳房切口的机器人甲状腺手术彻底避免了颈部切口。不过具体适应证和安全性仍有待观察[78-79]。

甲状腺切除术的并发症

对基本手术原则的完全认识和应用及甲状腺切除术经验的增加可确保并发症发生率控制到最低。术中及术后常见并发症列于框 2.6。

框 2.6　甲状腺切除术的并发症
● 喉返神经损伤
● 喉上神经外支损伤
● 甲状旁腺功能减退
● 甲状腺功能减退
● 甲状腺功能亢进复发
● 甲状腺危象
● 出血/气道梗阻
● 气管软化
● 伤口并发症

喉返神经损伤

精确解剖和坚持甲状腺切除术的手术原则可使喉返神经损伤率低于 1%。正如所有手术，保护重要结构的最佳策略是准确自信的辨别。尽管如此，仍有 7% 的患者承受着手术创伤和神经失用引起的一过性声带麻痹。轻微损伤（无声音改变）可能只会在术后常规声带检查中发现，多在术后数周或数月后自发缓解。如果术中发现神经被切断，在技术水平允许的情况下，可应用显微外科技术一期修复损伤神经或使用颈袢进行神经移植。

喉上神经外支损伤

声音投射不佳、高音发音困难和长时间讲话后声带疲惫都可能是喉上神经外支损伤引起。这通常是操作和分离上极血管时造成创伤引起，也可能无临床症状。一些从事嗓音职业的患者（如歌手、教师）

可能会因为这种并发症影响职业生涯。因此术前知情同意谈话必须明确告知这种可能。对解剖变异的了解和丰富的经验可降低喉上神经外支的损伤率。

甲状旁腺功能减退

甲状旁腺损伤可引起一过性或永久甲状旁腺功能减退，在甲状腺全切除术中的发生率分别是 10% 和 3%[80]。与此相关的急性术后低钙血症较为危险。术后需密切监测血清 PTH、血清校正钙和临床症状。永久性甲状旁腺功能减退并非微不足道的并发症，因为即使补充钙和维生素 D，患者生活仍可能受到严重影响。甲状旁腺组织的辨认及保护和恰当的自体移植可帮助避免此并发症。

甲状腺功能亢进复发

甲状腺功能亢进复发可能发生在 GD 患者行甲状腺部分切除术后，复发率与遗留在原位的甲状腺组织的量有关。此时一般避免行再次手术，而是应用抗甲状腺药物治疗。

甲状腺危象

该现象发生在未经治疗或部分治疗的甲状腺功能亢进患者中，由于一些急性事件（如手术、感染、创伤等）突然引起甲状腺危象。早期发现和积极治疗是避免甲状腺危象高死亡率的最佳方法。多器官失代偿很常见，可引起心动过速、心律失常、充血性心力衰竭、低血压、高热、易激惹、谵妄、精神病、木僵及昏迷、恶心呕吐、腹泻和肝衰竭。积极的治疗包括多模式治疗联合重症监护室的支持及降温治疗。需要用到 β 受体阻滞剂、ATDs、碘剂、皮质类固醇、容量复苏及呼吸支持。使用这些药物从药理各环节阻止甲状腺激素合成和发挥功效。

出血/气道梗阻

如考虑为甲状腺术后出血，有必要紧急检查创面。严重出血常较明显，需紧急返回手术室处置，并由经验丰富的麻醉医师行早期气管插管。如果在病房发现，患者应坐直，予吸氧并拆除缝线，以解除颈部压迫。

当在复苏室拔管后发生急性喘鸣，则可明确得知发生了极其罕见的双侧喉返神经麻痹。此时应迅速再插管。类固醇药物在减轻咽喉水肿方面很有用，还可协助神经麻痹恢复。在极端病例中，当发现双侧喉返神经损伤，需行气管造口术。

其他

气管软化曾是伴有气管压迫的甲状腺肿行甲状腺切除术后一个可怕的并发症。最近这种顾虑在现代甲状腺手术中已鲜有。但是，在第三世界国家的大量被忽视的甲状腺肿中，其仍是一个广为人知的现象[81]。

在甲状腺切除术中还可能发生气管穿孔，多发生于再次手术时，因为前次手术可能已去除气管筋膜层。此时应立刻通知麻醉医师，以确保气管导管的气囊未受损及气道通畅。术中不慎穿破可通过一期缝合或肌瓣修复来处理[82]。

要点

- 任何有甲状腺相关主诉的患者均需进行彻底的临床评估，辅以合适的检查。
- 临床评估、超声扫描和细针穿刺是甲状腺结节三大检查方法。
- 甲状腺全切除术是伴有压迫症状的结节甲状腺肿的首选治疗方式。
- 对甲状腺癌患者应进行多学科管理。
- 甲状腺癌的总体长期预后很可观，治疗引起的并发症应努力降至最低。
- 分化型甲状腺患者如有侵袭性特征应辨别出并更加积极地治疗，加强随访频率。
- 基因检测和识别相关并发症状是甲状腺髓样癌治疗的一部分。
- 甲状腺毒症的治疗应个体化，根据病因调整。
- 现代甲状腺手术应将解剖学、胚胎学的认知和先进的手术技术相结合。
- 已发布的共识和指南为良性和恶性甲状腺疾病的治疗提供了很好的信息。

参考文献

1. Serpell JW, Yeung MJ, Grodski S. The motor fibers of the recurrent laryngeal nerve are located in the anterior extralaryngeal branch. Ann Surg 2009;249(4):648–52.

2. Wang C. The anatomic basis of parathyroid surgery. Ann Surg 1976;183(3):271–5.

3. de los Santos ET, Starich GH, Mazzaferri EL. Sensitivity, specificity, and cost-effectiveness of the sensitive thyrotropin assay in the diagnosis of thyroid disease in ambulatory patients. Arch Intern Med 1989;149(3):526–32.

4. Saravanan P, Dayan CM. Thyroid autoantibodies. Endocrinol Metab Clin North Am 2001;30(2):315–37.

5. Matthews D, Syed A. The role of TSH receptor antibodies in the management of Graves' disease. Eur J Intern Med 2011;22(3):213–6.

6. Machens A, Dralle H. Biomarker-based risk stratification for previously untreated medullary thyroid cancer. J Clin Endocrinol Metab 2010;95(6):2655–63.
This paper elegantly correlated the disease burden to the pre-treatment level of serum calcitonin in patients with a new diagnosis of MTC.

7. Pacini F. European consensus for the management of patients with differentiated thyroid carcinoma of the follicular epithelium. Eur J Endocrinol 2006;154(6):787–803.

8. American Thyroid Association (ATA) Guidelines Taskforce on Thyroid Nodules and Differentiated Thyroid Cancer, Cooper DS, Doherty GM, Haugen BR, et al. Revised American Thyroid Association management guidelines for patients with thyroid nodules and differentiated thyroid cancer. Thyroid 2009;19(11):1167–214.
Revised in 2009, these guidelines form an important reference for clinicians managing patients with thyroid nodules and differentiated thyroid cancers.

9. Abraham D, Delbridge L, Clifton-Bligh R, et al. Medullary thyroid carcinoma presenting with an initial CEA elevation. Aust N Z J Surg 2010;80(11):831–3.

10. Milas M, Stephen A, Berber E, et al. Ultrasonography for the endocrine surgeon: a valuable clinical tool that enhances diagnostic and therapeutic outcomes. Surgery 2005;138(6):1193–201.

11. Cibas ES, Ali SZ. The Bethesda System for Reporting Thyroid Cytopathology. Am J Clin Pathol 2009;132(5):658–65.
The conclusions of the National Cancer Institute Thyroid FNA State of the Science Conference held in Bethesda, 2007, led to the Bethesda System for Reporting Thyroid Cytopathology. The system aims to clarify thyroid cytopathology terminology to facilitate communication among different specialties involved in managing patients with thyroid diseases. It also allows for reliable sharing of data from different laboratories for national and international collaborative studies.

12. Pitman MB, Abele J, Ali SZ, et al. Techniques for thyroid FNA: a synopsis of the National Cancer Institute Thyroid Fine-Needle Aspiration State of the Science Conference. Diagn Cytopathol 2008;36(6):407–24.

13. Brix TH, Kyvik KO, Hegedus L. Major role of genes in the etiology of simple goiter in females: a population-based twin study. J Clin Endocrinol Metab 1999;84(9):3071–5.

14. Knudsen N, Bülow I, Jorgensen T, et al. Goitre prevalence and thyroid abnormalities at ultrasonography: a comparative epidemiological study in two regions with slightly different iodine status. Clin Endocrinol (Oxf) 2000;53(4):479–85.

15. Krohn K. Molecular pathogenesis of euthyroid and toxic multinodular goiter. Endocr Rev 2004;26(4):504–24.

16. Ramelli F, Studer H. Pathogenesis of thyroid nodules in multinodulargoiter. Am J Pathol 1982;109(11):215–23.

17. Studer H, Peter HJ, Gerber H. Natural heterogeneity of thyroid cells: the basis for understanding thyroid function and nodular goiter growth. Endocr Rev 1989;10(2):125–35.

18. Agarwal G, Aggarwal V. Is total thyroidectomy the surgical procedure of choice for benign multinodular goiter? An evidence-based review. World J Surg 2008;32(7):1313–24.
A systematic review that reaffirmed that total thyroidectomy is the procedure of choice for surgical management of benign MNG. Grade B recommendation was made to avoid subtotal thyroidectomy due to significant recurrence rates, inadequately treating incidental thyroid cancers, and providing minimal safety advantage over total thyroidectomy. Grade C recommendation was made regarding total thyroidectomy being a safe and effective procedure for benign MNG in expert hands.

19. Ríos A, Rodríguez JM, Canteras M, et al. Surgical management of multinodular goiter with compression symptoms. Arch Surg 2005;140(1):49–53.

20. Koo JH, Shin JH, Han B-K, et al. Cystic thyroid nodules after aspiration mimicking malignancy: sonographic characteristics. J Ultrasound Med 2010;29(10):1415–21.

21. NSW Cancer Institute. Cancer in NSW: incidence and mortality report 2008. NSW Cancer Institute; 2010. p. 1–176.

22. Enewold L, Zhu K, Ron E, et al. Rising thyroid cancer incidence in the United States by demographic and tumor characteristics, 1980–2005. Cancer Epidemiol Biomarkers Prev 2009;18(3):784–91.

23. Liu S. Increasing thyroid cancer incidence in Canada, 1970–1996: time trends and age–period–cohort effects. Br J Cancer 2001;85(9):1335–9.

24. Leenhardt L, Grosclaude P, Chérié-Challine L. Increased incidence of thyroid carcinoma in France: a true epidemic or thyroid nodule management effects? Report from the French Thyroid Cancer Committee. Thyroid 2004;14(12):1056–60.

25. Grodski S, Brown T, Sidhu S, et al. Increasing incidence of thyroid cancer is due to increased pathologic detection. Surgery 2008;144(6):1038–43.

26. Greco A, Borrello MG, Miranda C. Molecular pathology of differentiated thyroid cancer. Q J Nucl Med Mol Imaging 2009;53:440–54.

27. Nikiforova MN, Gandi M, Kelly L, et al. MicroRNA dysregulation in human thyroid cells following exposure to ionizing radiation. Thyroid 2011;21(3):261–6.

28. Suliburk J, Delbridge L. Surgical management of well-differentiated thyroid cancer: state of the art. Surg Clin North Am 2009;89(5):1171–91.

29. Kebebew E. Hereditary non-medullary thyroid cancer. World J Surg 2007;32(5):678–82.

30. DeLellis RA. Pathology and genetics of tumours of endocrine organs. World Health Organisation; 2004.

31. Hedinger C, Williams ED. The WHO histological classification of thyroid tumors: a commentary on the second edition. Cancer 1989;63:908–11.

32. Noguchi S, Yamashita H, Uchino S, et al. Papillary microcarcinoma. World J Surg 2008;32(5):747–53.

33. Grodski S, Delbridge L. An update on papillary microcarcinoma. Curr Opin Oncol 2009;21(1):1–4.

34. Hay ID, Hutchinson ME, Gonzalez-Losada T, et al. Papillary thyroid microcarcinoma: a study of 900 cases observed in a 60-year period. Surgery 2008;144(6):980–8.
This large series from the Mayo Clinic highlighted the low-risk nature of papillary thyroid microcarcinoma, and did not recommend the use of RAI ablation after surgery for these patients.

35. Lang BH-H, Lo C-Y, Chan W-F, et al. Staging systems for papillary thyroid carcinoma. Ann Surg 2007;245(3):366–78.

36. Hegedus L, Bonnema SJ, Bennedbaek FN. Management of simple nodular goiter: current status and future perspectives. Endocr Rev 2003;24(1):102–32.

37. Carty SE, Cooper DS, Doherty GM, et al. Consensus statement on the terminology and classification of central neck dissection for thyroid cancer. Thyroid 2009;19(11):1153–8.
This statement published by the ATA Surgery Working Group discusses the pattern of central lymph node involvement in thyroid cancer, reviews the surgical anatomy and defines a consistent terminology to CLND.

38. Tufano RP, Kandil E. Considerations for personalized surgery in patients with papillary thyroid cancer. Thyroid 2010;20(7):771–6.

39. Robbins K, Shaha A, Medina J. Consensus statement on the classification and terminology of neck dissection. Arch Otolaryngol Head Neck Surg 2008;134(5):536–8.

40. Grebe SK, Hay ID. Thyroid cancer nodal metastases: biologic significance and therapeutic considerations. Surg Oncol Clin N Am 1996;5(1):43–63.

41. Leboulleux S, Rubino C, Baudin E. Prognostic factors for persistent or recurrent disease of papillary thyroid carcinoma with neck lymph node metastases and/or tumor extension beyond the thyroid capsule at initial diagnosis. J Clin Endocrinol Metab 2005;90(10):5723–9.
This study highlighted the excellent survival rate of PTC patients even with lymph node metastases and/or minimal extrathyroidal extension. This in turn stresses the importance of finding the balance between achieving disease-free survival and treatment morbidities.

42. Lundgren CI, Hall P, Dickman PW, et al. Clinically significant prognostic factors for differentiated thyroid carcinoma. Cancer 2006;106(3):524–31.

43. Podnos YD, Smith D, Wagman LD, et al. The implication of lymph node metastasis on survival in

patients with well-differentiated thyroid cancer. Am Surg 2005;71(9):731–4.

44. Grodski S, Cornford L, Sywak M, et al. Routine level VI lymph node dissection for papillary thyroid cancer: surgical technique. Aust N Z J Surg 2007;77(4):203–8.
A great description of central lymph node dissection technique.

45. Lee YS, Kim SW, Kim SW, et al. Extent of routine central lymph node dissection with small papillary thyroid carcinoma. World J Surg 2007;31(10):1954–9.

46. Alvarado R, Sywak MS, Delbridge L, et al. Central lymph node dissection as a secondary procedure for papillary thyroid cancer: is there added morbidity? Surgery 2009;145(5):514–8.

47. Volante M, Collini P, Nikiforov YE, et al. Poorly differentiated thyroid carcinoma: the Turin proposal for the use of uniform diagnostic criteria and an algorithmic diagnostic approach. Am J Surg Pathol 2007;31(8):1256–64.

48. Volante M, Landolfi S, Chiusa L, et al. Poorly differentiated carcinomas of the thyroid with trabecular, insular, and solid patterns: a clinicopathologic study of 183 patients. Cancer 2004;100(5):950–7.

49. Williams ED. Histogenesis of medullary carcinoma of the thyroid. J Clin Pathol 1966;19(2):114–8.

50. Pelizzo MR, Boschin IM, Bernante P, et al. Natural history, diagnosis, treatment and outcome of medullary thyroid cancer: 37 years experience on 157 patients. Eur J Surg Oncol 2007;33(4):493–7.

51. Cerrato A, De Falco V, Santoro M. Molecular genetics of medullary thyroid carcinoma: the quest for novel therapeutic targets. J Mol Endocrinol 2009;43(4):143–55.

52. Kebebew E, Ituarte PH, Siperstein AE, et al. Medullary thyroid carcinoma: clinical characteristics, treatment, prognostic factors, and a comparison of staging systems. Cancer 2000;88(5):1139–48.

53. Moley JF, DeBenedetti MK. Patterns of nodal metastases in palpable medullary thyroid carcinoma: recommendations for extent of node dissection. Ann Surg 1999;229(6):880–8.

54. American Thyroid Association Guidelines Task Force, Kloos RT, Eng C, Evans DB, et al. Medullary thyroid cancer: management guidelines of the American Thyroid Association. Thyroid 2009;19(6):565–612.
Up-to-date and evidence-based recommendations in the management of MTC, published by the ATA.

55. Gild ML, Bullock M, Robinson BG, et al. Multikinase inhibitors: a new option for the treatment of thyroid cancer. Nat Rev Endocrinol 2011;7(10):617–24.

56. Siironen P, Hagström J, Mäenpää HO, et al. Anaplastic and poorly differentiated thyroid carcinoma: therapeutic strategies and treatment outcome of 52 consecutive patients. Oncology 2010;79(5–6):400–8.

57. Sakorafas GH. Historical evolution of thyroid surgery: from the ancient times to the dawn of the 21st century. World J Surg 2010;34(8):1793–804.

58. Meyer-Rochow GY, Sywak MS, Reeve TS, et al. Surgical trends in the management of thyroid lymphoma. Eur J Surg Oncol 2008;34(5):576–80.

59. Syed MI, Stewart M, Syed S, et al. Squamous cell carcinoma of the thyroid gland: primary or secondary disease? J Laryngol Otol 2011;125(1):3–9.

60. Bahn Chair RS, Burch HB, Cooper DS, et al. Hyperthyroidism and other causes of thyrotoxicosis: management guidelines of the American Thyroid Association and American Association of Clinical Endocrinologists. Thyroid 2011;21(6):593–646.
Another useful set of guidelines published by the ATA, in the management of hyperthyroidism.

61. Kahaly GJ, Bartalena L, Hegedüs L. The American Thyroid Association/American Association of Clinical Endocrinologists guidelines for hyperthyroidism and other causes of thyrotoxicosis: a European perspective. Thyroid 2011;21(6):585–91.

62. Snook KL, Stalberg PLH, Sidhu SB, et al. Recurrence after total thyroidectomy for benign multinodular goiter. World J Surg 2007;31(3):593–8.

63. Barakate M, Agarwal G, Reeve T. Total thyroidectomy is now the preferred option for the surgical management of Graves' disease. Aust N Z J Surg 2002;72:321–4.

64. Lal G, Ituarte P, Kebebew E, et al. Should total thyroidectomy become the preferred procedure for surgical management of Graves' disease? Thyroid 2005;15(6):569–74.

65. Engkakul P, Mahachoklertwattana P, Poomthavorn P. Eponym. Eur J Pediatr 2010;170(4):427–31.

66. Gauger P, Delbridge L. Surgeon's approach to the thyroid gland: surgical anatomy and the importance of technique. World J Surg 2000;24(8):891–7.

67. Veyseller B, Aksoy F, Yildirim YS, et al. Effect of recurrent laryngeal nerve identification technique in thyroidectomy on recurrent laryngeal nerve paralysis and hypoparathyroidism. Arch Otolaryngol Head Neck Surg 2011;137(9):897–900.

68. Chiang F-Y, Wang L-F, Huang Y-F, et al. Recurrent laryngeal nerve palsy after thyroidectomy with routine identification of the recurrent laryngeal nerve. Surgery 2005;137(3):342–7.

69. Dispenza F, Dispenza C, Marchese D, et al. Treatment of bilateral vocal cord paralysis following permanent recurrent laryngeal nerve injury. Am J Otolaryngol 2012;33(3):285–8.

70. Chan W, Lang B, Lo C. The role of intraoperative neuromonitoring of recurrent laryngeal nerve during thyroidectomy: a comparative study on 1000 nerves at risk. Surgery 2006;140(6):866–73.
Studies such as this add to the current debate on the utility of intraoperative neuromonitoring as a tool for reducing injury to the RLN.

71. Barczynski M, Konturek A, Cichon S. Randomized clinical trial of visualization versus neuromonitoring of recurrent laryngeal nerves during thyroidectomy.

Br J Surg 2009;96(3):240–6.

72. Higgins TS, Gupta R, Ketcham AS, et al. Recurrent laryngeal nerve monitoring versus identification alone on post-thyroidectomy true vocal fold palsy: a meta-analysis. Laryngoscope 2011;121(5):1009–17.

73. Delbridge LW. Sutureless thyroidectomy – technological advance or toy? Arch Surg 2009;144(12):1174–5.

74. Yao HS, Wang Q, Wang WJ, et al. Prospective clinical trials of thyroidectomy with LigaSurevs conventional vessel ligation: a systematic review and meta-analysis. Arch Surg 2009;144(12):1167–74.

75. Alvarado R, McMullen T, Sidhu SB, et al. Minimally invasive thyroid surgery for single nodules: an evidence-based review of the lateral mini-incision technique. World J Surg 2008;32(7):1341–8.

76. Lombardi CP, Raffaelli M, De Crea C, et al. Video-assisted thyroidectomy: lessons learned after more than one decade. Acta Otorhinolaryngol Ital 2009;29(6):317–20.

77. Slotema ET, Sebag F, Henry JF. What is the evidence for endoscopic thyroidectomy in the management of benign thyroid disease? World J Surg 2008;32(7):1325–32.

78. Lee J, Kang SW, Jung JJ, et al. Multicenter study of robotic thyroidectomy: short-term postoperative outcomes and surgeon ergonomic considerations. Ann Surg Oncol 2011;18(9):2538–47.

79. Luginbuhl A, Schwartz DM, Sestokas AK, et al. Detection of evolving injury to the brachial plexus during transaxillary robotic thyroidectomy. Laryngoscope 2012;122(1):110–5.

80. Khan MI, Waguespack SG, Hu MI. Medical management of postsurgical hypoparathyroidism. Endocr Pract 2011;17(Suppl. 1):18–25.

81. Agarwal A, Mishra AK, Gupta SK, et al. High incidence of tracheomalacia in longstanding goiters: experience from an endemic goiter region. World J Surg 2007;31(4):832–7.

82. Gosnell JE, Campbell P, Sidhu S, et al. Inadvertent tracheal perforation during thyroidectomy. Br J Surg 2006;93(1):55–6.

第 3 章　肾上腺

Sebastian Aspinall，Richard D. Bliss，Tom W. J. Lennard　著

许克新　译

解剖

　　肾上腺位于腹膜后，重 5～7g，由于皮质中胆固醇含量较高而呈金黄色（图 3.1）。两侧肾上腺的部位与形状略有不同，右侧肾上腺呈三角形，贴在右肾上极，位于右侧肋膈角与下腔静脉之间。左侧肾上腺呈新月形，位于左肾中上部，胰尾后肋膈角前[1]。肾上腺由结构及功能不同的两部分组成：外层的皮质及内层的髓质。

血供及淋巴引流

　　肾上腺的动脉血供有三个来源：膈下动脉、同侧肾动脉和腹主动脉。这些动脉在进入肾上腺前往往再分为血管丛。静脉回流至一支肾上腺静脉，左侧肾上腺静脉注入左肾静脉，右侧直接注入下腔静脉[1]。右侧的静脉较短，是重要的手术标志。静脉引流起于髓质，因此皮质的静脉血流经髓质。肾上腺皮质分泌的糖皮质激素能随血流流至髓质，激活髓质中的苯基乙醇胺-N-甲基转移酶（N-methyltransferase，PNMT），从而促进儿茶酚胺的合成。皮质及被膜下淋巴丛引流淋巴液沿动脉血管方向注入主动脉旁淋巴结。

神经支配

　　肾上腺皮质接受少量血管运动神经纤维支配，髓质含有大量的内脏神经纤维（T_5～T_9）。可以认为髓质是轴突被内分泌细胞取代的变异交感神经节。这种内分泌细胞被称作嗜铬细胞，细胞内存在大量包含儿茶酚胺的颗粒。

显微解剖

　　肾上腺髓质占肾上腺体积的 15％，在血管间隙中分布着大小不一的多形核嗜酸性嗜铬细胞。嗜铬细胞因在免疫组化中特异性摄取重铬酸盐而得名。

　　肾上腺髓质分为三层，由外至内依次为球状带、束状带、网状带。球状带由柱状细胞组成，细胞质较少，细胞聚集成团，分泌盐皮质激素。束状带在皮质中体积最大，占皮质体积的 75％，细胞呈多角形，染色较浅，呈辐射状柱状排列，分泌糖皮质激素。最内层的网状带细胞排列成束状，交织成网，分泌性激素，以硫酸脱氢表雄酮为主[2]。

胚胎发育

　　肾上腺皮质与髓质有不同的组织学来源，肾上腺皮质来源于中胚层，在胚胎第 5 周时，胚胎背侧肠系膜双侧出现裂隙，逐渐增殖形成原始胎儿皮质。胚胎第 7 周，胎儿皮质周围间皮细胞二次增生，最终形成成人肾上腺皮质。同时神经嵴细胞迁入发育中胎儿皮质的下方，形成肾上腺髓质。出生后，由于原始皮质的萎缩，肾上腺体积缩小，直至青春期再次恢复原始体积。分娩前球状带已经形成，接着出现束状带，网状

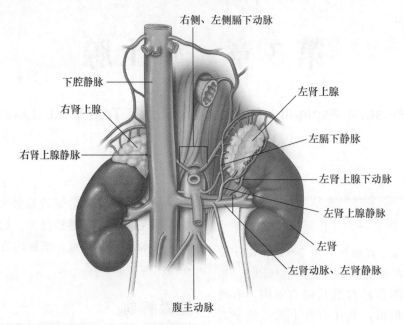

右侧、左侧膈下动脉

下腔静脉

右肾上腺

右肾上腺静脉

左肾上腺

左膈下静脉

左肾上腺下动脉

左肾上腺静脉

左肾

左肾动脉、左肾静脉

腹主动脉

图 3.1 肾上腺的解剖

带于出生数月之后出现。胚胎期肾上腺髓质外的神经嵴细胞大量存在，出生后萎缩[3]。

生理学

肾上腺髓质

儿茶酚胺的合成和代谢

肾上腺髓质利用酪氨酸通过 3，4-二羟苯丙氨酸（3，4-dihydroxyphenylalanine，DOPA）途径合成儿茶酚胺：多巴胺、去甲肾上腺素、肾上腺素。酪氨酸羟化酶是限速酶，主要分布在中枢神经系统、交感神经系统和肾上腺髓质。儿茶酚胺合成的最后一步由 PNMT 催化。如前所述，PNMT 由皮质醇诱导激活（图 3.2）。

肾上腺髓质受到刺激后，钙离子介导分泌颗粒与细胞膜融合，释放儿茶酚胺（胞吐作用）。释放的儿茶酚胺大多数被嗜铬细胞突触前末梢再摄取，进而被单胺氧化酶分解。剩余的儿茶酚胺进入体循环，发挥多种生物效应，在儿茶酚-O-甲基转移酶作用下甲基化生成甲氧酪胺、变肾上腺素、去甲变肾上腺素。儿茶酚胺在肝中去氨基、甲基化形成香草扁桃酸，和硫酸盐变肾上腺素一同从尿液中排出[4]。

儿茶酚胺的生理作用

儿茶酚胺基础分泌量很低，但是刺激后迅速增高。儿茶酚胺与细胞膜表面的 α 受体及 β 受体结合而发挥生理作用。这两种受体在绝大多数组织和器官表面均有表达。儿茶酚胺主要作用是应激反应，在危急情况下激发器官的最大潜能，包括心率增快、血压增高、心输出量增加、中枢神经系统兴奋性增高、肌肉血流量增加、内脏血流减少。同时代谢发生改变，促进脂解、糖异生、糖原分解，从而为上述应激反应提供能量[4]。

肾上腺皮质

肾上腺皮质以胆固醇为原料合成类固醇激素，合成通路见图 3.3。

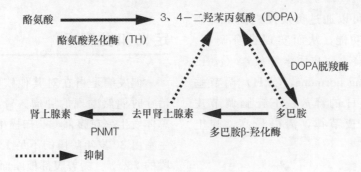

图 3.2 儿茶酚胺的合成

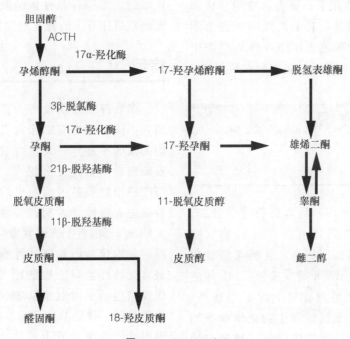

图 3.3 类固醇的合成

盐皮质激素

醛固酮是主要的盐皮质激素,作用于远端肾小管,通过主动转运机制,重吸收 Na^+（和水）,排出 K^+ 或 H^+,从而增加循环容量。醛固酮的分泌受血管紧张素 II 直接调节,而血管紧张素 II 需要肾素及血管紧张素转化酶作用于血管紧张素原生成。循环容量及血压下降或者交感神经兴奋性升高可刺激肾小球球旁器,肾素分泌增多。其他刺激醛固酮分泌的因素包括促肾上腺皮质激素（adrenocorticotropic hormone,

ACTH）、血浆中钾离子浓度升高等。在肾素和醛固酮分泌的控制中存在负反馈调节,以利于维持血管内容量及电解质平衡。

糖皮质激素

皮质醇和皮质酮是主要的糖皮质激素。通过促进肝糖异生和肝糖原分解升高血糖,同时能促进肌肉蛋白的分解和脂解。糖皮质激素同时具有微弱的盐皮质激素作用。当糖皮质激素增高超过正常值时,肠道吸收钙离子减少,尿中排钙增加,从而导致骨质疏松。皮质醇分泌受 ACTH 调控,当皮质醇增多时可以通过负反馈机制来抑制下丘脑和垂体功能，从而实现自身调节。下丘脑通过促肾上腺皮质素释放素（corticotropin-releasing hormone，CRH）调节垂体合成的 ACTH 的释放。下丘脑调节皮质醇分泌的昼夜节律，清晨最高，晚上最低。

性激素

在 ACTH 作用下，肾上腺皮质合成部分弱效的雄性激素，其中硫酸脱氢表雄酮含量最多。硫酸脱氢表雄酮在外周组织中的芳香酶作用下转化为双氢睾酮和雌二醇。

肾上腺偶发瘤

病例 1

一位 65 岁女性，坠落后股骨干骨折，平扫 CT 发现右侧肾上腺 3cm 肿物（图 3.4）。近期有高血压病史，骨折术后骨矿物质密度测定显示严重骨质疏松。24h 尿游离皮质醇、血浆游离变肾上腺素类物质、血浆醛固酮及肾素活性等生物化学检查均无明显异常。但是血浆皮质醇不被过夜的小剂量地塞米松试验所抑制，而 ACTH 能够被抑制。

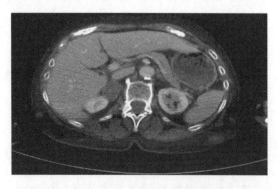

图 3.4 腹部 CT 提示右肾上腺腺瘤

定义和发病率

偶发瘤是指在对其他疾病进行诊断和治疗时偶然发现的肿瘤。肾上腺偶发瘤的总体发生率在腹部 CT 扫描中为 4%[5]，发生率由 30 岁年龄段的不足 1% 到 80 岁年龄段的 7%[6]。随着腹部横断面影像学检查的广泛应用，如何处置肾上腺偶发瘤成为临床难题。那些有恶性风险及因分泌过多激素而对机体有害的肾上腺偶发瘤需要处理。

病因

多数肾上腺偶发瘤为良性非功能性腺瘤，不同研究中有临床意义的肾上腺偶发瘤的发病率差异较大，约 15% 的肾上腺偶发瘤患者激素过度分泌[7]。肾上腺皮质癌与嗜铬细胞瘤各占偶发瘤的 5%～10%[8]。肿瘤患者排除诊断时，要注意到，仅仅有大约 2.5% 的肾上腺偶发瘤会发生转移。肺癌、乳腺癌、卵巢癌、肾癌、黑色素瘤是最常见转移至肾上腺的原发肿瘤[9]。其他偶发瘤包括平滑肌脂肪瘤、血肿、肾上腺皮质囊肿、神经节细胞瘤、神经母细胞瘤、淋巴瘤、先天性肾上腺增生、血管瘤、肉芽肿病及其他少见疾病。

临床检查

对肾上腺偶发瘤患者进行评估时，应先对患者进行检查，不应只局限于影像学检查。对肾上腺偶发瘤的穿刺及手术探查也都可能会引起患者的危险。我们应该更加关注患者的既往恶性肿瘤病史及既往内分泌疾病的家族史。而且我们应该详细询问病情，并做好相应的体格检查，以便能够找到内分泌方面的一些异常指标，如肥胖、高血压、糖尿病、骨质疏松、女性男性化、男性女性化等。垂体、肾上腺轴的异常也可能提示患者有库欣综合征；对于有低钾血症的高血压患者，我们可能要考虑原发性醛固酮增多症的诊断。

生物化学检查

生物化学检查包括测定尿液的变肾上腺素类物质和血浆游离变肾上腺素类物质的检测。对于库欣综合征的诊断还需要排除一些其他的亚型，其中包括亚临床型库欣综合征，还需要进行 24h 尿液的皮质醇测定、过夜低剂量（1mg）地塞米松抑制试验、血皮质醇水平的检测，以及深夜唾液中皮质醇水平的检测，从而作出相应的诊断及鉴别诊断。高血压合并原发性醛固酮增多症的患者常常表现出血浆醛固酮水平升高，肾素活性通常大于 20。原发性醛固酮增多症患者中，有半数患者有低钾血症。通过对血清中的脱氢表雄酮、17-羟孕酮的检测，来排除某些雄激素过度分泌的疾病，如肾上腺皮质癌、原发性肾上腺增生形成的双侧肾上腺肿物等[10]。

活检

肾上腺活检通常是无益的，一是因为人们很难通过一次活检来区分肿物的良恶性，再者是因为穿刺活检会诱发未受阻滞的嗜铬细胞瘤发生肾上腺危象。

> ✅ 不推荐应用肾上腺穿刺活检，除非患者既往有肾上腺外恶性肿瘤病史，并排除了嗜铬细胞瘤的诊断。如果穿刺活检的组织类型与原发恶性肿瘤的细胞类型相似，就支持转移癌的诊断[11]。

影像学

肾上腺囊肿、髓脂瘤、出血在 CT 上

都会有特异的表现，但要将肾上腺腺瘤与腺癌、嗜铬细胞瘤及其他的肾上腺偶发瘤相鉴别则有一定的难度，因为在断层影像上，许多疾病的表现有些相似[7]。

许多肾上腺腺瘤富含脂质，在平扫 CT 上表现为低密度的肿物。这些腺瘤通常为均质性，有清晰的边界。如果同时肾上腺偶发瘤直径小于 4cm，CT 平扫中亨氏值小于 10，一般不需要进一步的影像学鉴别诊断[12]。

肾上腺恶性肿瘤、嗜铬细胞瘤和 30% 的肾上腺腺瘤是缺乏脂质的，在平扫 CT 中，它们通常表现为高密度。另外，有一些因素可能提示恶性，包括密度不均、边界不清、肿物体积大于 4cm 等[13]。通过增强 CT 可以更清楚地显示这些差别。在增强 CT 中，肾上腺皮质癌和肾上腺髓质肿瘤都会较快速地强化，但是腺瘤在增强后会很快减弱，导致 10min 内亨氏值通常会减少到小于 30，而恶性肾上腺皮质肿瘤和嗜铬细胞瘤的增强不会很快减弱[14]。

MRI 能区分开大约 90% 的良恶性肿瘤。与富含脂质的肾上腺腺瘤相比，肾上腺恶性肿瘤通常有更高的液体量，这就导致了在 T2 加权像中，恶性肿瘤常常会有更高的信号。由于肾上腺腺瘤的富脂特性，如果在化学位移成像的异相 MRI 中的信号强度低，则有助于与恶性肿瘤相鉴别[15]。钆增强 MRI 中肿瘤均匀强化是肾上腺腺瘤的一个重要特征。

18F 氟脱氧葡萄糖（FDG）PET-CT 在鉴别良恶性肿瘤中有很高的准确性，而且对于在 CT 或 MRI 中不确切的特征有很好的提示作用[20]。与肾上腺腺瘤相比，恶性肿瘤有相对较高的 18F 氟脱氧葡萄糖摄取率。

治疗

由于缺乏前瞻性研究，现阶段对于肾

上腺偶发瘤的治疗策略还是基于专家共识。高度可疑恶性的肾上腺肿瘤和功能性肾上腺偶发瘤应该切除。

肿瘤大小是恶性程度的主要预测因素，小于 4cm 的肿瘤只有不到 2% 是肾上腺皮质癌，而大于 6cm 的肿瘤有 25% 是肾上腺皮质癌。

> ✅ 北美的指南提示，小于 4cm 的无功能腺瘤良性可能性较大，可以保守观察并定期随访；大于 6cm 或者肿瘤虽然小于 6cm 但怀疑恶性，都建议做肾上腺切除；对大小在 4～6cm 的肿瘤也可以进行肾上腺切除术，也可以进行影像和生物化学随访，并根据肿瘤的生长速度及恶性特征的进展程度，再考虑手术治疗[16]。

肾上腺偶发瘤的自然病史仍不太清楚。尽管大约有 1/4 肾上腺偶发瘤的体积会随着时间的推移而增大，但恶变的风险相对较低。虽然没有足够的证据确定影像学复查的时长及频率，但至少应该每年进行一次随访。为了避免有致癌性的过度辐射，推荐采用 MRI 进行长期监测。在随访过程中，大约有 9% 的肾上腺偶发瘤会发展成有分泌功能的肾上腺肿瘤，尽管仍需要更多的数据来确定随访中激素评估的收益、随访的间隔及时长[17-18]。

虽然在偶发瘤中，症状明显的库欣综合征患者比较少见，但通过更加精确的皮质醇分泌功能的检查，发现有 5%～20% 的患者会有亚临床的库欣综合征[19]。这些患者常表现出糖皮质激素分泌过多，如肥胖、高血压、糖尿病、骨质疏松等，但是缺乏库欣综合征的特征性临床表现。在亚临床库欣综合征患者中，针对库欣综合征的生物化学检查通常一项或多项是正常的（如尿中的游离皮质醇水平）。而低剂量的过夜地塞米松试验或者深夜唾液中的皮质醇检测更敏感。现在还不清楚这些偶发瘤什么时候会发展成为临床库欣综合征。

受限于现阶段标准的不统一以及随机对照试验的缺乏，仍未建立证据充分的亚临床库欣综合征的治疗策略。非随机对照的临床试验证实，在对亚临床库欣综合征患者进行肾上腺切除术后，他们的高血压、肥胖和糖尿病症状都有所好转。但这些研究并未将外科手术治疗与最佳药物治疗进行比较[10]。

> ✅ 在一项纳入 45 例患者的单中心前瞻性随机对照试验中，研究者比较了外科手术与药物对亚临床库欣综合征的治疗效果。手术组患者的糖尿病、高血压、高脂血症会有所改善，但是骨密度并不会获得明显改善。考虑到现阶段经验的匮乏，从实用的角度出发，对于那些由于皮质醇水平的异常升高而导致亚临床库欣综合征的年轻患者，建议采用手术治疗[19,21]。

病例 1 讨论

在该病例中，患者由于皮质醇的异常增多而致高血压、骨质疏松，诊断为亚临床库欣综合征。鉴于其肾上腺偶发瘤的体积及影像学特征，这例偶发瘤可能是良性的，因而对该患者来说，治疗方法可能不仅仅只限于外科手术。如果进行保守治疗，那么就要对高血压、骨质疏松进行积极的控制，并对以下项目进行监测：ⓐ肿瘤体积的增大以及恶变特征的出现；ⓑ激素是否持续过度分泌；ⓒ骨密度是否持续下降。进行肾上腺切除术是合理的，经腹腔或经后腹腔的手术路径均可。年龄和合并疾病也会关系到是否手术。如果要进行手术，术前应注意补充类固醇，以防止术后艾迪生病危象的发生。

肾上腺皮质癌

病例 2

一例 50 岁的男性患者由于腹部不适，检查发现巨大的无功能肾上腺肿物（图 3.5）。鉴别诊断有哪些？与分期相关的检查为阴性。手术入路应如何选择？需要何种辅助治疗？

病因和发病率

肾上腺皮质癌（adrenocortical carcinoma，ACC）是最致命的内分泌肿瘤之一，但幸运的是，它的发生率很低，大概每 100 万人口每年有 1~2 例患病。大多数 ACC 是散发的，并常常伴有一些其他的罕见综合征，包括多发性内分泌瘤病I型，由于 11 号染色体编码 menin 蛋白的基因发生突变而引起；Beckwith-Wiedemann 综合征（表现为眼球外翻、巨舌、肾肥大），由于 11 号染色体上 2 个基因的突变导致胰岛素样生长因子-2 过度表达而引起；Li-Fraumeni 综合征（表现为乳腺癌、骨肉瘤、脑部肿瘤），由于 17 号染色体上抑癌基因 p53 的失活而引起[22]。

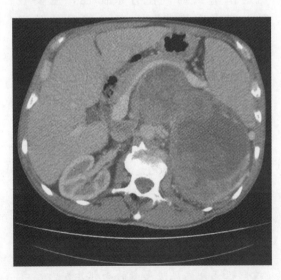

图 3.5　左肾上腺皮质癌的腹部 CT

临床特征

多数 ACC 都是有功能的，多表现为库欣综合征、原发性醛固酮增多症、女性男性化、男性女性化等特征。ACC 的特点是多种激素的异常分泌。在作者的系列研究中，这些患者的临床表现都很典型，57% 的 ACC 是有功能的，包括 48% 的库欣综合征（18% 伴有多种激素的异常分泌——库欣综合征和女性男性化），6% 的女性男性化，3% 的男性女性化；43% 的 ACC 为无功能的，其中 34% 有症状（腹部不适），9% 为偶发[23]。

生物化学检测

对于 ACC 的生物化学评估应该包括一些类固醇相关指标，此部分之前已有叙述。一些特异性生物化学指标包括：多种激素的异常分泌，特别是糖皮质激素、雄激素、脱氢表雄酮、男性和绝经后女性雌二醇水平的升高，以及由于酶功能下降导致的类固醇前体（如 17α-羟孕酮和雄烯二酮）的升高[24]。嗜铬细胞瘤也应该通过生物化学检查加以排除，因为无法单独通过影像学检查排除。

影像学

ACCs 通常体积较大（大于 5cm），增强 CT 提示肿物不均匀增强，边界不清。其密度比富脂的肾上腺腺瘤密度高，所以在平扫 CT 上亨氏值＞10，而且增强的消退时间较长。另外，CT 可以发现局部浸润和远处转移。恶性发生率随着肿瘤体积的增大而升高，直径小于 4cm 的肿瘤，恶性率是 2%；直径为 4~6cm 的肿瘤，恶性率是 6%；大于 6cm 的肿瘤，恶性率是 25%[13,25]。

MRI 对诊断也很有帮助。在 T2 加权像中，ACCs 通常会有高信号，增强不均匀，在伴有化学位移成像的异相 MRI 中，信号强度不消失（这与富脂的肾上腺腺瘤的特点不同）[15]。此外，MRI 还可以通过下腔静脉的增强来观察血管侵犯情况以及可疑的癌栓情况。

如果传统的断层扫描无法很好地评估肾上腺肿瘤，我们可以考虑 CT 联合 18F 氟脱氧葡萄糖 PET-CT。此法鉴别良恶性肿瘤的敏感性为 100%，特异性 88%。18F 氟脱氧葡萄糖 PET-CT 也可以用来发现 CT 未发现的复发或转移性病灶[13,20]。

诊断和分期

由于在鉴别良恶性肿瘤方面的困难，以及穿刺路径上可能引起种植，所以在鉴别 ACC 时不建议进行经皮穿刺。ACC 的唯一诊断标准就是局部浸润和远处转移。最常用来诊断 ACC 的是 Weiss 标准，具体来说，就是在 9 种组织学指标中，出现 3 种或 3 种以上即认定为有恶性可能[26]。Ki67 免疫组化染色在鉴别良恶性肿瘤方面也有帮助[24]。

2004 年国际抗癌联盟在 1958 年 Mac-Farlane[27] 和 1978 年 Sullivan[28] 等描述的原有分期基础上，根据肿瘤的体积、淋巴结转移情况、局部浸润和远处转移情况进行 ACC 的 TNM 分期。欧洲肾上腺肿瘤研究网（the European Network for the Study of Adrenal Tumours，ENSAT）近期改善了这一分期体系，以更有利于 ACC 的预后判断和治疗分层，同时也有利于不同治疗中心结果的比较[29]。

治疗

手术

外科手术是唯一的治疗措施，但是由于 ACC 对全身治疗的反应欠佳，对于未完全切除的 ACC，患者的预后很差。肿瘤的切除建议采用经腹或者胸腹联合入路，可以保证对主动脉、下腔静脉、肾血管的充分暴露。可能需要切除周围脂肪、区域淋巴结以及邻近的器官，包括肾、胰腺、肝、脾等，以保证彻底的手术切除。手术后，需要进行严密的影像和生物化学随访，以早期发现复发，并再次切除复发的肿瘤，以提高生存率。姑息手术也有一定的作用，特别是对于一些功能性的肿瘤。

> ✅ 根据术前的评估，如果高度怀疑恶性，那么需要进行开放手术[30]。如果没有局部的浸润，对于一些经验丰富的治疗中心，可以考虑进行腹腔镜手术来治疗一些体积较大的潜在恶性的肿瘤[31-32]，但通常不推荐，因为有复发和肿瘤扩散的可能。

药物

晚期 ACC 可以应用米托坦（氯苯二氯乙烷）进行药物治疗。米托坦最初用作杀虫剂，它有亲脂性，主要在肾上腺皮质聚集，并通过线粒体的退化导致坏死。虽然会出现胃肠道和神经系统并发症以及肾上腺危象，但约 1/3 的患者在 14～20mg/L 治疗剂量对肿瘤有效。

> ✅ 研究证明应用米托坦辅助治疗可以有效地改善 ACC 的无复发生存率[34]，而且对于一些高复发风险的 ACC，根据切除的程度、血管及包膜侵犯程度、Ki67 的增殖指数等应考虑应用米托坦进行治疗[35]。针对瘤床的辅助放疗能够减少切缘阳性高复发风险患者的局部复发[36]。

米托坦可以增强一些化疗药物的活性，所以可以与化疗联合治疗晚期和转移性肿瘤。但总体来说，ACC 的化疗效果令人失望，最高的有效率为 49%[37]。为寻找最佳化疗方案的 FIRM-ACT 试验近期将会得到结果。新的全身治疗方法，如胰岛素样生长因子受体抑制剂和酪氨酸激酶受体抑制剂正在研究中[38]。

预后

ACC 的 5 年总体生存率为 16%～38%（根据肿瘤的分期而有所不同）。非治愈性手术后或出现转移后的 ACC 平均生存时间小于 12 个月[24]。

病例 2 讨论

CT 显示 ACC。嗜铬细胞瘤或神经母细胞瘤可能会有相似的表现，但由于尿液或血浆变肾上腺素类物质阴性而排除。由于分期检查没有阳性发现，适用开放手术进行治疗。应提醒该患者可能会切除邻近器官。该病例左肾上腺肿瘤连同整个左肾被切除。组织病理学检查提示 2.3kg 的 ACC，肾静脉有瘤栓，术后给予患者口服米托坦和化疗。

嗜铬细胞瘤和副神经节瘤

病例 3

一位 60 岁女性高血压患者，主要临床症状为心悸，请考虑其治疗方法。24h 动态心电图和超声心动图无明显异常，服用 β 受体阻滞剂。过夜尿变肾上腺素和去甲变肾上腺素明显升高，解剖和功能学定位显示右侧肾上腺嗜铬细胞瘤（图 3.9）。

病因和发病率

嗜铬细胞来源于神经嵴，产生儿茶酚胺。嗜铬细胞瘤和肾上腺外副神经节瘤是嗜铬细胞来源的肿瘤，源自肾上腺髓质（嗜铬细胞瘤）或肾上腺外的自主神经节（副神经节瘤）。嗜铬细胞瘤发病率为每年 $3/10^6$～$8/10^6$，常在中年发病，遗传型发病会更早些。儿童嗜铬细胞瘤非常罕见。研究显示 0.05% 的尸检存在隐匿性嗜铬细胞瘤，这种罕见的肿瘤日常诊断率偏低[39]。习惯上称为 "10% 肿瘤"（10% 双侧，10% 肾上腺外，10% 家族性或恶性），随着遗传学和诊断学的进展，这种描述方式逐渐遭到了质疑[40]。

大多数肾上腺外交感神经副神经节瘤发生在腹部，其来源于主动脉旁体（位于腹主动脉下部及分叉处）的交感神经节或肾门周围（图 3.6）。副神经节瘤不常见的

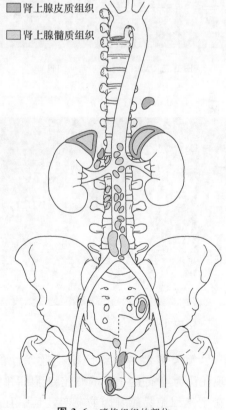

■肾上腺皮质组织
■肾上腺髓质组织

图 3.6 嗜铬组织的部位

位置包括膀胱和纵隔，甚至来源于心肌的神经（图3.7）。作者所在单位处理的1/4嗜铬细胞瘤为肾上腺外来源，其他内分泌外科中心存在同样的比例，尽管可能存在转院导致的偏差[41]。与来源于交感神经节的副神经节瘤不同，来源于副交感神经节的肿瘤大部分发生在头颈部（图3.8），并且很少产生儿茶酚胺。

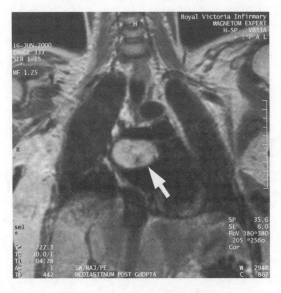

图3.7 MRI示右心房嗜铬细胞瘤

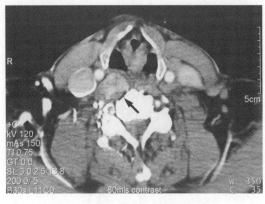

图3.8 CT示宫颈副神经节瘤

尽管大多数嗜铬细胞瘤是散发性的，但现在认为有高达1/3的嗜铬细胞瘤患者存在生殖细胞易感基因的突变，其中有3

个为人熟知：RET（多发性内分泌瘤病2A和2B型）、VHL（Von Hippel-Lindau综合征）和NF1（神经纤维瘤病1型）。剩余的突变发生在编码乳酸脱氢酶亚单位的基因（SDHB和C），对应的疾病为"副神经节瘤-嗜铬细胞瘤综合征"[42]。

嗜铬细胞瘤可能是遗传综合征的一种临床表现，因此，应进行详细的临床检查，并询问现病史和家族史来发现相关的综合征。

大约一半的多发性内分泌瘤病2型患者存在嗜铬细胞瘤（取决于密码子突变），并在多发性内分泌瘤病2A型（multiple endocrine neoplasia type 2A，MEN2A）中存在甲状腺髓样癌和甲状旁腺功能亢进，MEN2B中存在多发性黏膜神经节瘤、巨结肠和马方综合征。VHL（一种肿瘤抑制基因，能够调节低氧诱导的蛋白质和血管生成的增加）的生殖细胞突变能够导致罕见的VHL综合征，表现为中枢神经血管网状细胞瘤，肾细胞癌，肾、睾丸和胰腺囊肿以及嗜铬细胞瘤（可达1/3）。神经纤维瘤病（NF1）临床症状包括多发性神经纤维瘤、咖啡斑、skin-fold斑和虹膜错构瘤。嗜铬细胞瘤发生在<5%的NF1患者[43]。

SDH基因的遗传突变导致氧化磷酸化（即线粒体产生ATP的三羧酸循环）的失败。SDH基因编码琥珀酸脱氢酶，后者是有氧糖酵解、氧化应激和可导致DNA损伤的促氧化剂聚集的关键因子。这被认为是嗜铬细胞瘤和副神经节瘤的发病基础[4]。SDH突变展示了基因型和表型的相关性。与RET、VHL和NF1相比，存在SDH基因突变的患者更易患副神经节瘤。SDHB携带者特征性表现为年轻时出现腹部孤立的恶性副神经节瘤，而SDHD携带者往往在头颈部、腹部及肾上腺出现多发的副神经节瘤[44]。

☑ 存在嗜铬细胞瘤易感基因突变的患者更加年轻（小于 50 岁），或是出现多发、双侧和肾上腺外肿瘤，因此应对该人群中的散发嗜铬细胞瘤患者进行基因筛查。虽然对嗜铬细胞瘤患者全部进行基因筛查费用过高，但是对于小于 50 岁、有临床症状和家族史、表现为遗传综合征特点的患者应进行基因筛查[45]。

临床表现

嗜铬细胞瘤的临床症状和体征多种多样，主要是由于儿茶酚胺突然的过度分泌。典型症状是头痛、心悸和出汗，面色苍白、恶心、体重减轻、疲劳和焦虑也经常发生。这些症状的典型特点是间歇性和突然发作。由于患者在症状间歇期表现正常，给诊断造成了很大困难。体位变化、运动、焦虑经常诱发症状。高血压是最常见的体征，其次是糖尿病，以及由于大量儿茶酚胺分泌入循环系统引发的嗜铬细胞瘤危象，这可能导致突然死亡、心律失常、心力衰竭、多器官衰竭或者脑血管意外。在手术过程中，麻醉、创伤、活组织检查、出血或者是刺激（触摸）肿瘤可能会促发这一危象。嗜铬细胞瘤可能在横断面影像上偶然发现——大约 5% 的肾上腺偶发瘤为嗜铬细胞瘤。由于嗜铬细胞瘤的症状与内分泌、心血管或者神经系统的常见疾病类似，所以其诊断往往会延迟数年。诊断该病的关键是警惕这一疾病的可能性[43]。

生物化学诊断

由于嗜铬细胞瘤发病率低但后果严重，因此任何筛查手段都应该具有高敏感性，以减少假阴性结果。血浆儿茶酚胺水平不是一个很好的诊断方法，在嗜铬细胞瘤患者，该水平变化很大，而应激和服用药物可以使之升高。检测 24h 或者过夜尿儿茶酚胺水平能提高诊断的准确性。

☑☑ 血浆游离或尿液变肾上腺素水平检测被认为是诊断嗜铬细胞瘤的最好方法[46-48]。

变肾上腺素在肿瘤细胞内由儿茶酚-O-甲基转移酶作用于儿茶酚胺持续产生。其释放入血循环，浓度精确反映了肿瘤的大小。在检测血浆变肾上腺素的浓度时，应在仰卧位休息 20min 后采取血液样本，以避免假阳性结果。血浆游离变肾上腺素诊断嗜铬细胞瘤的敏感性为 96%～100%，特异性 80%～100%。24h 或过夜尿变肾上腺素水平与血浆游离变肾上腺素具有相似的诊断准确性。

☑ 对于嗜铬细胞瘤的诊断，是检测血浆游离变肾上腺素还是尿液变肾上腺素，或者是二者同时检查，还未达成共识，最终的选取依赖患者相关因素和实验室的专业水平[46]。

影像学

肿瘤定位应在生物化学检查确诊以后。CT（85%～94%）和 MRI（93%～100%）的高敏感性可以对嗜铬细胞瘤进行准确的解剖学定位[49]。嗜铬细胞瘤在普通 CT 上一般表现为均质、密度为 40HU～50HU 的软组织影，但较大的肿瘤可能因为出血、坏死、钙化或者囊肿形成而密度不均。应特别注意离子型造影剂可能诱发嗜铬细胞瘤危象，因此在进行增强 CT 之前应服用 α 受体阻滞剂。已经证明非离子型造影剂不会激发儿茶酚胺的分泌[50]。

嗜铬细胞瘤在 MRI T1 加权像上表现

为与肝相似的信号强度。因为其富含血管，在 T2 加权像上表现为高信号强度。

> ✅ CT 和 MRI 对于嗜铬细胞瘤诊断的特异性存在局限，而去甲肾上腺素转运系统可以将高特异性放射性药剂摄入嗜铬组织，从而进行功能定位，使诊断更准确。功能定位的优势在于可以检测影像检查未发现的多发病灶或转移病灶。最常用的放射性试剂是[123]I 和[131]I 间碘苄胍（MIBG）[49]。

MRI 可以显示嗜铬细胞瘤周围清晰的血管关系（图 3.9），对于评估主动脉旁和纵隔区域的嗜铬细胞瘤血管侵袭是首选。此外，MRI 可以用于儿童和妊娠妇女嗜铬细胞瘤的诊断[49]。

氟二羟苯丙氨酸（[18F] fluorodihydoxyphenylanaline，[18F] DOPA）和氟多巴胺（[18F] fluorodopamine，[18F] DA）PET 相比 MIBG 具有快速扫描、减少放射暴露以及断层成像等明显优势（虽然[131]I MIBG 也可以结合 SPECT 形成断层成像）。

高成本和数量较少限制了[18F] DA

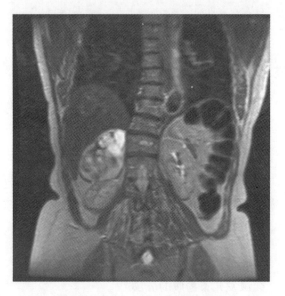

图 3.9 腹部 MRI 示右侧嗜铬细胞瘤

和[18F] DOPA 的广泛应用。有时生长迅速、分化差的恶性或转移性嗜铬细胞瘤不能摄取任何放射性药物，在这种情况下生长抑素受体闪烁法（奥曲肽）或氟脱氧葡萄糖 PET 可以定位肿瘤[39,48-49]。

药物治疗

儿茶酚胺的生物化学诊断一旦确定，应该在定位检查之前先应用药物控制循环儿茶酚胺的副作用。酚苄明，一种长效的非竞争性、非选择性 α 肾上腺素受体阻滞剂，是目前最常用的药物。酚苄明的初始剂量是每次 20mg，每天 2 次，以 10mg 的量增加，同时检测动脉血压，直到发生体位性低血压。门诊患者 2～4 周的时间可以完成。酚苄明的副作用包括头痛、鼻塞、嗜睡和反射性心动过速[51]。酚苄明的替代药物包括选择性、竞争性 $α_1$ 肾上腺素受体阻滞剂多沙唑嗪[52]和乌拉地尔[53]以及钙通道阻滞剂尼卡地平[54]。可能需要 β 受体阻滞剂来缓解心动过速和心律失常，但是应在 α 受体阻滞剂完全发挥作用之后，以避免引起不可逆的高血压危象和肺水肿。术前应用阻滞剂扩容和改善因慢性高血压引起的心肌病变。需要谨慎地改善患者术前状况。尽管有人支持快速阻断的术前准备方案，但一般不采用[51]。

术前行动脉或中心静脉内置管对于检测和纠正潜在的围术期高血压发作很有必要。外科医生和麻醉医师的沟通协作是很有必要的，同时要避免触碰肿瘤。静脉内给予短效血管舒张剂硝普钠、钙通道阻滞剂尼卡地平或 α 肾上腺素受体阻滞剂酚苄明以预防手术中高血压发作，同时给予 β 受体阻滞剂预防心动过速或心律失常[51]。

一旦切断肿瘤的血供，可能会因儿茶酚胺显著下降而导致低血压；另外，手术前积极扩容和（或）应用血管收缩剂是必要的，手术后应进入监护或特护病房。另外，由于切除嗜铬细胞瘤后，儿茶酚胺引起的脂肪分解、糖酵解和糖原分解作用突然撤退，从而引起包括低血糖在内的一系列的代谢异常，因此建议密切监测血糖水平[51]。

外科治疗

✅ 腹腔镜肾上腺切除术是治疗嗜铬细胞瘤的主要方法，具有较低的围术期血流动力学并发症发生率[55]。大多数肿瘤患者都可以接受微创手术治疗，对于一些较大的嗜铬细胞瘤（＞6cm），开放手术更容易[56]。

作者所在单位已开展肾上腺外副神经节瘤的腹腔镜下切除术，但大多数副神经节瘤位于主动脉旁，因其与主动脉粘连或侵犯主动脉，通常需采用开放手术切除。对于双侧、多发的遗传性肾上腺嗜铬细胞瘤，需要采用肾上腺次全切除术，以避免发生患者需要终身服用类固醇的情况[57]。

剖腹术时，如在麻醉诱导过程中或处理肿瘤时出现血压剧烈波动、心率明显变化、心律不齐等情况，需考虑偶发嗜铬细胞瘤可能。如出现这种情况，应避免切除肿瘤，尽可能少触碰瘤体，先处理原有疾病，保证患者病情平稳，快速结束手术，再完善相关检查，择期再行嗜铬细胞瘤手术切除。

病例 4

60 岁女性，表现为腹部和腿部疼痛，发现主动脉周围占位（图 3.10）。根据影像表现需鉴别哪些疾病？完善化验检查考虑腹腔副神经节瘤。功能定位和断层显像检查发现左股骨转移（彩图 3.11 和图 3.12）。该如何处理？

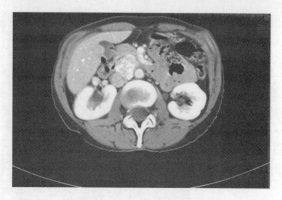

图 3.10　腹部 CT 证实为主动脉周围恶性副神经节瘤

恶性嗜铬细胞瘤

在大体积嗜铬细胞瘤和肾上腺外副神经节瘤中，恶性发生率较高，有 SDHB 突变时恶性的风险更高。尚没有典型的病理组织特点来区分良性和恶性嗜铬细胞瘤，因此恶性嗜铬细胞瘤的诊断通常依靠出现转移而证实，转移好发于淋巴结、肝、肺、骨[58]。

组织学评分系统，例如肾上腺嗜铬细胞瘤评分表（the Phaechromocytoma of the Adrenal gland Scoring Scale，PASS）可以用来判断良恶性。Ki67 增殖指数可能对恶性嗜铬细胞瘤的诊断有价值[58]。最近，全基因表达计划的一个小组发现了良恶性嗜铬细胞瘤的许多不同之处，但这些数据仍需进一步检验[59]。

对于转移性疾病有许多治疗方案，但是都不能治愈。肿瘤切除、抑制儿茶酚胺合成、α 和 β 肾上腺素受体阻滞剂均可以减轻患者症状。也可采用体外放射治疗、化疗、射频消融治疗和经导管动脉栓塞治疗。治疗量的 [131I] MIBG 可以改善症状和激素水平，也对缩小和稳定瘤体有一定作用[39]。

妊娠期嗜铬细胞瘤

妊娠期嗜铬细胞瘤极罕见，但危险度很高，新生儿和母亲都有较高的死亡率。

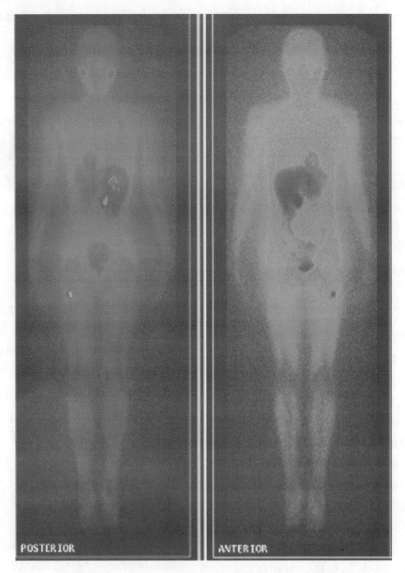

彩图 3.11 MIBG 提示主动脉周围恶性副神经节瘤及左股骨转移

病例 3 讨论

✅ 妊娠期嗜铬细胞瘤一经诊断，需立刻服用 α 受体阻滞剂，并在妊娠晚期择期行剖宫产手术。禁忌经阴道顺产。剖宫产后，一旦孕妇血流动力学和子宫损伤恢复正常，尽早手术切除肾上腺是最佳选择。即使是在妊娠中期发现嗜铬细胞瘤，并且肿瘤可以在分娩前切除，上述方案仍是更好的选择。

此患者的首要治疗是停用 β 受体阻滞剂，因为 β 受体阻滞剂在这种情况下有潜在的危险。应该使用 α 受体阻滞剂，作者所在的单位使用酚苄明。此病例联合采用 MRI 和 [131I] MIBG 定位病变。尽管肿瘤较大，仍可以考虑腹腔镜手术。麻醉需由具备嗜铬细胞瘤手术麻醉经验的麻醉医师在全套心电监护仪器下进行，术后需回重症监护病房。因为患者无家族史，没有遗

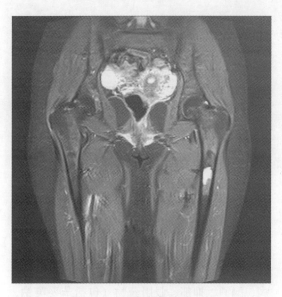

图 3.12　MRI 提示左股骨转移

传因素，所以不需要进行基因筛查。以后需要进行尿液变肾上腺素水平检测并每年复查，以便发现疾病复发或进展。

病例 4 讨论

　　根据最初的 CT 表现，鉴别诊断包括副神经节瘤淋巴结病（良性、恶性、原发、继发）和肉瘤。定位检查发现左股骨干转移，符合恶性副神经节瘤。首选治疗是 α 受体阻滞剂。手术切除原发病灶能改善患者症状。推荐采用开放手术，因为肿瘤邻近主动脉。远处转移的姑息治疗方案包括治疗剂量的 [131 I] MIBG、体外放射治疗和化疗。前两者对症状缓解、减小转移灶、控制激素水平有较好的疗效。

库欣综合征

病例 5

　　40 岁女性，表现为典型的库欣综合征。化验检查证明库欣病诊断，MRI 发现垂体腺瘤（图 3.15）。行经蝶骨手术切除垂体，但未切干净。下腔静脉取血及 MRI 检查都提示手术未能完全切除垂体腺瘤。进一步的经蝶骨手术仍未能解决问题。请考虑下一步治疗方案。

定义和病因学

　　库欣综合征是一种罕见疾病，发病率为每年 $1/10^6 \sim 2/10^6$，因长期糖皮质激素不正常升高，具备一系列特征性表现。库欣综合征的某些特点，如肥胖、糖尿病、高血压、骨质疏松，在一般人群中也存在，库欣病的一些其他表现，即"亚临床库欣综合征"，现在更多地被诊断出来。

　　皮质醇增多症的最常见原因是外源性类固醇的使用。内源性库欣综合征女性多于男性，大多数（80%）是 ACTH 依赖性的，包括垂体来源（70%）和异位组织来源（10%）。ACTH 非依赖性（肾上腺性）库欣综合征大多数为肾上腺皮质腺瘤或腺癌，极少数为 ACTH 非依赖性大结节性肾上腺增生（ACTH-independent macronodular adrenal hyperplasia, AIMAH）或原发色素结节性肾上腺皮质病（primary pigmented nodular adrenocortical disease, PPNAD)[60]。

临床特点

　　库欣综合征的典型特点包括向心性肥胖、水牛背、满月脸、多血质外貌、皮肤紫纹、多毛症、性欲减退、月经失调、抑郁和神经精神障碍、近端肌肉病变、易发痤疮（彩图 3.13 和彩图 3.14）。肌肉病变、多血质、多毛症、易发痤疮尤其提示库欣综合征。

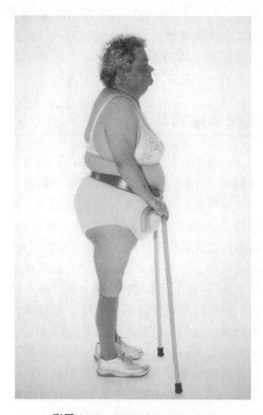

彩图 3.13 库欣综合征患者的体态

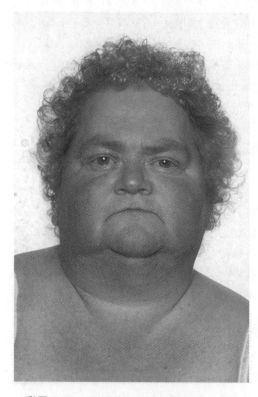

彩图 3.14 库欣综合征患者的满月脸和多血质

生物化学诊断

✅ 一旦考虑库欣综合征的诊断，需首先除外由外源性类固醇所引发。三项检查中的一项或更多（24h尿游离皮质醇、午夜唾液皮质醇或血浆皮质醇、小剂量过夜地塞米松抑制试验）推荐用于诊断库欣综合征。具体需根据患者和医生情况而定[61]。

　　以下情况可能出现假阳性或假阴性：重病、酗酒、抑郁、服用药物（包括苯妥英钠、卡马西平、氟西汀、地尔硫䓬、西咪替丁、雌激素）、肾衰竭、妊娠和心理压力过大。

　　1. 24h 尿游离皮质醇（Urinary free Cortisol，UFC）试验　这项检查反映了血浆皮质醇平均水平，如果 UFC 水平高于正常值 4 倍则可诊断库欣综合征。24hUFC试验对于亚临床型库欣综合征敏感性较低。如果高度怀疑库欣综合征，最多可行 3 次 24hUFC 试验，因为糖皮质激素的分泌是间歇性的。

　　2. 午夜唾液皮质醇或血浆皮质醇检查　库欣综合征的特点之一是皮质醇分泌失去正常的节律。深夜血浆皮质醇水平＞50nmol/L 则可诊断库欣综合征，敏感性为 100%[63]。经调查，深夜血浆皮质醇检查最好在专用的住院病房采血，而在急诊内科病房，由于患者受到环境干扰，可能产生假阳性。更简便的方法还有在家收集午夜唾液标本行皮质醇水平检查，因为唾液与血浆中皮质醇水平密切相关。午夜唾液皮质醇检查对诊断库欣综合征具有较高的敏感性和特异性（＞92%）[61]。

　　3. 小剂量过夜地塞米松抑制试验　地塞米松抑制试验利用了库欣综合征患者皮质醇分泌的负反馈调节机制的缺陷。正常人午夜注射 1～2mg 地塞米松（一种人工合成的糖皮质激素，可以结合垂体上的皮质醇受体，进而抑制 ACTH 分泌），次日早晨 9 点的血浆皮质醇水平应该受到抑制。以血浆皮质醇水平 50nmol/L 为界，小剂量地塞米松抑制试验诊断库欣综合征的敏感性和特异性分别为 95% 和 80%[61]。此外，也可采用 48h 2mg/d 的小剂量地塞米松抑制试验，后者可能比 1mg 地塞米松抑制试验具有更高的特异性。

一旦诊断了库欣综合征，那么就要建立病因诊断，即是 ACTH 依赖性的还是 ACTH 非依赖性的。通过双位点免疫放射测定法测定血浆 ACTH。在 ACTH 非依赖性（肾上腺性）库欣综合征中，因为受负反馈调节抑制，血浆 ACTH 水平降低，甚至检测不出。在 ACTH 依赖性库欣综合征中，血浆 ACTH 水平是持续升高的。通常异位 ACTH 患者的血浆 ACTH 水平要高于垂体疾病患者[62]。

ACTH 依赖性库欣综合征

1932 年 Harvey Cushing 第一次描述了 ACTH 依赖性库欣综合征，它大多数是垂体源性的，现在被称为库欣病。异位 ACTH 可由类癌（特别是支气管类癌）、甲状腺髓样癌、小细胞肺癌、神经内分泌肿瘤和嗜铬细胞瘤产生[64]。

区分异位 ACTH 依赖性库欣综合征和垂体瘤引起的库欣病是非常困难的，最好去内分泌专科中心。病史和检查可能会提示病因。5-羟乙酸（5-hydroxyindoleacetic acid，5-HIAA）、血清降钙素、嗜铬粒蛋白 A 和胃肠神经内分泌激素等肿瘤标记物对诊断异位 ACTH 有所帮助。大剂量地塞米松抑制试验、促肾上腺皮质素释放素试验、垂体 MRI 和岩下窦静脉取血可以用于 ACTH 依赖性疾病的病因诊断[60,62]。

1. 大剂量地塞米松抑制试验　该试验是基于垂体瘤通常保留一定的负反馈调控，而在异位 ACTH 患者中这种负反馈机制完全丧失。在库欣综合征的患者，一次顿服 8mg，或是 6h 一次，每次口服 2mg 地塞米松，共 48h，测血浆皮质醇抑制超过 50%，则提示垂体性皮质醇增多症。而 ACTH 非依赖性库欣综合征或异位 ACTH 依赖性库欣综合征患者的血浆皮质醇没有明显降低。

2. 促肾上腺皮质素释放素（CRH）试验　静脉注射 100μg 人或羊促肾上腺皮质激素（ACTH），通常垂体性疾病患者会增加 ACTH 和皮质醇的分泌，而肾上腺腺瘤或异位 ACTH 患者不会增加。但也有异位 ACTH 患者呈现促肾上腺皮质素释放素试验阳性的情况，所以该试验的特异性不高[62]。

3. 岩下窦静脉取血（inferior petrosal sinus sampling，IPSS）　IPSS 是一种有创的检测技术，通过在岩下窦静脉放置导管来测定垂体腺分泌的 ACTH。同时测定外周血 ACTH，以判定浓度梯度。要取双侧鼻窦，因为 ACTH 可能会只分泌到一个窦。在试验时注射 ACTH，因为 ACTH 可能是节段性分泌的。库欣病的岩下窦静脉与外周血 ACTH 比值 > 2，ACTH 刺激后岩下窦静脉与外周血 ACTH 比值 > 3。岩下窦静脉取血试验引起的严重血管、神经并发症虽然少见，但也曾有过报道[65]。

影像学

50% ~ 60% 的患者垂体 MRI 能发现腺瘤，而垂体微腺瘤在断层成像上则不显影。此法为库欣病的影像学辅助检查方法[66]（图 3.15）。此外，这些人群中的 10% 有无功能垂体腺瘤，所以影像学必须结合生物化学检查来诊断[67]。

对于怀疑异位 ACTH 的患者，应进行

颈部、胸部、腹部和盆腔断层成像来了解病因。如果 CT 或 MRI 没有发现异常，那么生长抑素受体显像（奥曲肽扫描）可能会有所帮助，尽管有些病变仍然查不清楚[68]。

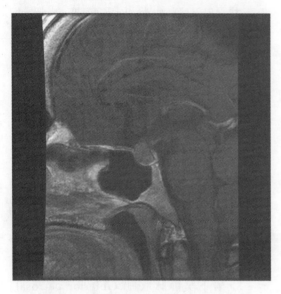

图 3.15 库欣病垂体腺瘤的 MRI 扫描

ACTH 非依赖性库欣综合征

ACTH 非依赖性库欣综合征是由肾上腺病变引起，CT 或 MRI 扫描通常可以发现肾上腺病变。肾上腺腺瘤与腺癌在 CT 表现上有重叠。CT 影像的高密度、边界不清、造影剂洗脱延迟、不均质、大于 4cm 则提示恶性可能[13-14]。肾上腺癌含水量高，可以通过 MRI 使用钆增强或化学位移成像技术来区分良恶性[15]。肾上腺癌引起的库欣综合征常常有多种激素异常分泌的特征，特别是雄激素的分泌。ACTH 非依赖性大结节性肾上腺增生（AIMAH）是一种罕见的库欣综合征，其特点是双侧肾上腺结节增生，通常在断面成像上可见。当血循环中高水平 ACTH 长时间刺激肾上腺时导致慢性库欣病，也可呈现相似的征象。原发色素结节性肾上腺皮质病（PPNAD）是一种罕见的疾病，它可能与黏液瘤、蓝痣、雀斑等 Carney 复合症的症状有关（见第 4 章）。PPNAD 在横断面成像中肾上腺可以是正常的[63]。

治疗

ACTH 依赖性库欣综合征

本书不会详细介绍垂体手术。经蝶骨垂体选择性切除手术（trans-sphenoidal surgery，TSS）对于大腺瘤的治愈率较低，所以在初次手术失败时（可能高达 40%）可以考虑再次尝试 TSS。再次手术有垂体功能丧失（全垂体功能减退症）的风险，可以考虑选择其他治疗，例如外部照射放疗、放射外科治疗（伽马刀）[63]或双侧腹腔镜下肾上腺切除术等方案[69]。垂体放射治疗对循环皮质醇水平有延迟效应，也可能引起垂体功能减退。

双侧肾上腺切除导致永久性肾上腺功能丧失，需要终身服用糖皮质激素和盐皮质激素替代治疗，以避免艾迪生病危象。患者应该长期携带警示牌，备一支注射用糖皮质激素，用于感染和创伤应激时的快速治疗。双侧肾上腺切除术对于垂体 ACTH 依赖性库欣综合征的治疗效果是值得肯定的，缓解率为 95%。库欣病行双侧肾上腺切除术后患者的生活质量与行 TSS 者相当[70]。库欣病行双侧肾上腺切除术后，循环负反馈机制的丧失可以导致色素沉着，分泌 ACTH 的肿瘤增大，并且增加 ACTH 的分泌，这被称作 Nelson 综合征。提前行垂体放疗后，Nelson 综合征的发病率低，或发病时间延迟[71]。

库欣综合征中原发肿瘤的治疗对于异位 ACTH 分泌引起的库欣综合征是最佳治疗方案，但通常很难实施，所以对症治疗更重要。可以使用酮康唑、美替拉酮、氨鲁米特和米托坦抑制皮质醇的产生或分泌[60]。但即使预期寿命有限的患者，如果可以选用腹腔镜，双侧肾上腺切除仍然是最好的缓解疾病的方式。

ACTH 非依赖性库欣综合征

单侧肾上腺病变引起库欣综合征是肾上腺切除的指征。这类患者术后由于糖皮质激素过剩，容易感染、皮肤破溃、骨折和高血糖。所以建议到专业的治疗中心行肾上腺切除手术。术前应预防性应用抗生素，术后保留的肾上腺会受到抑制，因此需要用类固醇替代治疗，直至肾上腺恢复功能。在完全撤药前应该做 24 肽促皮质素试验（这可能需要 1 年时间）。

病例 5 讨论

在这个病例中，通过垂体 MRI 和 IPSS 诊断了库欣综合征的病因。因此，治疗失败的一个潜在原因——异位 ACTH 被除外。对于 TSS 失败的库欣病患者，腹腔镜下双侧肾上腺切除是有效的。围术期需要应用类固醇，并且要告知患者需要终身服用类固醇替代治疗。肾上腺手术后，该患者接受垂体放疗来避免 Nelson 综合征。

原发性醛固酮增多症

病例 6

30 岁男性，有缺血性心脏病家族史，检查高血压病因时发现血浆醛固酮升高，曾服用抑制肾素活性的抗高血压药物。腹部 CT 发现左肾上腺 1.2cm 病变（图3.16）。请设计该患者的诊疗计划。

定义和病因学

原发性醛固酮增多症是继发性高血压最常见的病因，它是由于肾上腺自发、过

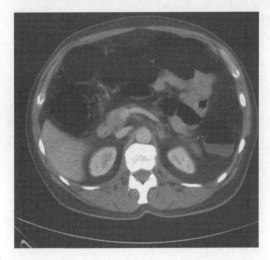

图 3.16 腹部 CT 扫描显示左侧肾上腺腺瘤

度、异常分泌醛固酮引起的。继发性醛固酮增多症是由于肾素-血管紧张素系统的激活，见于肝衰竭、心力衰竭和肾病综合征。

1954 年 Jerome Conn 在一例年轻女性高血压病例中指出，肾上腺皮质腺瘤分泌过多的醛固酮是本病的原因。因此此病又称为 Conn 综合征。原发性醛固酮增多症曾被认为是罕见的疾病，但现在已经认识到，高血压患者中有 5%～13% 患有原发性醛固酮增多症[72]。双侧肾上腺皮质增生和产生醛固酮的肾上腺皮质腺瘤占绝大多数。其他少见原因包括分泌醛固酮的肾上腺皮质癌、单侧肾上腺皮质增生和家族性糖皮质激素可抑制性醛固酮增多症[73]。

生物化学诊断

所有高血压合并低钾血症、重度高血压或难治性高血压、年龄小于 40 岁或有肾上腺偶发瘤的患者都应考虑原发性醛固酮增多症[73]。高血压通常是唯一的临床症状。大多数原发性醛固酮增多症患者没有低钾血症，有低钾血症的患者可表现为肌无力、肌痉挛、心悸、多尿。

怀疑原发性醛固酮增多症的患者应同

时测定立位血浆醛固酮浓度和血浆肾素活性。原发性醛固酮增多症患者的血浆醛固酮水平升高，而肾素活性受到抑制，并且血浆醛固酮与肾素活性比值大于 20 ～ 30[73]。但需要注意的是几种药物可影响肾素-血管紧张素-醛固酮内分泌轴，包括醛固酮拮抗剂、β受体阻滞剂、钙拮抗剂和血管紧张素转化酶抑制剂类药物，其会影响化验结果，所以在化验前应停药[74]。在疑似病例中，可以用氟氢可的松抑制试验，或口服/静脉钠负荷试验，来证明醛固酮分泌异常并且不可抑制[72]。

影像学

生物化学诊断后，需行 CT 扫描（或 MRI）进行定位。分泌醛固酮的肾上腺皮质腺瘤通常是单个、密度均匀、小于 2cm 的肿物。肾上腺皮质癌通常为大于 4cm、密度不均的病变[9]。肾上腺皮质增生症的 CT 表现可能正常或存在结节。原发性醛固酮增多症可能会误诊为老年患者中很常见的无功能肾上腺偶发瘤，或误诊为双侧肾上腺皮质增生症的肾上腺孤立性结节[6]。

> ✅ 对于考虑手术的患者，推荐肾上腺静脉取血（adrenal venous sampling, AVS），因其可以了解单侧分泌水平的升高[73]。虽然有报道这是高治愈率与高选择性的方法，但只有当 CT、MRI 不能发现病变时才采用 AVS。

放射引导下通过下腔静脉行肾上腺静脉插管取血，测定皮质酮和皮质醇。AVS 诊断醛固酮分泌过多的敏感性为 95%，特异性为 100%。在双侧肾上腺皮质增生的患者，可以通过 AVS 来发现分泌更多的一侧[73]。

治疗

经腹腔或腹膜后微创手术是单侧良性肿瘤的首选治疗方式[77]。术前应纠正高血压和低血钾。大多数高血压术后得到改善，但只有 50% 左右痊愈。有高血压家族史、需多种降血压药物、年龄大于 50 岁、高血压病史长的患者术后可能需要降血压药物[78]。

拮抗醛固酮的药物，例如螺内酯或依普利酮，是不宜手术或拒绝手术的患者有效的治疗手段[79]。螺内酯有很多副作用，包括男性乳房发育、性欲减退、月经不规则和勃起功能障碍，这些副作用限制了它的使用，而依普利酮没有这些副作用[72]。在推行药物治疗单侧病变之前需要考虑恶性肿瘤的风险，以及长期药物治疗的花费可能会高于手术费用的问题[80]。双侧肾上腺皮质增生需要药物治疗，因为手术治疗很难治愈。糖皮质激素可抑制的醛固酮增多症应采用类固醇抑制垂体分泌 ACTH 来治疗[72]。

病例 6 讨论

CT 显示了一个 1.2cm 的肾上腺肿块，有 Conn 综合征的特点。这非常适合微创手术治疗。微创手术是该病例的首选治疗方式。鉴于肾上腺偶发瘤在这个年龄段的发生率低，可以进行手术，无需做 AVS。或者可以选择终身服用盐皮质激素受体拮抗剂治疗。药物治疗花费更高，药物副作用可能会使身体衰弱，需要长期监测。

先天性肾上腺增生

先天性肾上腺增生（congenital adrenal hyperplasia，CAH）是常染色体隐性遗传性疾病，其特点为胆固醇合成类固醇途径中的酶缺乏，导致中间产物过剩，类固醇合成减少。对垂体的负反馈调节功能丧失导致血浆 ACTH 水平增加，肾上腺增生。21-羟化酶缺乏比较多见，这导致盐皮质激素缺乏、雄激素过剩致女性生殖器发育异常，以及低钠和高钾血症。CAH 的药物治疗包括类固醇替代治疗，以恢复负反馈通路，进而降低 ACTH 和肾上腺雄激素水平。对于药物治疗未能控制雄激素增多的 CAH 患者或医源性皮质醇增多症患者，腹腔镜双侧肾上腺切除可能会有效[81]。

神经母细胞瘤

神经母细胞瘤是一种发生于肾上腺髓质或脊髓旁自主神经节的恶性肿瘤，在儿童的发病率为 $1/10^5$，是儿童最常见的实体肿瘤。诊断时的中位年龄为 17 个月，一般来说，发病年龄越早，预后越好。神经母细胞瘤最常见的临床表现是腹部肿块，有时也发生在颈部、胸腔、盆腔。诊断时常有骨和骨髓转移。鉴别诊断包括淋巴瘤和尤因肉瘤。治疗时要考虑到患者年龄、肿瘤分期和肿瘤生物学特征，治疗方法包括手术、化疗和免疫治疗。[131I] 间碘苄胍（[131I] MIBG）是一种有发展前景的治疗药物。可手术的肿瘤占很小一部分比例。12 个月以下的婴儿切除原发肿瘤后转移灶会有自发消退，因此即使发病时有转移，长期生存率也比较好[82]。

艾迪生病（肾上腺皮质功能不全）

肾上腺皮质功能不全的发病原因包括自身免疫病、结核、垂体功能衰竭和肿瘤细胞浸润。也可能发生于围术期未给予激素替代治疗就切除分泌糖皮质激素的单侧肿瘤或切除双侧肾上腺后。临床表现包括乏力、厌食、体重下降和术后更为明显的低血压。确诊需要测定血浆 ACTH、皮质醇和短 24 肽促皮质素试验（short Synacthen test，SST）。治疗包括糖皮质激素和盐皮质激素替代。

肾上腺切除术

肾上腺切除术可通过前、侧、后切口进行开腹或微创手术。选择哪种术式取决于：①肿瘤相关因素，如肿瘤大小、是否多发和肾上腺肿瘤的类型；②患者相关因素，如患者身体状况、既往手术史；③医生相关因素，如专业技术和曾接受的训练。

肾上腺切除术应在全面的生物化学和影像检查后进行，以避免一些高死亡风险的情况，如术前未诊断明确的嗜铬细胞瘤或切除分泌皮质激素的肿瘤后导致的肾上腺皮质危象。肾上腺切除术根据不同的肾上腺疾病类型而需要特别注意的事项已在此章前面部分叙述。

手术一般以切除病变侧全部肾上腺为目的。某些情况下也可选择肾上腺次全切除，尤其是对于遗传性双侧嗜铬细胞瘤或切除孤立肾上腺的良性肿瘤，这样可以避免长期依赖外源性类固醇激素导致的并发症。体积小、孤立、良性、偏心肾上腺肿瘤尤其适合肾上腺次全切除[83]。

开腹肾上腺切除术

自从 1927 年 Charles Mayo 成功完成第一例嗜铬细胞瘤患者的肾上腺切除术后，开腹手术便成为肾上腺手术的标准术式，但目前对于大多数肾上腺肿瘤，腹腔镜已取代开腹手术[77]。但开腹手术（如果必要可以行胸腹联合切口）仍是恶性肾上腺肿瘤的首选，因为可以更好地暴露大血管，并且整块切除邻近器官，最大程度减少肿瘤破裂和溢出导致复发的风险。

前切口（经腹）入路

患者取仰卧位，做肋下或中线切口以达肾上腺。中线切口的好处是可以同时处理两侧肾上腺。此入路的主要缺点就是与开腹大手术相关的并发症。与其他切口相比，前切口的出血、术后住院时间、恢复时间和手术时间都较多或较长。

侧切口（腹膜后）入路

是最常用的开腹入路。患者取侧卧位，手术台折曲，以暴露肋缘和髂嵴之间的部分。沿 11 肋或 12 肋切口，然后切除这段肋骨。暴露肾上腺的同时注意不要伤及胸膜、腹膜。与前切口相比，侧切口术野较局限，但比后切口好一些。这种入路一次只能处理一侧病变，如果需要做双侧，则需要在一侧手术结束后重新摆体位。

后切口（腹膜后）入路

是到达肾上腺最直接的入路，1936 年由 Hugh Young 第一次描述。患者俯卧，手术台中间高起，使患者背弯曲成倒 V 形。做一个几乎垂直、稍稍偏向髂嵴的切口，从 12 肋颈部离断或切掉 12 肋颈，以暴露肾上腺。后切口入路的优点是可以做双侧对称切口进行双侧肾上腺切除而无需重新摆体位。然而后切口术野较局限，尤其是肥胖患者，所以对于肿瘤直径＞5cm 的患者，这种入路会使切除较困难。

腹腔镜肾上腺切除术

自从 1992 年 Michel Gagner 第一次描述腹腔镜肾上腺切除术[84]，这项手术就被外科医生、麻醉医师和患者广泛接受，现在被认为是肾上腺切除的标准术式。

> ✅ 尽管目前尚未有腹腔镜和开腹肾上腺切除术的前瞻性随机试验，但是病例对照试验和病例分析的结果都表明，腹腔镜肾上腺切除术的出血更少、住院时间更短、恢复正常生活更快、伤口并发症更少、伤口更美观、麻醉剂需要量更小[77]。

微创手术入路的选择受一些因素影响。侧切口（经腹）入路最常用，因为可以提供更大的手术操作空间，更易识别解剖标志，重力使周围器官（如脾）更易暴露，并且在中转开腹（发生率为 5%）时无需改变患者体位。因此，侧切口（经腹）入路对于难以解剖的较大的肾上腺肿物尤为适合[85]。

后切口腹膜后入路可以直达肾上腺，从而避免了对腹腔内脏器的干扰，因此减少了手术时间，并且避免了双侧病变手术中途再摆体位。但是手术操作空间较小，因此肥胖患者操作困难，解剖标志不易识别，止血也较困难[86]。

后切口腹膜后入路对于体积小的双侧肿物更为合适。如果有既往手术史，存在腹腔内粘连，经腹膜入路困难，则腹膜后入路更合适。

尽管腹腔镜对于多数肾上腺良性病变都很合适，但直径 10～12cm 以上的肿物还是不建议腹腔镜手术。因为巨大肿物不仅解剖困难，而且有恶性的可能。对于体积较大、有恶性可能的肾上腺肿物，尽管腹腔镜被认为是可以选用的方法，但由于其有更高的复发风险，开腹手术仍被认为是更合适的选择[30-33]。

侧切口（经腹）腹腔镜入路

患者侧卧位，手术台中间抬高成倒 V 形，以暴露肋缘和髂嵴中间的腰部（与开腹腰部入路相近）。使患者头部稍微抬高，这样液体、大网膜、腹腔内容物就会向下，远离操作部位。手术体位也可以为仰卧（前切口经腹入路），尽管这是最不常用的手术入路，因为不易暴露肾上腺。

腹腔镜左侧肾上腺切除术

患者摆好体位后，左侧肋下直视下将 10mm 或 12mm 套管刺入腹膜腔，制造气腹。再在直视下于肋下置入 2 个 Trocar。移动脾曲，离断脾肾韧带。在重力作用下脾向前回缩，从而便于进入小网膜囊后的腹膜反折。左肾上腺在肾上极上内侧的肾周脂肪中，易于通过颜色辨认。从腹膜反折脂肪中切除肾上腺的难易程度取决于肾上腺的血供和肾周脂肪的密度。可用电刀、超声刀或其他能量设备切除肾上腺。要确保分离出肾上腺静脉。要保护邻近器官免受损伤，尤其是脾和胰尾。肾上腺切下来后装入袋中，随后从腹腔取出。

腹腔镜右侧肾上腺切除术

患者正确摆好体位后（图 3.17 和图 3.18），以与左侧同样的方式置入套管。通常在右侧需要第 4 个 Trocar 以牵拉肝。离断肝的右三角韧带以移动肝，肝向内回缩，充分暴露右肾上腺和下腔静脉间的空间。

然后切开右肾内上的肝下腹膜及覆盖肾上腺的腹膜。暴露肾上腺后，将其从周围组织中分离切除。建议先解剖出肾上腺的上极，使肾上腺附着在肾上，避免向上移动。要确保分离出下腔静脉分支出来的肾上腺静脉，将其切断。

侧切口（腹膜后）腹腔镜入路

侧切口腹膜后腹腔镜入路中暴露肾上腺的入路与传统开腹腰部入路相似。该方法与经腹膜入路相比已不再广泛使用。患者体位为与侧切口经腹膜入路一样的侧卧位。直视下将一套管穿过第 12 肋下肌肉，置入后腹膜腔内。通过套管放入一球囊进行扩张，制造一个空间。再置入 2 个套管进行肾上腺的切除。

后切口（腹膜后）内镜入路

患者体位与开腹后切口入路相同：俯卧、手术台倒 V 形。在第 12 肋肋尖下做切口，用手指游离腹膜反折的间隙。然后术者用示指指引另外 2 个套管置入后腹膜腔。此时需要更高的气腹压力——25mmHg 来制造合适的工作空间。打开 Gerota 筋膜后可以看到肾上极，从外向内沿着肾上腺下缘切开，

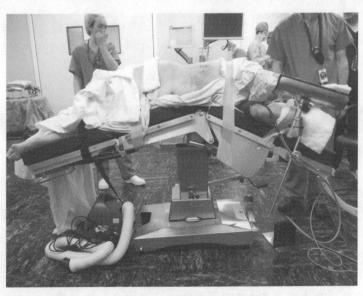

图 3.17 侧切口（经腹膜）腹腔镜右侧肾上腺切除体位（前面观）

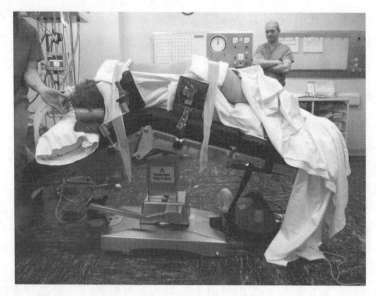

图 3.18 侧切口（经腹膜）腹腔镜右侧肾上腺切除体位（后面观）

然后向上沿内缘游离，直至全部切除。

机器人肾上腺切除术

自从十几年前第一例机器人肾上腺切除术后[87]，很多医疗中心都报道了他们的结果。主观上来说，机器人手术的优点包括移动范围更大、自由度更高、可视化更强，尽管能否有更好的预后还是未知数。前瞻性随机试验显示机器人手术与腹腔镜肾上腺切除术有相似的疗效，但是前者花费更高、手术时间更长[88]，尽管手术时间会随着学习曲线而有所下降。

总结

> ✅ 肾上腺的腹腔镜手术目前是治疗肾上腺良性肿瘤的"金标准"[77]。研究发现各种微创术式的疗效大致相同[89-90]。各种入路都有各自的优点，而腹膜后腹腔镜[86,91]和经腹腹腔镜手术[92-93]的结果最好。

手术偏好和经验决定了实际使用哪种术式，因为没有研究证明哪一种微创术式最好。

要点

- 肾上腺偶发肿瘤在以下情况考虑切除：分泌过量的激素、影像学有可疑表现、直径 >4cm。
- 不推荐采用肾上腺活检来诊断原发肾上腺病变。
- 尚无很好的循证医学证据表明肾上腺偶发肿瘤所需的影像学和内分泌学随访频率和随访时长。
- 米托坦是晚期肾上腺皮质癌需要辅助治疗时最主要的全身治疗手段，同时化疗和放疗也有一定作用。
- 血浆游离变肾上腺素或者尿液变肾上腺素是诊断嗜铬细胞瘤最好的生化指标。

- 如果诊断嗜铬细胞瘤时患者年龄小于 50 岁或呈现多发性、双侧发病、有肾上腺外病灶，则需要做基因筛查。
- 嗜铬细胞瘤手术前除了断层扫描影像学检查，还需要进行功能定位。
- 亚临床库欣综合征在肾上腺偶发瘤患者中已有越来越高的诊断率，尽管其治疗方案尚无循证医学证据支持。
- 推荐原发性醛固酮增多症患者术前进行肾上腺静脉取血，尤其在不确定哪一侧病灶存在功能时。
- 良性肾上腺肿瘤主张采取腹腔镜肾上腺切除术，开腹肾上腺切除术主要用于体积大的肿瘤或恶性肿瘤。

参考文献

1. McMinn RMH, Last RJ. Last's anatomy: regional and applied. 9th ed. Edinburgh: Churchill Livingstone; 1994. p. vi.

2. Ross MH, Reith EJ, Romrell LJ. Histology: a text and atlas. 2nd ed. Baltimore: Williams & Wilkins; 1989.

3. Sadler TW, Langman J, Leland J, et al. Langman's medical embryology. 7th ed. Baltimore: Williams & Wilkins; 1995. p. xi.

4. Pacak K. Phaeochromocytoma: a catecholamine and oxidative stress disorder. Endocr Regul 2011;45(2):65–90.

5. Bovio S, Cataldi A, Reimondo G, et al. Prevalence of adrenal incidentaloma in a contemporary computerized tomography series. J Endocrinol Invest 2006;29(4):298–302.

6. Kloos RT, Gross MD, Francis IR, et al. Incidentally discovered adrenal masses. Endocr Rev 1995;16(4):460–84.

7. Mantero F, Terzolo M, Arnaldi G, et al. A survey on adrenal incidentaloma in Italy. Study Group on Adrenal Tumors of the Italian Society of Endocrinology. J Clin Endocrinol Metab 2000;85(2):637–44.

8. Terzolo M, Bovio S, Pia A, et al. Management of adrenal incidentaloma. Best Pract Res Clin Endocrinol Metab 2009;23(2):233–43.

9. Young Jr WF. Clinical practice. The incidentally discovered adrenal mass. N Engl J Med 2007;356(6):601–10.

10. Nieman LK. Approach to the patient with an adrenal incidentaloma. J Clin Endocrinol Metab 2010;95(9):4106–13.

11. Mazzaglia PJ, Monchik JM. Limited value of adrenal biopsy in the evaluation of adrenal neoplasm: a decade of experience. Arch Surg 2009;144(5):465–70.
This retrospective review of 163 adrenal biopsies demonstrated that only 16% of these showed malignancy in patients with isolated adrenal incidentalomas, compared to 70% of those in patients with a history of non-adrenal primary malignancy. The low negative predictive value and sensitivity of adrenal biopsy limited its value in the work-up of adrenal incidentalomas.

12. Dunnick NR, Korobkin M. Imaging of adrenal incidentalomas: current status. AJR Am J Roentgenol 2002;179(3):559–68.

13. Boland GW, Lee MJ, Gazelle GS, et al. Characterization of adrenal masses using unenhanced CT: an analysis of the CT literature. AJR Am J Roentgenol 1998;171(1):201–4.

14. Pena CS, Boland GW, Hahn PF, et al. Characterization of indeterminate (lipid-poor) adrenal masses: use of washout characteristics at contrast-enhanced CT. Radiology 2000;217(3):798–802.

15. Israel GM, Korobkin M, Wang C, et al. Comparison of unenhanced CT and chemical shift MRI in evaluating lipid-rich adrenaladenomas. AJR Am J Roentgenol 2004;183(1):215–9.

16. Grumbach MM, Biller BM, Braunstein GD, et al. Management of the clinically inapparent adrenal mass ("incidentaloma"). Ann Intern Med 2003;138(5):424–9.
This summary from an expert panel convened by the National Institutes of Health sets out current recommendations for the management of adrenal incidentalomas.

17. Barzon L, Scaroni C, Sonino N, et al. Risk factors and long-term follow-up of adrenal incidentalomas. J Clin Endocrinol Metab 1999;84(2):520–6.
This study of 75 patients with adrenal incidentaloma followed up for a median of 4 years showed a risk of mass enlargement or hormonal hyperfunction of 18% and 9.5% at 5 years, though none developed malignancy.

18. Bernini GP, Moretti A, Oriandini C, et al. Long-term morphological and hormonal follow-up in a single unit on 115 patients with adrenal incidentalomas. Br J Cancer 2005;92(6):1104–9.

19. Terzolo M, Bovio S, Reimondo G, et al. Subclinical Cushing's syndrome in adrenal incidentalomas. Endocrinol Metab Clin North Am 2005;34(2):423–39.

20. Groussin L, Bonardel G, Silvera S, et al. ^{18}F-Fluorodeoxyglucose positron emission tomography for the diagnosis of adrenocortical tumors: a prospective study in 77 operated patients. J Clin Endocrinol Metab 2009;94(5):1713–22.

21. Toniato A, Merante-Boschin I, Opocher G, et al. Surgical versus conservative management for subclinical Cushing syndrome in adrenal incidentalomas: a prospective randomized study. Ann Surg 2009;249(3):388–91.
Over a 15-year period, 45 patients with subclinical Cushing's syndrome were randomised to surgery or conservative management. After mean follow-up of 7 years, greater improvements in diabetes, hypertension, hyperlipidaemia and obesity were observed in the surgical group.

22. Dackiw AP, Lee JE, Gagel RF, et al. Adrenal cortical carcinoma. World J Surg 2001;25(7): 914–26.

23. Aspinall SR, Imisairi AH, Bliss RD, et al. How is adrenocortical cancer being managed in the UK? Ann R Coll Surg Engl 2009;91(6):489–93.

24. Allolio B, Fassnacht M. Clinical review. Adrenocortical carcinoma: clinical update. J Clin Endocrinol Metab 2006;91(6):2027–37.

25. Schteingart DE, Doherty GM, Gauger PG, et al. Management of patients with adrenal cancer: recommendations of an international consensus conference. Endocr Relat Cancer 2005;12(3): 667–80.

26. Weiss LM. Comparative histologic study of 43 metastasizing and nonmetastasizing adrenocortical tumors. Am J Surg Pathol 1984;8(3):163–9.

27. MacFarlane DA. Cancer of the adrenal cortex; the natural history, prognosis and treatment in a study of fifty-five cases. Ann R Coll Surg Engl 1958;23(3):155–86.

28. Sullivan M, Boileau M, Hodges CV. Adrenal cortical carcinoma. J Urol 1978;120(6):660–5.

29. Fassnacht M, Johanssen S, Quinkler M, et al. Limited prognostic value of the 2004 International Union Against Cancer staging classification for adrenocortical carcinoma: proposal for a Revised TNM Classification. Cancer 2009;115(2): 243–50.

30. Miller BS, Ammori JB, Gauger PG, et al. Laparoscopic resection is inappropriate in patients with known or suspected adrenocortical carcinoma. World J Surg 2010;34(6):1380–5.
This retrospective review of 88 patients who underwent laparoscopic or open surgery for ACC advised against laparoscopy for ACC based on a higher incidence of positive surgical margins and shorter time to recurrence in the laparoscopic group.

31. Palazzo FF, Sebag F, Sierra M, et al. Long-term outcome following laparoscopic adrenalectomy for large solid adrenal cortex tumors. World J Surg 2006;30(5):893–8.

32. Brix D, Allolio B, Fenske W, et al. Laparoscopic versus open adrenalectomy for adrenocortical carcinoma: surgical and oncologic outcome in 152 patients. Eur Urol 2010;58(4):609–15.

33. Gonzalez RJ, Shapiro S, Sarlis N, et al. Laparoscopic resection of adrenal cortical carcinoma: a cautionary note. Surgery 2005;138(6):1078–86.

34. Terzolo M, Angeli A, Fassnacht M, et al. Adjuvant mitotane treatment for adrenocortical carcinoma. N Engl J Med 2007;356(23):2372–80.
This multicentre retrospective analysis demonstrated significantly longer recurrence-free survival in 47 patients who received adjuvant mitotane following radical surgery for ACC compared to 122 patients who did not (median time to recurrence 42 months vs. 10–25 months, respectively).

35. Berruti A, Fassnacht M, Baudin E, et al. Adjuvant therapy in patients with adrenocortical carcinoma: a position of an international panel. J Clin Oncol 2010;28(23):e401–2; author reply e403.

36. Fassnacht M, Hahner S, Polat B, et al. Efficacy of adjuvant radiotherapy of the tumor bed on local recurrence of adrenocortical carcinoma. J Clin Endocrinol Metab 2006;91(11):4501–4.

37. Berruti A, Terzolo M, Sperone P, et al. Etoposide, doxorubicin and cisplatin plus mitotane in the treatment of advanced adrenocortical carcinoma: a large prospective phase II trial. Endocr Relat Cancer 2005;12(3):657–66.

38. Berruti A, Ferrero A, Sperone P, et al. Emerging drugs for adrenocortical carcinoma. Expert Opin Emerg Drugs 2008;13(3):497–509.

39. Eisenhofer G, Bornstein SR, Brouwers FM, et al. Malignant pheochromocytoma: current status and initiatives for future progress. Endocr Relat Cancer 2004;11(3):423–36.

40. Elder EE, Elder G, Larsson C. Pheochromocytoma and functional paraganglioma syndrome: no longer the 10% tumor. J Surg Oncol 2005;89(3): 193–201.

41. Madani R, Al-Hashmi M, Bliss R, et al. Ectopic pheochromocytoma: does the rule often apply? World J Surg 2007;31(4):849–54.

42. Gimenez-Roqueplo AP, Lehnert H, Mannelli M, et al. Phaeochromocytoma, new genes and screening strategies. Clin Endocrinol (Oxf) 2006;65(6):699–705.

43. Lenders JW, Eisenhofer G, Mannelli M, et al. Phaeochromocytoma. Lancet 2005;366(9486): 665–75.

44. Chetty R. Familial paraganglioma syndromes. J Clin Pathol 2010;63(6):488–91.

45. Jimenez C, Cote G, Arnold A, et al. Review: Should patients with apparently sporadic pheochromocytomas or paragangliomas be screened for hereditary syndromes? J Clin Endocrinol Metab 2006;91(8):2851–8.
This literature review summarises the evidence for genetic testing in patients with sporadic phaeochromocytoma and recommends that this should be undertaken in those presenting <20 years, or <50 years with multiple phaeochro-

mocytomas, sympathetic paraganglioma, or with clinical findings or family history suspicious of hereditary disease.

46. Grossman A, Pacak K, Sawka A, et al. Biochemical diagnosis and localization of pheochromocytoma: can we reach a consensus? Ann N Y Acad Sci 2006;1073:332–47.

This report summarises the recommendations of an expert panel on the biochemical diagnosis and localisation of phaeochromocytoma from the First International Symposium on Phaeochromocytoma in 2005.

47. Lenders JW, Pacak K, Walther MM, et al. Biochemical diagnosis of pheochromocytoma: which test is best? JAMA 2002;287(11):1427–34.

48. Pacak K, Eisenhofer G, Ahlman H, et al. Pheochromocytoma: recommendations for clinical practice from the First International Symposium, October 2005. Nat Clin Pract Endocrinol Metab 2007;3(2):92–102.

49. Ilias I, Pacak K. Current approaches and recommended algorithm for the diagnostic localization of pheochromocytoma. J Clin Endocrinol Metab 2004;89(2):479–91.

50. Mukherjee JJ, Peppercorn PD, Reznek RH, et al. Pheochromocytoma: effect of nonionic contrast medium in CT on circulating catecholamine levels. Radiology 1997;202(1):227–31.

51. Kinney MA, Narr BJ, Warner MA. Perioperative management of pheochromocytoma. J Cardiothorac Vasc Anesth 2002;16(3):359–69.

52. Prys-Roberts C, Farndon JR. Efficacy and safety of doxazosin for perioperative management of patients with pheochromocytoma. World J Surg 2002;26(8):1037–42.

53. Tauzin-Fin P, Sesay M, Gosse P, et al. Effects of perioperative alpha1 block on haemodynamic control during laparoscopic surgery for phaeochromocytoma. Br J Anaesth 2004;92(4):512–7.

54. Lebuffe G, Dosseh ED, Tek G, et al. The effect of calcium channel blockers on outcome following the surgical treatment of phaeochromocytomas and paragangliomas. Anaesthesia 2005;60(5):439–44.

55. Parnaby CN, Serpell MG, Connell JM, et al. Perioperative haemodynamic changes in patients undergoing laparoscopic adrenalectomy for phaeochromocytomas and other adrenal tumours. Surgeon 2010;8(1):9–14.

56. Shen WT, Sturgeon C, Clark OH, et al. Should pheochromocytoma size influence surgical approach? A comparison of 90 malignant and 60 benign pheochromocytomas. Surgery 2004;136(6): 1129–37.

In this retrospective study, 90 malignant and 60 benign phaeochromocytomas were compared to determine whether tumour size affected the surgical approach. Laparoscopic adrenalectomy was considered safe in the majority, as tumour size did not discriminate benign from malignant phaeochromocytomas provided there was no evidence of local invasion or metastases.

57. Yip L, Lee JE, Shapiro SE, et al. Surgical management of hereditary pheochromocytoma. J Am Coll

Surg 2004;198(4):525–35.

58. McNicol AM. Update on tumours of the adrenal cortex, phaeochromocytoma and extra-adrenal paraganglioma. Histopathology 2011;58(2):155–68.

59. Suh I, Shibru D, Eisenhofer G, et al. Candidate genes associated with malignant pheochromocytomas by genome-wide expression profiling. Ann Surg 2009;250(6):983–90.

60. Newell-Price J, Bertagna X, Grossman AB, et al. Cushing's syndrome. Lancet 2006;367(9522): 1605–17.

61. Nieman LK, Biller BM, Findling JW, et al. The diagnosis of Cushing's syndrome: an Endocrine Society Clinical Practice Guideline. J Clin Endocrinol Metab 2008;93(5):1526–40.

62. Arnaldi G, Angeli A, Atkinson AB, et al. Diagnosis and complications of Cushing's syndrome: a consensus statement. J Clin Endocrinol Metab 2003;88(12):5593–602.

63. Porterfield JR, Thompson GB, Young Jr WF, et al. Surgery for Cushing's syndrome: an historical review and recent ten-year experience. World J Surg 2008;32(5):659–77.

64. Aniszewski JP, Young Jr. WF, Thompson GB, et al. Cushing syndrome due to ectopic adrenocorticotropic hormone secretion. World J Surg 2001;25(7):934–40.

65. Oldfield EH, Doppman JL, Nieman LK, et al. Petrosal sinus sampling with and without corticotropin-releasing hormone for the differential diagnosis of Cushing's syndrome. N Engl J Med 1991;325(13): 897–905.

66. Invitti C, Pecori Giraldi F, de Martin M, et al. Diagnosis and management of Cushing's syndrome: results of an Italian multicentre study. Study Group of the Italian Society of Endocrinology on the Pathophysiology of the Hypothalamic–Pituitary–Adrenal Axis. J Clin Endocrinol Metab 1999;84(2):440–8.

67. Hall WA, Luciano MG, Doppman JL, et al. Pituitary magnetic resonance imaging in normal human volunteers: occult adenomas in the general population. Ann Intern Med 1994;120(10):817–20.

68. Ilias I, Torpy DJ, Pacak K, et al. Cushing's syndrome due to ectopic corticotropin secretion: twenty years' experience at the National Institutes of Health. J Clin Endocrinol Metab 2005;90(8):4955–62.

69. Chow JT, Thompson GB, Grant CS, et al. Bilateral laparoscopic adrenalectomy for corticotrophin-dependent Cushing's syndrome: a review of the Mayo Clinic experience. Clin Endocrinol (Oxf) 2008;68(4): 513–9.

70. Thompson SK, Hayman AV, Ludlam WH, et al. Improved quality of life after bilateral laparoscopic adrenalectomy for Cushing's disease: a 10-year experience. Ann Surg 2007;245(5):790–4.

71. Gil-Cardenas A, Herrera MF, Diaz-Polanco A, et al. Nelson's syndrome after bilateral adrenalectomy for Cushing's disease. Surgery 2007;141(2):147–51.

72. Young WF. Primary aldosteronism: renaissance of a

syndrome. Clin Endocrinol (Oxf) 2007;66(5):607–18.

73. Funder JW, Carey RM, Fardella C, et al. Case detection, diagnosis, and treatment of patients with primary aldosteronism: an Endocrine Society clinical practice guideline. J Clin Endocrinol Metab 2008;93(9):3266–81.

74. Seifarth C, Trenkel S, Schobel H, et al. Influence of antihypertensive medication on aldosterone and renin concentration in the differential diagnosis of essential hypertension and primary aldosteronism. Clin Endocrinol (Oxf) 2002;57(4):457–65.

75. Nwariaku FE, Miller BS, Auchus R, et al. Primary hyperaldosteronism: effect of adrenal vein sampling on surgical outcome. Arch Surg 2006;141(5): 497–503.
This retrospective study compared the results of adrenal venous sampling and CT in 39 patients with primary hyperaldosteronism and found the results to be concordant in only 54% of cases. It was concluded that CT was unreliable in lateralising the abnormal adrenal gland in primary hyperaldosteronism.

76. Tan YY, Ogilvie JB, Triponez F, et al. Selective use of adrenal venous sampling in the lateralization of aldosterone-producing adenomas. World J Surg 2006;30(5):879–87.

77. Assalia A, Gagner M. Laparoscopic adrenalectomy. Br J Surg 2004;91(10):1259–74.
This systematic review sets out the evidence comparing laparoscopic with open adrenalectomy and demonstrates that laparoscopic adrenalectomy is consistently associated with faster recovery and lower morbidity than the open approach.

78. Sawka AM, Young WF, Thompson GB, et al. Primary aldosteronism: factors associated with normalization of blood pressure after surgery. Ann Intern Med 2001;135(4):258–61.

79. Ghose RP, Hall PM, Bravo EL. Medical management of aldosterone-producing adenomas. Ann Intern Med 1999;131(2):105–8.

80. Sywak M, Pasieka JL. Long-term follow-up and cost benefit of adrenalectomy in patients with primary hyperaldosteronism. Br J Surg 2002;89(12): 1587–93.

81. VanWyk JJ, Ritzen EM. The role of bilateral adrenalectomy in the treatment of congenital adrenal hyperplasia. J Clin Endocrinol Metab 2003;88(7): 2993–8.

82. Maris JM. Recent advances in neuroblastoma. N Engl J Med 2010;362(23):2202–11.

83. Hardy R, Lennard TW. Subtotal adrenalectomy. Br J Surg 2008;95(9):1075–6.

84. Gagner M, Lacroix A, Bolte E. Laparoscopic adrenalectomy in Cushing's syndrome and pheochromocytoma. N Engl J Med 1992;327(14): 1033.

85. Lal G, Duh QY. Laparoscopic adrenalectomy – indications and technique. Surg Oncol 2003;12(2): 105–23.

86. Walz MK, Alesina PF, Wenger FA, et al. Posterior retroperitoneoscopic adrenalectomy – results of 560 procedures in 520 patients. Surgery 2006;140(6):943–50.

87. Horgan S, Vanuno D. Robots in laparoscopic surgery. J Laparoendosc Adv Surg Tech A 2001;11(6): 415–9.

88. Morino M, Beninca G, Giraudo G, et al. Robot-assisted vs laparoscopic adrenalectomy: a prospective randomized controlled trial. Surg Endosc 2004;18(12):1742–6.

89. Berber E, Tellioglu G, Harvey A, et al. Comparison of laparoscopic transabdominal lateral versus posterior retroperitoneal adrenalectomy. Surgery 2009;146(4):621–6.
This retrospective study found similar perioperative outcomes in 159 patients who underwent lateral laparoscopic transabdominal adrenalectomy or posterior endoscopic retroperitoneal adrenalectomy when selected on the basis of previous abdominal surgery, body mass index, tumour size and bilaterality.

90. Naya Y, Nagata M, Ichikawa T, et al. Laparoscopic adrenalectomy: comparison of transperitoneal and retroperitoneal approaches. BJU Int 2002;90(3):199–204.

91. Schreinemakers JM, Kiela GJ, Valk GD, et al. Retroperitoneal endoscopic adrenalectomy is safe and effective. Br J Surg 2010;97(11): 1667–72.

92. Gagner M, Pomp A, Heniford BT, et al. Laparoscopic adrenalectomy: lessons learned from 100 consecutive procedures. Ann Surg 1997;226(3): 238–47.

93. Henry JF, Defechereux T, Raffaelli M, et al. Complications of laparoscopic adrenalectomy: results of 169 consecutive procedures. World J Surg 2000;24(11):1342–6.

第4章　家族性内分泌疾病：遗传、临床表现与处理

Paul Brennan，Stephen G. Ball，Tom W. J. Lennard　著

姜可伟　李韬　译

概述

　　家族性内分泌综合征的诊断和处理体现了外科学、内科学和分子遗传学之间错综复杂并不断变化的交织。过去的 10 年，我们对这些罕见综合征的分子基础的理解有了质的飞跃，并且迅速将这些科研发现转化应用于临床实践。于是，基因检测已使高效且有针对性的临床干预成为现实。随着分子诊断的不断扩展优化以及这些发展在临床实践中的进一步整合，接下来的 10 年将有更大的进步。但我们必须记住分子医学的局限性以及实施分子医学所必需的伦理情境。

　　本章内容包括内分泌外科实践中一系列相关情况的遗传机制、临床表现及处理。这是一个复杂的临床领域，并且包含许多小儿与成人医学专业之间的区别和联系。处理方式的协调性和综合性至关重要。

临床内分泌遗传学简况

　　细胞的生长、复制和分化是由许多不同的基因调控的。当这些基因受损或突变，会导致细胞增殖失调并形成良性或者恶性肿瘤。大部分肿瘤是由基因的获得性损伤导致的，该损伤是以一种复杂、渐进并与年龄相关的形式累积形成。但部分肿瘤是由生殖细胞的（常常是遗传性的）基因突变导致，从而形成家族性肿瘤易感综合征（图 4.1），接下来将讨论的家族性内分泌疾病就是这种综合征的范例。它们以易患某种或多种起源于内分泌组织或一些神经嵴来源组织的肿瘤为典型特征，包括良性的（功能性及非功能性内分泌肿瘤）和恶性的（如甲状腺髓样癌），并且常需要许多年才能辨别出来。但一些患者或患病家族仅表现出一种肿瘤类型，例如家族性甲状腺髓样癌和家族性甲状旁腺功能亢进。

　　某种遗传性疾病的外显率是指携带该突变基因的个体（在常染色体显性遗传性疾病中为杂合子）患病的比例。在多系统疾病中，外显率与各个表型的表现形式有关。需要注意的是，家族性内分泌疾病的外显率常常延迟至儿童期以后，并且总是小于 100%，因此称为"不完全外显"。这意味着会有一些携带家族性内分泌疾病突变基因的个体终身不罹患该疾病。当然这些个体仍会将突变基因遗传给后代，而这些后代则有可能患病。因此，仅依赖于临床影像学检查的级联试验有一定的假阴性率，而 DNA 检测的敏感性为 100%，但它目前也不能预测该个体是否会患病（见下文）。

　　对一种遗传性疾病的表述即是描述其表型表现。对于单表型疾病而言，可以是"轻度"或"重度"、"单侧"或"双侧"等；对于多系统性疾病而言，例如 1 型多发性

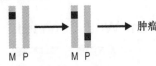

ⓐ 非胚系易感

M P   M P   M P → 肿瘤

ⓑ 胚系易感

M P   M P → 肿瘤

图 4.1 内分泌肿瘤的单基因易感性："二次突变"假说。灰色条带表示传统"瘤基因"。黑色方框表示突变。大部分人ⓐ通过遗传获得的是两个正常拷贝的基因（"等位基因"），一个来自父亲（P），一个来自母亲（M）。一段时间以后，某等位基因之一受损（首次突变），但需要另一等位基因也受损（第二次突变）才能引发肿瘤生成。该过程在同一个人身上发生超过一次的可能性是很低的，所以第二次原发性内分泌肿瘤十分罕见。在胚系易感的个体中，ⓑ其首次突变是遗传于双亲之一或是发生于双亲在精子或卵子形成过程中的偶然事件。同样，引起肿瘤发生需要另一等位基因发生第二次突变。而统计学上，该过程发生的可能性更大，从而导致异时性内分泌肿瘤的发生

内分泌瘤病（multiple endocrine neoplasia，MEN1），可以是"垂体腺瘤合并原发性甲状旁腺功能亢进"。注意，家族性内分泌疾病的表述可能随时间推移而改变，因为患者的疾病表型会进一步发展、暴露。

诊断性遗传检测是指在先证者（第一个被发现患病的家族成员）的 DNA 样本中鉴定出致病突变的过程。这包括单基因（例如对于 MEN1 表型的个体）或多基因（例如对于肾上腺外嗜铬细胞瘤/副神经节瘤的患者）的分析。该诊断性检测的可能结果有三种：

- 发现致病突变：可预测该基因序列的改变会对基因功能或蛋白质化学产生不利影响，因此被认为是先证者患病的原因。
- 发现不明意义的变异（variant of uncertain significance，VUS）：基因序列中的某个变异导致其编码的蛋白质中一个氨基酸改变，但对该

蛋白质产生的影响未知。在这种情况下，进一步检查可能会明确这个变异是否与该表型存在因果关系。一项预测性基因测试永远不会是以 VUS 为基础的（见下文）。

- 未发现突变或 VUS：在特定的临床样本中，对一个已知基因的突变检出率很难达到 100%。换句话说，仍有一定比例的患者其致病突变不能测出。如果未发现突变，可能有三种解释：
  - 诊断是正确的，但基因突变未检出。例如，一小部分经典 MEN1 的先证者所存在的基因突变尚不能被目前的技术检测出来（见下文 MEN1 中的描述）。多基因突变所致疾病（如家族性副神经节瘤/嗜铬细胞瘤）也可能出现该问题，并提示我们质疑"我们检测的是否是正确的基因"。
  - 诊断是正确的，但该疾病表型并不是由胚系基因突变所引起的，例如肾上腺外副神经节瘤/嗜铬细胞瘤。
  - 诊断不正确。例如，一例 80 岁女性患有原发性甲状旁腺功能亢进、肢端肥大症，但没有内分泌疾病家族史，则 MEN1 基因检测结果很可能是正常的。"拟表型"一词描述的就是这种刚好存在与 MEN1 类似的多种内分泌疾病的病例。

级联（预测性）基因检测是指一旦先证者的致病突变被发现，即对其亲属进行检测。但应对得出阳性检测结果病例的终身医疗管理、生育影响以及人寿保险进行充分探讨后方可进行。必须认识到，级联基因检测仅仅能发现其亲属是否存在与先证者相同的基因突变，但不能回答关于外显率或表现度的问题。在这层意义上，级联测试并不能做到真正的预测。

1 型多发性内分泌瘤病

MEN1 是一种常染色体显性遗传综合征，以多发性、异时性内分泌及非内分泌肿瘤为特征（表 4.1）。接近 10％的病例为新发，没有该综合征家族史[1]。MEN1 的确切患病率并不清楚。这一定程度上反映了疾病表现的多样性，尽管外显率可能很高。MEN1 的标志性特征为原发于垂体、胰腺和甲状旁腺的内分泌肿瘤。

表 4.1　MEN1 的临床特征

肿瘤/病变部位*	内分泌/其他特点*
甲状旁腺腺瘤（90％）	
肠胰岛肿瘤（30％～80％）	NF（80％） 胃泌素瘤（40％） 胰多肽瘤（20％） 胰岛素瘤（10％） 胰高血糖素瘤 VIP 瘤 生长抑素瘤 ACTH 瘤（罕见） GRF 瘤（罕见）
垂体前叶瘤（10％～60％）	催乳素瘤（20％） NF（6％） GH 瘤（5％） ACTH 瘤（2％）
前肠类癌	胃 ECL 肿瘤（10％） 胸腺类癌（2％～8％） 支气管类癌（2％）
肾上腺皮质肿瘤	无功能腺瘤（25％） 肾上腺皮质癌（罕见） 醛固酮增多症（罕见）
皮肤表现	脂肪瘤（30％） 血管纤维瘤（85％） 胶原瘤（70％）

ACTH，促肾上腺皮质激素；ECL，肠嗜铬样；GH，生长激素；GRF，生长激素释放因子；NF，无功能；VIP，血管活性肠肽。

* 括号中的数值是在患者 40 岁时对给定特征外显率进行评估得到的

遗传学

MEN1 与位于 11q13 染色体的 *MEN1* 基因发生功能丧失性杂合性胚系突变相关[2]。MEN1 患者的内分泌肿瘤显示了 *MEN1* 位点的杂合性丢失，提示肿瘤的形成依赖于体细胞的野生型等位基因发生二次突变（图 4.1）。因此 *MEN1* 表现为一种抑癌基因。杂合 *MEN1* 突变小鼠会患上与人类疾病表型相似的肿瘤[3]。*MEN1* 基因编码一种分子量为 67kDa 的蛋白质—menin 蛋白，该蛋白有许多功能区（图 4.2）。menin 蛋白能影响许多关键的细胞过程，包括转录、DNA 修复和细胞骨架功能。已知 menin 蛋白会与许多信号蛋白相结合，包括 JunD 和 Smad3。近期的数据还凸显了 menin 蛋白通过影响组蛋白甲基化而发挥对关键发育基因的调控作用[4-5]。

在部分 MEN1 患者和患病家族的基因序列中并没有发现 *MEN1* 基因的突变。对这种现象有几种可能的解释：

- 突变发生于 *MEN1* 的非编码区或调控区（如启动子）。
- 表现为全外显子缺失或重复。目前大部分的突变检测策略均包括外显子含量测定。
- 疾病是由另一 MEN1 位点介导的。
- 拟表型——这指的是同一个患者偶然发生两种或两种以上内分泌系统病变（其中任何一种均可为 MEN1 的一种表现）。原发性甲状旁腺功能亢进常是这些病变之一，其单发病例

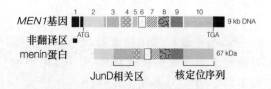

图 4.2　*MEN1* 基因和 menin 蛋白示意图。图中显示了 menin 蛋白的功能区

很常见，并且患者常在 50 岁以上。

当患者疑诊 MEN1，而 *MEN1* 基因序列分析结果为正常时，上述几种可能性均应考虑。

MEN1 的外显率和表现度多变（如前述）。一个患者或一个家族并不会出现 MEN1 的所有特征。一些家族仅表现为原发性甲状旁腺功能亢进[1]。并且在年龄相关的肿瘤患病情况上会有相当大的变异，基因-表型相关性也不明确。因此很难准确预测某个体或某家族 MEN1 患病的自然史[6]。

临床表现

临床表现取决于先驱病变。患者就诊时可能已存在不止一个病变。

原发性甲状旁腺功能亢进

原发性甲状旁腺功能亢进（primary hyperparathyroidism，PHP）是 MEN1 中最常见的内分泌病变，并认为至少 90% 的 50 岁以上患者会出现。它还是 MEN1 最常见的首发临床表现，常在 20～30 岁时即出现典型的临床表现或检查结果，比偶发 PHP 显著提前。MEN1 患者常在 3～4 个腺体中出现无症状性孤立甲状旁腺腺瘤。并常在甲状旁腺次全切除术后复发 PHP。PHP 还会加重并存的胃泌素瘤引起的高胃泌素血症。

肠胰岛肿瘤

MEN1 患者中罹患肠胰岛肿瘤的比例高达 80%，尽管临床上这类肿瘤大多是无症状且无功能的。功能性肿瘤多见于 10～20 岁的患者。许多有症状的患者能在 20～30 岁之间通过影像学检查发现肿瘤。肿瘤可能发生于胰腺的任何部位或十二指肠黏膜下层。通常为多发、异时性，并且大小和特性可以从镜下或肉眼可见的腺瘤乃至侵袭性、转移性癌。这类肿瘤的预后与特定体细胞的分子改变相关[7]。40% 以上的 MEN1 患者会罹患胃泌素瘤，并且当前的数据显示 25% 以上的胃泌素瘤患者为 MEN1 患者。尽管在 30 岁以前罹患侵袭性或转移性癌者少见，但有 50% 以上的 MEN1 相关性胃泌素瘤患者在诊断时就已存在转移性癌（可能是隐匿性的）。多发散在的胃泌素瘤会被误诊为局部弥漫性病变。分泌胰多肽的肿瘤会在生化检查和影像学检查中有阳性发现，但常常没有临床症状。

垂体瘤

由于迄今为止，大部分研究中的病例数和所用方法差异较大，MEN1 患者中罹患垂体瘤的比例尚不明确。欧洲一项大规模多中心研究纳入 324 例 MEN1 患者，其中 42% 的患者发现有垂体瘤[8]。最常见的垂体病变是催乳素瘤。在年龄相关的垂体疾病外显率方面，还几乎没有前瞻性数据。但 MEN1 相关的垂体大腺瘤可在患者 5 岁以前就出现[9]。

前肠类癌

MEN1 相关性前肠类癌肿瘤可见于胸腺、胃和支气管。它们多没有激素活性，并且不合并类癌综合征。实际的患病率并不清楚。胃的肠嗜铬样（enterochromaffin-like，ECL）肿瘤常通过内镜发现。它们表现为 *MEN1* 基因位点的杂合性丢失，并且病情会因高胃泌素血症而加快进展。因此多见于 MEN1 中合并有胃泌素瘤的患者。并在手术切除胃泌素瘤，促胃液素（胃泌素）水平降至正常后，肿瘤会缩小[10]。胸腺类癌作为 MEN1 致死的主要原因，必须受到重视。但我们对其自然史的认识却很少。一项纳入 85 例 MEN1 患者的前瞻性研究中，平均随访 8 年时间，发现有 8% 的患者出现胸腺类癌[11]。所有患者均为男性，并且大部分在发现肿瘤时都没有自觉症状。有趣的是，4/7 的肿瘤并没有显示出体细胞

MEN1 位点的杂合性丢失，这就对该肿瘤的发病机制提出了疑问。6/7 的患者血清嗜铬粒蛋白 A 升高。从诊断 MEN1 到出现胸腺类癌的平均时间间隔为 19 年。也许，随着内外科治疗技术的进步，MEN1 的幼年死亡率逐渐下降，而相应地，这些疾病在年长患者中的发生率和不良影响则在增长。

肾上腺皮质瘤

肾上腺皮质病变发生于 20%～40% 的 MEN1 患者。在没有胰腺病变的患者中并不常见。病理学改变包括弥漫性增生、单发腺瘤和癌[12]。病变可以是双侧的。激素过度分泌的情况少见，并且大部分病变可通过常规影像学监测发现[13]。

皮肤表现

如今已有许多皮肤的病变被证实属于 MEN1 中的表现。皮肤脂肪瘤常为结节性且多发。也曾有关于内脏脂肪瘤的报道。MEN1 的皮肤表现有助于在患病家族中找出临床表现出现前的 MEN1 患者[14]。

诊断

任何患者同时或异时在三个典型部位（垂体、胰腺和甲状旁腺）之中出现两种肿瘤均应考虑 MEN1 的诊断。如果患者的一级亲属中有 MEN1 的典型病变，则患者在出现单一病变的时候就应考虑该诊断。复发性 PHP 患者，尤其是多发性内分泌腺病患者，则应排除该诊断。

诊断性 DNA 分析的应用改变了 MEN1 的表型范围，因为它可检测出无症状患者和非典型表型者。但 DNA 分析的结果并不能解释所有的情况，正如拟表型所示：发病率很低的内分泌肿瘤（例如分泌生长激素的垂体肿瘤）与 PHP 合并存在时，提示 MEN1 或 MEN1 的拟表型。近期数据显示，*MEN1* 基因编码区的突变

在存在多种内分泌系统病变却没有 MEN1 家族史的患者中并不常见[15]。因此，很难解释这种没有发现 *MEN1* 基因突变的情况，尤其是对于年轻且没有家族史支持的患者。

处理

MEN1 可导致患者过早死亡，最多见于（30%）转移性胰岛细胞肿瘤患者[16]。在未来 10 年里，对胃泌素瘤和甲状旁腺功能亢进的治疗手段的进步反而会使该疾病因其他表象而产生的累积发病率增加。发生于 MEN1 主要病变器官的肿瘤很难通过筛查而早期发现，但并不适于采取预防性手术切除，且也没有证据显示其能预防肿瘤进展（颈部胸腺切除术）[11]。因此，如何以可接受的方式实施监测和分子筛查计划，以早期发现疾病，同时以针对性的手术和药物治疗减少并发症并降低死亡率，都是该领域的难点[17]。

原发性甲状旁腺功能亢进

MEN1 中的 PHP 以所有甲状旁腺腺体先后受累为特点。但最佳的甲状旁腺手术方式和手术时机目前仍存在争议。甲状旁腺次全切除术用于治疗 MEN1 中的 PHP，其外科治愈率（术后没有高钙血症的患者例数）在术后 10 年为 60%，15 年为 51%[18]。另一种术式——甲状旁腺全切除术，合并或不合并自体移植，会导致术后甲状旁腺功能低下，并且需要终身服用维生素 D 类似物治疗。术前影像学评估和微创手术方式均较困难，因为需要检查到所有腺体。推荐在行甲状旁腺切除术的同时经颈部入路行胸腺切除术。

肠胰岛肿瘤

MEN1 中的肠胰肿瘤常为多发性、复发性和异质性。正确的处理方式需要结合

症状、激素水平和影像学检查（可能不一致）以及对该病变自然史的经验共同决定。这对临床医生而言是一个极大的挑战。

对于 MEN1 患者的胰岛素瘤（彩图 4.3 和彩图 4.4），外科手术切除是主要的治疗方式。肠胰肿瘤过度分泌相关激素而引起的其他症状均可通过应用质子泵抑制剂（胃泌素瘤）或生长抑素类似物（VIP 瘤）等内科治疗得到良好的控制。关于上述情况的手术时机尚存在争议。

MEN1 中的胃泌素瘤常很小且多发，可能位于十二指肠。胰十二指肠扩大切除术有许多严重的并发症。并且对 MEN1 的胃泌素瘤行手术切除常不能达到治愈的目的，部分原因是该病变多灶性的特点[19]。此外，大量患者在术中发现病变已出现转移，而术前并没有明显表现[20]。不过，局部进展期患者行手术切除的预后与局限性病变患者相同。有数据证明，手术切除可增加其疾病相关生存率，减少佐林格-埃利森综合征的病情进展[21]。

> ✔ 一部分 MEN1 患者的胃泌素瘤侵袭性强，使疾病生存率下降[22]。肿瘤行为侵袭性强的病变具有以下特点：
> * 35 岁以前即诊断为 MEN1；
> * 胃泌素瘤发病年龄在 27 岁以前；
> * 就诊时胃泌素水平已显著升高；
> * 肿瘤直径大于 3cm。
>
> 对于这类患者需要考虑积极抗肿瘤治疗。

无功能或分泌胰多肽的肠胰岛细胞肿瘤多没有临床症状。这种情况下何种治疗是最佳的方式目前尚无共识。部分学者提倡对直径大于 3cm 或影像学监测发现进行性增长的病变行手术切除，而另一些学者则建议对于没有侵袭性行为学证据的病变也行预防性切除。

除胃泌素瘤以外，该病变的标准手术方式是保留脾的胰体尾切除术（彩图 4.5），并且术中通过触诊联合超声探查，如果在胰头和十二指肠黏膜下发现肿瘤，则一并

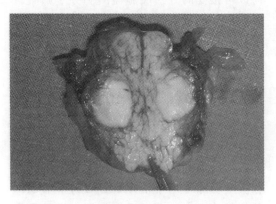

彩图 4.3 胰尾部胰岛素瘤的手术切除标本（一分为二）

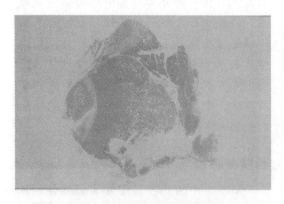

彩图 4.4 图 4.3 中胰岛素瘤的组织切片低倍镜图像

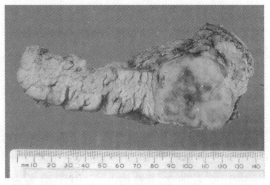

彩图 4.5 保留脾的胰体尾部切除术标本。图片所示为胰体部的巨大神经内分泌肿瘤

摘除。胃泌素瘤的手术需包括十二指肠切开[23]。胰头部位的肿瘤可考虑行 Whipple 手术。对目标病变进行术前定位检查，并联合术中超声明确定位有助于确定最佳的手术方式。尤其在胰腺和十二指肠存在多个异常部位的功能性肿瘤，导致不能明确激素过度分泌的源头时，定位检查十分重要。生化检查结果异常而影像学检查未发现病变时也应考虑手术，以避免微腺瘤恶变的情况。对 MEN1 的局限性胰岛细胞肿瘤患者行手术治疗时，应考虑切除 80% 胰体尾部组织的胰腺次全切除术，以降低风险[24]。

垂体肿瘤

垂体肿瘤的处理方式与单纯垂体疾病相同。催乳素瘤应给予多巴胺拮抗剂治疗，并以生化检查和影像学检查明确疗效。催乳素水平降至正常而肿瘤未见缩小则提示诊断错误，实为无功能性垂体腺瘤合并继发性高催乳素血症。无功能性肿瘤应手术治疗。对于分泌生长激素的腺瘤，最佳的处理方式是手术切除后，对顽固性病变考虑予以外照射治疗和生长抑素类似物治疗[14]。

前肠类癌

对于这类通常在 MEN1 中表达较晚的病变，其最佳处理方式尚不明确。支气管类癌常需要手术切除才能明确诊断。术后要求长期随访，以监测疾病是否复发。肠嗜铬样细胞胃类癌的自然史和恶性潜能尚不清楚。胸腺类癌通常没有症状，却表现出较强的侵袭行为。手术切除后易复发，且尚未建立适宜的辅助治疗和放疗方式[11]。

随访和筛查

由于 MEN1 相关性内分泌肿瘤多发性和异时性的特点，应对患者进行终生的临床、生化和影像学监测，以期能尽早发现 MEN1 相关性肿瘤的出现，使肿瘤危害最小化，治疗效果最大化。基因检测可辨别家系中哪些成员能通过终身随访获益而哪些成员不需要随访，有助于该工作的开展。

基因检测

对 MEN1 患者进行 *MEN1* 基因分析，包括 *MEN1* 基因的全部编码外显子测序，有助于制订其家属的生化和影像学筛查方案。该分析还可能对那些临床表现不典型的患者起到帮助，但仅限于发现 MEN1 致病突变的情况下。如果在先证者身上发现 *MEN1* 突变，则需要从一级亲属开始，对其家族中存在同样突变的成员进行扩大筛查。已知 25% 的胃泌素瘤患者属于 MEN1，所以对表现出胃泌素瘤的患者均应进行基因检测，即使是没有其他典型病变的情况下。

> ✅ 没有发现 *MEN1* 基因编码区的突变也不能排除 MEN1 的诊断，并且如果怀疑 MEN1 的依据充分时，还应该进一步进行启动子和外显子含量检测。如果在一个可疑 MEN1 的家族中，上述检查结果均为阴性，还可以进行基因连锁分析。

生化和影像学监测

所有确诊为 MEN1 的患者、家族中无症状但基因检测发现存在 MEN1 致病突变者以及连锁分析结果为高危者，均应进行生化和影像学筛查（表 4.2）。如果基因检测未发现 *MEN1* 突变，MEN1 患者的一级亲属也应进行监测，直至启动子和外显子含量分析的结果回报。生化和影像学监测应从年幼时开始，并权衡疾病的年龄依赖性外显、特定检查在特定年龄组的敏感性和该计划给受检者带来的不便。对于 MEN1 患者、存在 MEN1 致病突变者以及单体型与连锁分析定义为高危者，监测应该是持续终身的。家系中基因风险分层为低风险者也应持续监测至 50 岁。

表 4.2　MEN1 的生化和影像学监测计划概览

肿瘤类型	检查项目	开始年龄（岁）	监测频率
甲状旁腺腺瘤	iCa^{2+}、PTH	8	每年
肠胰岛细胞肿瘤	胃泌素	20	每年
	血糖、胰岛素	5	每年
	VIP、PP	20	每年
	胰高血糖素	20	每年
	生长抑素	20	每年
	MRI	20	每 3～5 年
垂体前叶瘤	催乳素	5	每年
	IGF-1		每年
	MRI		每 5 年
前肠类癌	嗜铬粒蛋白 A	20	每年
	MRI	20	每 3～5 年

影像学检查方式的选择可根据当地的资源和专业进行适当调整。

iCa^{2+}，钙离子；IGF-1，胰岛素样生长因子 1；PP，胰多肽；PTH，甲状旁腺激素；VIP，血管活性肠肽

在原发性（萎缩性）和继发性（药物源性）胃酸缺乏症中胃泌素水平均会升高，这就导致该疾病筛查会出现假阳性结果。理想状态下，进行胃泌素水平检测之前，应分别停用 H_2 拮抗剂和质子泵抑制剂 2 周和 4 周。但即使胃泌素水平在正常范围，也不能排除胃泌素瘤，而作为补充的进一步胃酸检测阈值应较低。

MEN1 的鉴别诊断

MEN1 中的病变极少表现为孤立的家族特性或非 MEN1 综合征的一部分。肠胰岛肿瘤和肠道（前肠）类癌可以是散发肿瘤，也可以是 MEN1 的一部分。医学文献中关于家族性孤立性肠胰岛肿瘤的描述非常少，家族性肠道类癌尤其罕见，而家族性肾上腺皮质疾病多年前就已被人们知晓。

家族性孤立性垂体腺瘤

垂体腺瘤可见于 MEN1 和 Carney 综合征（见下文），还可见于家族性孤立性垂体腺瘤（familial isolated pituitary adenoma，FIPA）综合征。事实上，家族性肢端肥大症多年前就已被熟知。FIPA 是一种常染色体显性遗传病，外显率不稳定：15％～25％的 FIPA 家族存在芳香烃受体交互性（AIP）基因的杂合突变；余下 80％的家族中，致病基因是哪一个或哪一些目前尚不清楚[25-26]。

临床表现

FIPA 以早发性垂体腺瘤为特点，尤其是促生长激素细胞瘤、催乳素细胞瘤和促生长激素催乳素细胞瘤。促肾上腺皮质激素细胞瘤、促性腺激素细胞瘤和无功能性垂体腺瘤（non-functioning pituitary adenomas，NFPAs）也曾有文献报道。其发病年龄较散发性垂体腺瘤小，尤其是 AIP 突变家族中的患者[25]。FIPA 相关性促生长激素细胞腺瘤在行为学上更具侵袭性，并且对生长抑素类似物治疗不敏感。

处理

发现 AIP 基因突变不仅有助于明确诊断，还允许对其家族进行精确的扩大筛查。全世界已有许多实验室可以进行 AIP 突变分析。对综合征中各个病变的处理方式与散发病变相同。皮质醇过度分泌的表现不典型且进展缓慢。一旦确诊 FIPA 综合征，就应开始对该综合征的其他病变进行定期的临床、生化和影像学筛查，以期降低疾病相关危害。但关于复查/随访的开始时间、方法或频率，目前均无明确的共识。

家族性肠道类癌

该情况非常罕见。曾有文献报道在一小部分看似散发性的肠道类癌患者中存在

SDHD 基因的胚系序列变异，尽管该表现是否就是致病突变尚不明确[27]。这类似于在看似散发性的副神经节瘤/嗜铬细胞瘤的患者中发现 SDHD 突变（见下文）。

2 型多发性内分泌瘤病（multiple endocrine neoplasia type 2，MEN2）

MEN2 是一种常染色体显性遗传的癌症综合征，以先后出现甲状腺髓样癌（medullary thyroid cancer，MTC）、嗜铬细胞瘤和 PHP 为特征。在患病基因携带者中，疾病的总体外显率很高，但各个病变的外显率并不稳定。MEN2 根据临床、病理和分子相关因素细分为几种不同的类型：

- MEN2A-MTC（90%）、嗜铬细胞瘤（50%）和 PHP（20%～30%）。
- MEN2A 合并皮肤淀粉样变。
- MEN2A 合并希尔施普龙病（Hirschsprung's disease，HD）。
- 家族性甲状腺髓样癌（familial medullary thyroid cancer，FMTC）——家系中 50 岁以上的成员中有至少 10 个或更多的患病基因携带者或受累病例，并且没有 MEN2 其他特征病变的临床证据或可检测到的证据。
- FMTC 合并 HD。
- MEN2B-MTC、嗜铬细胞瘤、上半身/下半身比例减少、马方综合征、胃肠道和肌肉的神经节瘤。

MEN2B 是最具侵袭性的类型，其患者会在更年轻时就发现 MTC，并且常在发现时就已是晚期。在历史上，大部分 MEN2B 的病例都没有相关家族史，而表现为新生突变。在未来的 20 年里，早期诊断和治疗方案的改进有望改善该疾病的预后。

遗传学

MEN2 的发病与 RET 基因的功能性杂合子突变有关，突变点位于 Ch10q11.2。RET 基因的编码区以一种胞外类钙黏着蛋白结构域和两种胞内酪氨酸激酶（tyrosine kinase，TK）结构域，编码膜相关性酪氨酸激酶（图 4.6）。RET 蛋白由一系列神经内分泌细胞表达，包括肾上腺髓质、甲状腺滤泡旁细胞（C 细胞）和甲状旁腺。在正常的生理状态下，胞外信号引起 RET 二聚化，触发 TK 结构域磷酸化和下游信号转导通路，从而调控细胞生长和分化。MEN2 中发现的功能性突变引起 RET 信号转导通路发生正常调控过程以外的组成性活化[28-29]。

NEN2A 外显率不稳定。接近 40% 的基因携带者在 50 岁之前出现临床表现，而 70 岁之前则为 60%。通过生化筛查可更早地发现基因携带者。接近 90% 的 MEN2A 患者在 30 岁之前出现生化检查的异常，即使没有明显的 MEN2A 征象。

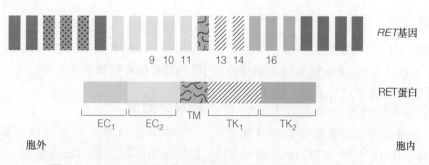

图 4.6　RET 基因和 RET 蛋白的示意图，重点显示 RET 蛋白的域结构

与 MEN1 不同，MEN2 的基因型与临床表型之间存在部分相关性。大部分 MEN2A 和 FMTC 的家族中，*RET* 基因的突变干扰了 RET 蛋白胞外结构域的半胱氨酸残基。任何特定突变所累及的氨基酸残基部位均会影响 MEN2A 或 FMTC 的表型可能性。事实上，MEN2A 中的所有突变均位于 *RET* 基因的 10 号和 11 号外显子。而对于 FMTC，突变位点除了 10 号和 11 号外显子外，还见于 13～15 号外显子。而 95% 的 MEN2B 病例为 16 号外显子突变（密码子 918），在一个散发性 MTC 中易于发生体细胞突变的位点（图 4.7）[30]。有数据显示，可能存在额外的修饰基因，如关键的 *RET* 单核苷酸多态性位点（single nucleotide polymorphisms, SNPs），会影响已知基因型的疾病表达。这在组成性激活作用相对较弱的 *RET* 突变中可能尤为关键[31-32]。

家族性 HD 家系中部分成员存在 *RET* 的功能缺失性突变。与 MEN2 中的突变热点不同，这些突变分布于整个基因中。

临床表现

MEN2A 患者可能以该综合征中的任何一种特征性病变而就诊。MEN2B 患者则可能以（黏膜或胃肠道的）神经节瘤的额外征象或并发症而就诊，常在内分泌系统疾病出现或被发现之前。而一些家族仅表现为 MTC。

甲状腺髓样癌

大部分 MEN2 的家系以 MTC 为首发病变。它可在患者 10 岁前就表现为腺体内的、局部进展期或弥漫性病变。从历史上看，MTC 是 MEN2 中主要的危害和致命病变。如今的治疗方式将改变这个自然史（见下文）。MEN2 中的 MTC 以 C 细胞增生为前驱表现。近期的数据突出显示，对

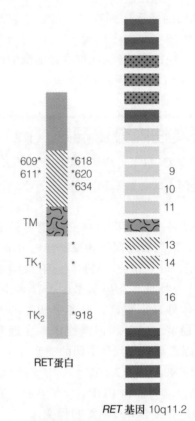

RET蛋白

RET 基因 10q11.2

- MEN2A：*RET* 突变95%
  外显子10 c609、611、618、620
  外显子11 c634（80%～90%的MEN2A）

- MEN2B：*RET* 突变95%～98%
  外显子16 c609
  外显子15 c883

- FNTC：*RET* 突变85%
  MEN2A突变
  外显子13 c768
  外显子14 c804

图 4.7 RET 蛋白的示意图，重点显示 MEN2 功能区的常见突变热点

于存在最常见的 *RET* 突变（密码子 634）的 MEN2A 患者，从罹患 MTC 到发展至淋巴结转移的时间窗为 6.6 年[33]。

嗜铬细胞瘤

嗜铬细胞瘤可以是单侧或双侧病变。它的发现可以是如同散发疾病一样出现临床症状，或是在随访检查中出现阳性结果。

MEN2 的嗜铬细胞瘤可以在 10 岁以前发病。

原发性甲状旁腺功能亢进

PHP 出现于 20%～30% 的 MEN2A 患者中，并更多见于 *RET* 密码子 634 突变的患者。大部分患者没有相关症状。MEN2 相关性 PHP 与 MEN1 中的相比，病情多较轻，并且同时累及 4 个腺体的情况也较少见。

处理

甲状腺髓样癌

对于以 MTC 为首发病变的新发 MEN2 病例，应行甲状腺全切除术，并根据术前或术中分期情况决定联合中央区或更广泛的颈部淋巴结清扫。对 MEN2B 患者行甲状腺全切除术必须同时行中央区淋巴结清扫。但外科治疗的目的包含并且逐渐倾向于对 MTC 的预防。针对 MEN2 中 MTC 的外科手术应该在发生恶性进展之前就进行[34]。以往，手术时机是由基础状态和刺激状态下的降钙素水平决定的，后者是由甲状腺 C 细胞分泌并且对 MTC 很有价值的肿瘤标记物。但其敏感性和特异性并不十分令人满意。对于就诊时没有发现明显 MTC 的 MEN2 新发病例，甲状腺切除术的时机取决于一种基于基因型与表型相互关系的分层方式，也就是根据特定 *RET* 突变与特定的 MTC 自然史之间的相关性决定。该方式通过预测 *RET* 基因型携带者可能患 MTC 的最小年龄，来权衡对年幼患者进行甲状腺切除术的潜在危害（彩图 4.8）。

目前的经验则显示对于 *RET* 突变"较温和"的家族，也许更适于相对保守的处理方式，包括动态监测[36]。一些学者提出，动态五肽促胃液素刺激试验有助于决定手术时机[37]。

患者按以下 3 种风险等级归类：

- 1 级风险——所有 MEN2B 患者，*RET* 突变累及密码子 883、918 和 922 的患者。
- 2 级风险——*RET* 突变累及密码子 611、618、620 和 634 的患者。
- 3 级风险——*RET* 突变累及密码子 609、768、790、791、804 和 891 的患者。

1 级风险患者应在 1 岁以前就接受甲状腺全切除术，并且最好在 6 个月以前。2 级风险的患者应在 5 岁前行甲状腺切除。关于 3 级风险患者最佳的手术方式目前尚无共识。这组患者的 MTC 发病较晚，并且大多侵袭性较小。近期的数据显示，这类患者在 10 岁以前没有切除甲状腺的必要，并且在 20 岁以前不需要行中央区淋巴结清扫。但该推荐意见的经验基础仍十分有限[33,35]。

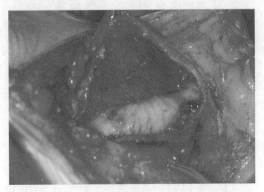

彩图 4.8 一例 18 个月的 MEN2B 患儿完成预防性甲状腺切除时的术野照片

对于初次手术后降钙素水平持续升高者，应行 CT 或 MRI 检查，以进行影像学分期。^{111}In-奥曲肽显像可检测出生长抑素受体阳性的病变。氟化多巴胺正电子发射断层扫描（positron emission tomography，PET）可作为一种附加检查，对于隐匿的 MTC 复发有很高的敏感性[38]。局部复发或肿瘤残留是初始治疗后肿瘤标志物持续升高的最常见原因。如果没有广泛的远处转移，可考虑再次手术。如果发现多发远处转移，可考虑反复的减瘤手术，以控制肿瘤局部压迫或分泌体液因子所引起的症状。

标准化疗方案对于系统性转移性疾病的治疗并不十分有效。已证明针对血管生成或 RET 信号通路成分的新药可使弥漫性病变的患者获益[39]。体外放射治疗可用于骨转移的姑息治疗。但转移性 MTC 可以持续无症状，因此联合对肿瘤负荷进行生化监测的保守治疗可让患者以较好的生活质量生存多年。

嗜铬细胞瘤

该病变的诊断和治疗原则与散发病变相似（见第 3 章）。但对于任何可疑或确诊的患者在手术切除孤立或合并病变之前，或是妊娠早期患者在分娩之前，必须排除活动性嗜铬细胞瘤的情况。

> ✅✅ 定时夜间尿变肾上腺素联合血浆变肾上腺素含量分析是敏感性和特异性最高的生化诊断及监测方案[40]。仅行血浆变肾上腺素检查会有较高的假阳性率。若生化检查出现阳性结果，应进一步行适当的影像学检查，如 MRI，必要时还可行核医学检查。

原发性甲状旁腺功能亢进

其诊断原则和干预指征与散发性 PHP 相似。尽管并不是 4 个腺体都会肿大，但手术路径和方式是相似的。若血钙正常的患者在行甲状腺切除手术时意外发现甲状旁腺肿大，则处理方式与明确为轻度 PHP 的患者相同。

随访和筛查

基因检测

对 MEN2 患者应行诊断性 RET 基因突变分析，包括外显子 10、11 及 13～16 的测序，以便为该先证者制订最佳的处理方案，并为其家属的生化和影像学筛查策略及低风险手术策略提供依据。如在先证者身上发现某种 RET 突变，则应从一级亲属开始，在其家族中筛查同样的突变。由于 MEN2 会在儿童时期就发病，所以必须在年纪很小的时候就实施级联测试，以辅助决定处理方案。

RET 突变分析还可对临床表现不典型（如 FMTC）的患者起到帮助。对于临床高度怀疑 MEN2 但无 RET 突变的家族，更精细的基因检测方法也许有助于明确该疾病与 RET 位点的相关性以及风险评估。这些情况在 MEN2A 和 MEN2B 中并不常见。对于 FMTC，据报道有高达 16% 的家族没有可检测到的 RET 突变。

所有看似散发性的单一 MEN2 特征性肿瘤的患者均可考虑行 RET 分析。例如，很大一部分 MTC 患者发现存在 RET 突变，但肾上腺嗜铬细胞瘤患者中有 RET 突变者却很少[41-42]。一些散发性 MTC 患者存在 RET 突变却未能检测到，导致部分 MEN2/FMTC 患病率的遗漏，尽管这在临床实践中仅是很小的一部分。如果对这部分患者进行 DNA 检测，鉴于发现胚系 RET 突变对于本人及其他家族成员可能带来的影响，谨慎处理知情同意和资料保密的问题十分重要。

生化和影像学监测

> ✅ 胚系 RET 突变分析十分精确、有效并且已广泛普及。常规检测包括分析外显子 10、11、13、14、15 和 16。应对以下人群进行该检测：
> - 同时或先后出现两种 MEN2 特征性病变的新病例；
> - 患有 MEN2 的单个病变，但一级亲属患有 MEN2 的某种特征性内分泌疾病的患者；

- 出现 MEN2B 的特征性胃肠道或黏膜病变的婴儿；
- MTC 患者；
- 表现为 HD 并且家族史提示 MTC 的患儿。

所有 MEN2 患者或发现为 *RET* 突变携带但未患病者，均应每年接受该综合征中相关内分泌病变的生化筛查，以检测新发或复发疾病。

- MTC——血降钙素、癌胚抗原。
- 嗜铬细胞瘤——定时夜间尿变肾上腺素含量分析，血浆变肾上腺素含量分析。
- PHP——Ca^{2+}、甲状旁腺激素。

对于高危组患者（1 级和 2 级风险），生化筛查应在计划行甲状腺切除时就开始实施。其他患者则应在 5～7 岁开始。对年幼儿童进行儿茶酚胺筛查可能有难度。尚未发现嗜铬细胞瘤与特定的 RET 突变（包括外显子 609、768、804 和 891）相关。对于这组患者，尚不推荐省去儿茶酚胺筛查，可考虑减少监测频率。筛查中若有阳性发现，应进一步采取适当的影像学检查和干预手段。

MEN2 的鉴别诊断

家族性嗜铬细胞瘤/副神经节瘤

家族性副神经节瘤综合征是一种常染色体显性遗传病，以多发性异时性副神经节瘤为特点。所有出现嗜铬细胞瘤或副神经节瘤的患者均应考虑家族性副神经节瘤的可能，不论是散发病例还是有类似肿瘤家族史的病例。发病年龄从儿童时期到老年不等，外显率也不稳定（见下文）。肿瘤发病部位广泛，包括颈动脉体和颈静脉球。因此该病的患者及其受累亲属可能会求诊于各个临床专科，包括神经外科和头颈外科。

遗传学

家族性副神经节瘤可能是由越来越多的基因出现易感性突变引起的。这些突变基因主要分为两类：

1. 突变引起转录因子 HIF（hypoxia-inducible factor，缺氧诱导因子）降解受阻者。HIF 在细胞缺氧反应中起关键的调控作用。*VHL*、*SDHAF2*、*SDHB*、*SDHC* 以及 *SDHD* 基因的突变引起 HIF 介导的过程过度活跃，从而导致血管生成因子过度表达和肿瘤形成[43]。

2. 突变导致异常的基因表达（影响 RNA 合成、蛋白质生成量，以及凋亡有关的分子通路信号）者。*RET* 和 *NF1* 是其中已被深入研究的两个基因。

KIF1B 和 *TMEM127* 基因突变的分子机制并不十分清楚[44-45]。已发现出现神经节瘤和胃肠间质瘤二联征（Carney-Stratakis 综合征）的患者为 *SDHB*、*C* 和 *D* 基因的功能缺失性突变杂合子。这是一种不完全外显的常染色体显性遗传病。为什么部分患者表现为二联征而其他一些患者仅患副神经节瘤，还有待进一步探究[46]。

临床表现

家族性副神经节瘤综合征可表现为头颈部、胸部或腹部肿瘤。并不是所有副神经节瘤都有内分泌功能。目前认为，头颈部肿瘤（如起源于颈动脉体的肿瘤）中仅有 5% 会分泌儿茶酚胺，因此局部症状是其主要表现。功能性副神经节瘤和嗜铬细胞瘤的临床表现与散发病变相同，而对受累家族的筛查方案不断改进，将会让越来越多的患者在无症状时期就被检测出来。

编码琥珀酸脱氢酶亚基 B、C 和 D（*SDHB*、*SDHC* 及 *SDHD*）的基因突变所导致的家族性副神经节瘤患者会同时出现嗜铬细胞瘤和副神经节瘤[47]。*SDHB* 相关性病变中的副神经节瘤常出现在胸腔内或腹腔内。恶性行为相对多见。相反，*SDHD* 相关性副神经节瘤通常局限于头颈部并且生化检查多无异常。编码 SDHC 的基因突变导致的家族性副神经节瘤则表现为无功能性头颈部肿瘤和（或）嗜铬细胞瘤[48]。

表 4.3 和表 4.4 罗列出的是 *SDHB* 和 *SDHD* 的年龄相关性及部位特异性外显率。这些数据是来自参照人群的横断面资料，因此可能有所夸大。*SDHD* 和 *SDHAF2* 突变的外显率似乎取决于其亲本来源，这种现象称为"基因组印记"（图 4.9）。如果突变遗传于母亲，则不会表现为患病，尽管也曾报道会有例外情况[51-53]。

处理

功能性肿瘤应尽可能手术切除。不能完全切除的局部浸润性或转移性肿瘤可能通过 [131I] 间碘苄胍（metaiodobenzylguanidine，MIBG）治疗而获益[54]。无功能性肿瘤若局部症状明显，或连续影像学检查发现肿瘤进行性长大的证据，也应考虑手术切除。该病异时性的特点意味着肿瘤复发以及再患肿瘤的情况十分常见。

随访和筛查

基因检测

嗜铬细胞瘤或副神经节瘤的先证者

表 4.3　*SDHB* 和 *SDHD* 突变的年龄相关性外显率

年龄	*SDHB* 外显率	*SDHD* 外显率
30 岁	59％	48％
40 岁	45％	73％
50 岁	77％	76％

数据来自参考文献 49 和 50

表 4.4　*SDHB* 和 *SDHD* 突变的肿瘤部位特异性外显率

肿瘤部位	*SDHB* 外显率	*SDHD* 外显率
头颈部 PG，40 岁以前	15％	35％
肾上腺外 PG 或胸部 PG，60 以前	69％	98％

PG，副神经节瘤；

数据来自参考文献 [49] 和 [50]

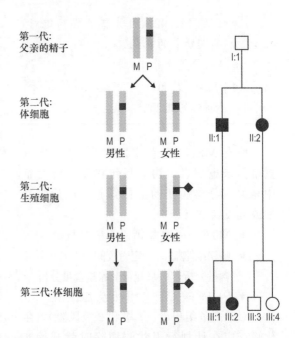

图 4.9　SDHD 和 SDHAF2 相关性家族性副神经节瘤病的印记效应。一对灰色条带代表 *SDHD*（或 *SDHAF2*）基因的两个等位基因。M 表示遗传自母亲的等位基因，而 P 这个携带变异的拷贝遗传自父亲。传递自女性的突变（黑色菱形表示）表现为"沉默"，所以该疾病仅在突变的等位基因遗传自父亲时才会发病。在这个病例中，上图显示的家系里所有成员均会遗传到突变的等位基因。个体Ⅰ：1 携带一个来自母本的等位基因 SDHD/SDHAF2 突变，没有患病。他的精子中母本印记被清除。因此，Ⅱ：1 和Ⅱ：2 遗传了其父亲的突变基因，表现为患病。Ⅱ：1 的精子是无印记的，于是Ⅲ：1 和Ⅲ：2 同样表现为患病。而Ⅱ：2 的卵细胞再次加上了母本印记，于是个体Ⅲ：3 和Ⅲ：4 尽管遗传了突变基因，但不患病。Ⅲ：3 的孩子有 50％ 的机会遗传到突变的等位基因，并且遗传到突变基因的孩子极有可能会罹患副神经节瘤。相反，Ⅲ：4 的孩子也有 50％ 的机会遗传到突变的等位基因，但都不会患病

（不论是家族性还是看似散发性的）均应行易感基因的诊断性突变分析。除了分析 RET 和 VHL 以外，至少还应该包括 *SDHB* 和 *SDHD*。包括 *SDHAF2*、*TMEM127*、*KIF1B* 和 *MAX* 在内的多基因分析已在多个国家普及。分析结果有助于界定患者功能性肿瘤的风险并制订家系中其他成员的基因筛查方案。看似散发性的头颈部副神经节瘤患者中发现有 30％ 存在 *SDH* 基因

突变[55-57]。未发现突变也不能除外家族性疾病的可能。所有基因检测的结果均应结合所有的临床表现和家族史信息加以解释。近期的研究结果显示，SDHB 免疫组化检测是鉴别胚系 SDH 基因突变来源肿瘤的一种有效方法，对于存在新的序列变异，但仅根据基因组序列数据不能推断其意义的患者，该方法可能有助于其诊断[58]。

生化和影像学监测

存在 SDHB、C 和 D 突变的患者应每年进行尿或血浆变肾上腺素测定及血浆嗜铬粒蛋白 A 测定，以监测功能性肿瘤。高危家属也应进行生化监测，除非已知家族的致病突变并且其预测性基因检测结果为阴性。无功能性肿瘤仅能根据临床表现和影像学检查进行评估。而目前尚未建立对这类患者的最佳影像学评估策略。

一小部分易患肾细胞癌的家族也发现存在 SDHB 突变，表现为常染色体显性遗传模式[59]。反之亦然，因有副神经节瘤家族史而确认存在 SDHB 突变的个体也易患肾细胞癌。曾有文献描述乳头状甲状腺癌也是易患病变之一，但并不常见[60]。因此，建议对 SDHB 突变患者的肾进行监测，尽管最佳的检查方式尚未明确。

Carney-Stratakis 综合征

同时罹患副神经节瘤和胃肠间质瘤（gastrointestinal stromal tumour，GIST），即 Carney-Stratakis 综合征的患者中也发现了 SDHB、C 和 D 基因的杂合性功能缺失性胚系突变[61]。这是一种罕见的常染色体显性遗传且不完全外显的疾病。该综合征中的 GIST 表现为 SDHB 免疫染色阴性[62]，这有助于尚未表现出副神经节瘤者的诊断。为什么部分患者会表现出二联征而其他患者只表达副神经节瘤，还有待进一步探究。

Carney 三联征

Carney 三联征由 GIST、副神经节瘤和肺软骨瘤这三种病变组成。该情况下的 GISTs 如 Carney-Stratakis 综合征中一样，表现为 SDHB 功能缺陷。目前其发病的分子机制尚未明确[63]，并已排除了 SDHA、B、C 和 D 基因突变的情况。

家族性甲状旁腺功能亢进综合征

现已有大量关于不合并其他内分泌病变特征的家族性甲状旁腺功能亢进（familial hyperparathyroidism，FHP）的描述。但随着对钙受体及其生理机制的进一步了解，我们也认识到了 FHP 相关的另一种表型，并且分子诊断应用的不断普及也让我们认识到，很多病例也许是某个多系统综合征的一个表现。

家族性孤立性甲状旁腺功能亢进

家族性孤立性甲状旁腺功能亢进（familial isolated hyperparathyr- oidism，FIHP）是一种罕见的常染色体显性遗传病，以不合并其他内分泌系统疾病以及没有颌骨肿瘤证据的单个或多个甲状旁腺腺体出现功能亢进为特征[64]。近期的数据提示，患有 FIHP 的家系中至少有 20% 存在 MEN1 的失活性突变，这提示相当大比例的 FIHP 可能是 MEN1 某种独特变异的表现[65]。如果对这些家系成员进行更密切的随访，最终是否就能发现 MEN1 的其他特征病变，目前尚不清楚。一些家系中，FIHP 也许就是 MEN1 的前奏或者是 MEN1 的变异。

曾有文献描述，一些 FIHP 患病家族中发现有 CDC73 基因突变。该基因还与甲状旁腺功能亢进-颌骨肿瘤综合征（见下文）有关[66]。人们认为一个 FIHP 相关的基因可能位于 2 号染色体，但这个基因尚未被人们所识别。

家族性低钙尿高钙血症与新生儿重症甲状旁腺功能亢进

家族性低钙尿高钙血症（familial hypocalciuric hypercalcaemia，FHH）的遗传模式为常染色体显性遗传，特点为终生轻度至中度高钙血症并通常无自觉症状，且甲状旁腺激素（parathyroid hormone，PTH）水平正常。许多患病家族是由 CASR 基因的杂合性功能缺失性突变而致病，而 CASR 基因编码的是钙敏感受体。功能获得性突变则导致家族性甲状旁腺功能减退，在此不进一步详述。在 FHH 患病家族中识别出该基因的突变不仅有助于明确诊断，还允许了对其家族其他成员进行精确的扩大筛查[67]。

FHH 患者通常是在常规检查发现高钙血症后就诊，或是在有家族史的个体进行家族筛查中发现。家系中成员的血钙浓度大致相同。尽管已有文献描述胰腺炎是 FHH 的并发症之一，但大部分已发生胰腺炎的患者均存在其他的危险因素。患者的肾对钙和镁的清除功能特征性降低，同时 80% 的病例中尿钙：肌酐小于 0.01。服用锂剂和噻嗪类利尿剂这两种能减少钙清除的药物者，以及轻度 PHP 并发维生素 D 缺乏者，若出现尿钙：肌酐下降，则有诊断价值。

新生儿重症甲状旁腺功能亢进（neonatal severe hyperparathyroidism，NSHP）通常是由 CASR 基因的纯合性（两个等位基因携带相同的突变）或复合杂合性（两个等位基因各携带不同的突变）突变所致病（因此是一种常染色体隐性遗传病），尽管也曾有新发杂合突变（即受累患儿出现新的显性突变）的报道[68]。该病患儿在出生 1 周内就表现出厌食、便秘、肌张力减退以及呼吸窘迫。患儿重度低血钙（总钙浓度 3.5～7.7mmol/L），并常合并高镁血症。PTH 可明显升高。头颅影像学检查提示脱矿表现以及重症甲状旁腺功能亢进的典型特征。由于 NSHP 是 CASR 突变的隐性遗传病，所以其双亲或双亲之一可能有 FHH 病史或生化依据。

家族性甲状旁腺功能亢进-颌骨肿瘤综合征

家族性甲状旁腺功能亢进-颌骨肿瘤综合征（familial hyperparathyroidismjaw tumour syndrome，FHP-JT）是一种常染色体显性遗传病，许多患病家族的病因是 CDC73 基因（也被称为 HPRT2）突变。FHP-JT 患者表现为各种类型的甲状旁腺功能亢进，大部分病例为甲状旁腺增生（囊性腺瘤也曾有报道），以及上颌骨和下颌骨的骨化性肿瘤（纤维瘤）所致[69]。也曾有描述在其患病家族中出现多囊肾的情况。甲状旁腺功能亢进的表现与散发疾病中一致。上颌骨和下颌骨肿瘤可以是隐匿性的，并且只有通过曲面断层照相才能发现。随着对该病的认识不断深入，我们发现它才是一些曾认为是 FIHP 的家系的根本问题[70]。

在看似散发性甲状旁腺癌患者中发现了 CDC73 基因的体细胞突变和胚系突变，提示这类罕见肿瘤的部分患者可能是 FHP-JT 的一种表型变异，即一种罕见但很典型的"二次突变"肿瘤易感综合征[71]。

PHP 综合征的处理

FHH 患者应避免行甲状旁腺手术，因为甲状旁腺切除术后仍会有持续的高钙血症。因此对于所有表现为高钙血症的患者，应尽可能排除该诊断。一旦确诊为 FHH，则应保守治疗，避免有创治疗。关于后代患 NSHP 的风险，应给予正确的辅导。对特定钙受体突变的基因检测可能有助于明确该风险。

NSHP 的初期处理包括严格的补液、二膦酸盐抑制骨吸收以及呼吸支持。如治疗失败，则应在出生后 1 个月内行甲状旁腺全切除术。病情较轻时可通过内科治疗得到控制，并在数月后进展至一个类似 FHH 的时期。FHP-JT 和 FIHP 患者的甲状旁腺功能亢进应给予外科治疗，术式与散发病变相同。对其家族成员应给予甲状旁腺功能亢进的生化筛查和上颌骨与下颌骨肿瘤的影像学监测。对于有多腺体甲状旁腺功能亢进家族史的高钙血症患者，应行甲状旁腺全切术。FIHP 家系的受累成员应行 *MEN1* 基因突变的基因检测和曲面断层照相检查。如果先证者确诊为两个综合征（MEN1 或 FHP-JT）之一，则受累家系中的其他成员也应考虑进一步检查。

von Hippel-Lindau 病

von Hippel-Lindau（VHL）病是一种常染色显性遗传性综合征，以异时性的多发良恶性肿瘤为特点。它可能是某个体新发突变所导致的。发病率大约为 1/40 000，并且外显率和表现度不一[72]。关键特征为中枢神经系统的血管网状细胞瘤、肾细胞癌和嗜铬细胞瘤。此外还发现了许多其他的病变（表 4.5）。

遗传学

VHL 病是由位于染色体位点 3p25～26 的 VHL 肿瘤抑制基因的胚系突变导致（图 4.10）。*VHL* 基因产物（一种 213 个氨基酸组成的分子量为 18kDa 的蛋白质，以及一

表 4.5　von Hippel-Lindau（VHL）病的临床特点：发病年龄及表达率

肿瘤	发病年龄	表达率
视网膜血管网状细胞瘤	1～67 岁	25%～60%
小脑血管网状细胞瘤	9～78 岁	44%～72%
脑干血管网状细胞瘤	12～46 岁	10%～25%
脊髓血管网状细胞瘤	12～66 岁	13%～50%
CNS 血管网状细胞瘤（混杂的）		<1%
肾细胞癌或肾囊肿	16～67 岁	25%～60%
嗜铬细胞瘤	5～58 岁	10%～20%
胰腺肿瘤或囊肿	5～70 岁	35%～70%
内淋巴囊肿瘤	12～50 岁	10%
附睾囊腺瘤	未知	25%～60%
阔韧带囊腺瘤	未知	未知

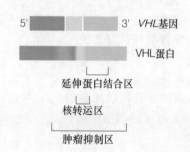

图 4.10　图示 *VHL* 基因及其蛋白，突出显示蛋白的功能区

种缩短的蛋白质，由 160 个氨基酸组成，分子量为 18kDa，来源于另一个翻译起始位点）是蛋白酶体介导的胞内蛋白质降解通路的重要成分，而胞内蛋白质降解则是细胞缺氧反应的一部分。VHL 中所见的肿瘤有明显的血管生成表现。肿瘤细胞有血管内皮生长因子（vascular endothelial growth factor，VEGF）过表达的表现。VEGF 的生成是由一种缺氧探测通路所介导的，该通路包括 VHL 蛋白和延伸蛋白复合体。许多缺氧诱导基因是由缺氧诱导因子（hypoxia-inducible factor，HIF）所调控。HIF 由一个 α 亚基和一个 β 亚基组成。在有氧条件下，HIF 的 α 亚基被降解，该过程需要

VHL 蛋白行使正常的功能。

VHL 病根据临床表现分为 4 个亚型，如框 4.1 所示。迄今为止，内淋巴囊肿瘤和附睾与阔韧带囊腺瘤仍未归于任何一个特殊的疾病亚型。该分类中的疾病均有基因型-表型相关性的证据。1 型 VHL 患者最有可能存在缺失性或提前终止性突变。2 型 VHL 患者则很可能为错义突变[73]。亚型表型的表达趋向于与家族中的已知病情一致。大部分 VHL 病的患病家族中均发现有 *VHL* 基因的突变。

框 4.1　根据临床表现分类的 von Hippel-Lindau 病亚型

1 型
- 视网膜血管网状细胞瘤
- CNS 血管网状细胞瘤
- 肾细胞癌
- 胰腺肿瘤和胰腺囊肿

2a 型
- 嗜铬细胞瘤
- 视网膜血管网状细胞瘤
- CNS 血管网状细胞瘤

2b 型
- 嗜铬细胞瘤
- 视网膜血管网状细胞瘤
- CNS 血管网状细胞瘤
- 肾细胞癌
- 胰腺肿瘤和胰腺囊肿

2c 型
- 仅有嗜铬细胞瘤

临床表现

VHL 病有两个主要的内分泌系统表现：嗜铬细胞瘤和胰岛细胞瘤[74]。VHL 病相关性嗜铬细胞瘤的病理表现不同于 MEN2 中的嗜铬细胞瘤。前者有很厚的血管被膜，实质由小型至中型的肿瘤细胞构成并有多个小血管点缀。在肿瘤外部未见

肾上腺髓质增生的证据，而这可见于 MEN2[75]。嗜铬细胞瘤的临床表现与散发性病变和其他家族性病变形式相似。但与 MEN2 相关性肿瘤相比，VHL 病患者的嗜铬细胞瘤所致的临床症状较少。该临床发现与肿瘤的儿茶酚胺含量较低及酪氨酸羟化酶表达低下这些特点相一致[76]。无症状性疾病通过常规生化和影像学筛查发现者越来越多。肿瘤还可以是多发及位于肾上腺外。

诊断

VHL 病的嗜铬细胞瘤是依据散发病变和其他家族性病变中已建立的原则进行诊断的：临床怀疑、基因和生化检测以及影像学定位。VHL 病相关性嗜铬细胞瘤以去甲肾上腺素表型为主。尿儿茶酚胺排泄量可以是正常的，血浆变肾上腺素含量亦然。血浆变肾上腺素含量正常的同时血浆去甲变肾上腺素升高则高度提示 VHL 相关性嗜铬细胞瘤[76]。生化疾病的定位检查可采用 MRI、CT 和同位素扫描[77]。监测肾细胞癌的常规影像学检查发现肾上腺和肾上腺外的肿块后，应开始适当的检查，以除外嗜铬细胞瘤，包括最初的生化检查和随后进一步补充的影像学和放射性同位素检查。

治疗

对于 VHL 病中嗜铬细胞瘤的外科和非外科治疗，遵从散发肿瘤和该肿瘤其他形式的原则（见第 3 章）。

随访和筛查

基因检查

先证病例应给予基因检测。检测结果

有助于指导亚型分类并允许扩展至对其大家族进行预测性基因检测。对于看似散发性嗜铬细胞瘤患者应给予包括 VHL 基因分析在内的全面评估，尽管其基因型－表型相关性并不高，不足以精确预测 VHL 突变携带者所能表现出的广泛表型。该情况还要求将分子和临床评估方式的相对有效性进行对比。

生化/影像学检查

要求对 2 型 VHL 病患者每年检测血浆变肾上腺素和去甲变肾上腺素水平，以监测嗜铬细胞瘤。监测结果升高时应对该结果进行核实，然后以 MRI 行适当的定位检查。若结果可疑，则可进一步行放射性同位素检查。在常规监测肾和胰腺病变的情况下应用 MRI 检查可减少患者的终身辐射暴露剂量。

VHL 病中的胰腺神经内分泌肿瘤

VHL 病中的胰腺神经内分泌肿瘤常通过影像学监测（CT 和 MRI）发现。尽管这些肿瘤会表现为各种胰腺激素和神经内分泌标志物的免疫阳性，临床上却常无症状。超声内镜和 [111]In 标记的生长抑素放射性成像有助于将神经内分泌肿瘤与胰腺囊肿和囊腺瘤相鉴别，后两者也会出现于 VHL 病中。在下列情况下推荐手术切除：

1. 没有远处转移；
2. 胰体或胰尾部肿瘤大于 3cm；
3. 胰头肿瘤大于 2cm；
4. 因为其他原因行剖腹手术时发现的肿瘤，不论肿瘤大小。

对于低于手术阈值的肿瘤可行规律（从每年一次开始）的影像学监测。

1 型神经纤维瘤病

1 型神经纤维瘤病（neurofibromatosis type 1，NF1）是一种常染色体显性遗传的多系统疾病，有显著的神经系统、皮肤、眼部和骨骼病变表现。据估计发病率为 1/3500。50％的病例为散发性的，并且病变在 5 岁前 100％外显。由于合子后的体细胞突变，所以 NF1 可以仅有部分表现。疾病表现多样。诊断 NF1 要求至少符合下列标准中的 2 项：

- 有 6 处或 6 处以上牛奶咖啡斑，青春期前＞5mm 或青春期后＞15mm；
- 腋窝或腹股沟雀斑；
- 有 2 个或 2 个以上神经纤维瘤或单发丛状神经纤维瘤；
- 有 2 个或 2 个以上虹膜错构瘤；
- 视神经胶质瘤；
- 蝶骨翼发育不良，长骨皮质变薄或假关节形成；
- 一级亲属患 NF1。

接近 1％的 NF1 患者患有嗜铬细胞瘤。它在罹患 NF1 的青少年中罕见，在罹患 NF1 的儿童中更为少见。肿瘤可以是双侧的。也有文献报道，类癌和胃肠间质瘤的发病风险逐渐升高。2 型神经纤维瘤病则不合并嗜铬细胞瘤。

遗传学

NF1 基因位于 17 号染色体长臂（17q11.2）。它是一种没有突变热点的大基因。由于鉴别一个基因突变有许多困难，序列分析并不一定能对临床实践起到帮助。NF1 基因的突变导致产物蛋白（神经纤维瘤蛋白）功能障碍，这与 NF1 作为一个肿瘤抑制基因的特点相符。有证据显示一种更严重的疾病表型是由于基因内删除所致。对于这类患者，识别该突变是有帮助的，因为其会影响处理方式。神经纤维瘤蛋白起 GTP 酶激活蛋白（GTPase-activating protein，GAP）作用，下调 RAS 活性。神经纤维瘤蛋白的功能缺失会导致 RAS 活性失控以及细胞增殖失调。

临床表现

NF1 中的嗜铬细胞瘤可与散发病变有相同的临床表现，或是在常规内分泌监测中发现。NF1 患者还会有罹患肾动脉硬化的风险。因此，高血压对于 NF1 中的嗜铬细胞瘤而言既不是敏感的也不是特异的征象。

处理

该病处理原则与散发疾病相同（见第 3 章）。NF1 患者应每年接受定时夜间尿儿茶酚胺产物含量分析以对嗜铬细胞瘤进行生化监测。

家族性非髓样甲状腺癌综合征

PTEN 错构瘤综合征

PTEN 基因突变引发的一系列疾病表型统称为 PTEN 错构瘤综合征[79]。多发性错构瘤综合征（Cowden's syndromes，CS）（其中最常见的疾病表型）是一种常染色体显性遗传的癌症综合征，最初见于成人患者并且主要以 3 组异常表现为特点：

1. 多发良性肿瘤，包括错构瘤、胃肠道息肉、良性甲状腺疾病（在甲状腺功能减退或亢进基础上的腺瘤样结节和滤泡状腺瘤）、良性乳腺疾病和口面部皮损。

2. 易患乳腺癌、甲状腺癌（非髓样癌，尤其是滤泡状癌）和子宫内膜腺癌。

3. 其他特征，如巨头畸形、轻至中度学习障碍和偶发 Lhermitte-Duclos 病（Lhermitte-Duclos disease，LDD），LDD 为一种因小脑神经节细胞肥大而导致共济失调和癫痫发作的罕见病症。

国际 Cowden 综合征协会制定了 CS 的诊断执行标准（框 4.2）。在没有 CS 家族史时，如果出现下列任何条件，可仅凭皮肤黏膜表现而确定诊断：

- 有 6 处或 6 处以上皮肤丘疹，并且至少 3 处是毛根鞘瘤；
- 皮肤丘疹合并口腔黏膜乳头状瘤病；
- 口腔黏膜乳头状瘤病合并肢端角化病；
- 出现至少 6 处掌跖角化。

框 4.2　国际 Cowden 综合征协会 Cowden 综合征诊断执行标准，1996

确诊条件（皮肤黏膜病变）
- 面部毛根鞘瘤
- 肢端角化病
- 乳头瘤样丘疹
- 黏膜病损

主要条件
- 乳腺癌
- 甲状腺癌
- 大于第 97 百分位的巨头畸形
- Lhermitte-Duclos 病（LDD）

次要条件
- 甲状腺腺瘤或多结节性甲状腺肿
- 智力低下
- 胃肠道错构瘤
- 纤维囊性乳腺病
- 脂肪瘤
- 错构瘤
- 生殖系统肿瘤或畸形（如子宫纤维腺瘤）

如果没有家族史也没有皮肤黏膜征象，而出现两项主要条件（至少其中一项是巨头畸形或 LDD）或一项主要条件合并三项次要条件时也可确诊为 CS。如果有 CS 家族史，出现确诊的皮肤黏膜病变、一项主要条件或两项次要条件，即可确定诊断。

CS 的疾病表现多样。外显率呈年龄依赖性，出现皮肤红斑的比例 20 岁时不到 10%，到 20～30 岁即上升至接近 100%。甲状腺病变发生于 50%～67% 的 CS 患者，并且罹患甲状腺癌的终身危险度在 10% 左右。高达 67% 的女性患者会罹患乳腺良性疾病。乳腺癌的终身危险度为 85%，50 岁时的外显率为 50%。罹患子宫内膜癌的终身风险度接近 28%[80]。

Bannayan-Zonana 综合征（也叫 Ruvalcaba-Mhyre-Smith 或 Bannayan-Riley-Ruvalcaba 综合征）是 PTEN 突变的一种更罕见的疾病表现，见于儿童，表现为常染色体显性遗传，以小肠息肉、血管瘤、脂肪瘤、阴茎咖啡牛奶斑和巨头畸形为特点[81]。其他特征病变有乳腺癌、脂肪贮积症、蛋白丢失性肠病和包括甲状腺癌在内的甲状腺疾病。CS 和 Bannayan-Zonana 综合征均是因为 PTEN 基因突变而致病。有文献报道它们作为同一个 PTEN 突变的不同疾病表现而出现于同一个家族中[82]。PTEN 突变的外显率和疾病表现为何会如此多变，目前尚不清楚。

临床表现

CS 可以确诊于甲状腺疾病患者（合并其他红斑或相关病史），或是已知为 CS 的患者在内分泌监测下发现病情进展。

处理

表现有甲状腺疾病（甲状腺肿大或结节）的患者应遵从标准化流程进行检查和处理。

随访和筛查

基因检测

应常规行诊断性 PTEN 基因突变分析。大部分诊断实验室能提供序列分析，后者能识别 80% 的满足 CS 诊断标准的患者的致病突变；探索性启动子测序能进一步识别 10%。对于非 CS 的 PTEN 错构瘤综合征，其突变检出率相当低，据推测为病因异质性所致[79]。识别致病突变允许对其家属进行级联基因检测。

未能发现基因突变并不能排除该诊断。对于这些家族，级联检测可依靠临床和影像学监测。

随访

一旦确诊为 CS，患者本人和受累家属均应每年接受包括甲状腺触诊在内的内分泌科检查作为医学评估。常规行甲状腺超声随访的价值尚未确立。关于乳腺和子宫内膜的随访推荐意见仍在不断改进[79]。

家族性乳头状甲状腺癌

3%～13% 的乳头状甲状腺癌（papillary thyroid cancer，PTC）患者会有一名家属患有乳头状、滤泡性或乳头状/滤泡性混合型甲状腺癌。一些家族中有许多成员罹患非髓样甲状腺癌，并且其端粒长度小于散发病例。这一情况提示，部分家族群集是一种离散型遗传性癌症易感综合征所导致的[83]。家族性 PTC 常比对应的散发病例更具侵袭性，并且与其他肿瘤易感综合征一样，该疾病常是多癌灶的。

虽然 PTC 中常见体细胞的 RET 和 NTRK1 基因重排突变，但家族性 PTC 的遗传基础仍不清楚。目前普遍认为其易感基因位点位于染色体 2q21 和 19p13.2，尽管人们仍不了解这些基因[84-85]。

处理

建议在发现两个或两个以上家族成员罹患 PTC 时，对其一级和二级亲属进行该疾病的临床筛查。关于该筛查计划的开始时间、筛查频率、最佳的筛查时期、超声检查在其中的地位以及最终的成本效益，目前仍未确立。由于该疾病常是多癌灶的，故相比于偏侧甲状腺切除术，在该情况下怀疑 PTC 时更推荐行甲状腺全切术。

家族性腺瘤性息肉病

遗传学

家族性腺瘤性息肉病（familial adenomatous poylplosis，FAP）（有时也被称为 Gardner 综合征）是一种常染色体显性遗传病，由 APC 基因突变导致，以胃肠道多发腺瘤性息肉合并骨瘤、表皮样囊肿、硬纤维瘤以及视网膜色素沉着为特点。肝母细胞瘤和上消化道及胰腺腺瘤是该综合征中比较少见的病变。尽管该病多在 20～30 岁发病，但疾病的表现多变。经典病变的家族中，成员常在成年早期就罹患结直肠腺癌，除非已行预防性结肠切除术。FAP 与逐渐升高的甲状腺瘤变风险相关，尤其对于女性患者。但该风险相当低（FAP 患者的受累比例接近 1%），以致于（除了对该风险的警惕）没有必要安排针对甲状腺的筛查方案[86]。有证据显示 FAP 中的甲状腺癌有家族聚集倾向。对于这些罕见家系而言，提高警惕性和考虑进行筛查十分重要。

临床表现

与 CS 不同，患者很少是因为患有甲状腺疾病而诊断为 FAP，哪怕是已知患有 FAP 的患者，出现颈部肿大，也很少会考虑是 FAP 的表现。

处理

其临床和（或）超声随访的作用仍未确立。作为一种可能为多癌灶的疾病，当 FAP 患者罹患甲状腺疾病时，应考虑甲状腺全切除术作为初次手术的选择。

家族性肾上腺皮质病变

肾上腺皮质癌的家族易感性

肾上腺皮质癌（adrenocortical carcinoma，ACC）在儿童和年轻成年人中十分罕见。当它发生于儿童时期时，则很可能为一种肿瘤易感综合征。该情况下的 ACC 常为 Li-Fraumeni 综合征的表现之一：这是一种常染色体显性遗传的家族性癌症综合征，由肿瘤抑制基因 TP53 的胚系功能缺失性突变引起的杂合性所导致[87]。在该病的 14 例病例中，有 9 例发现与 TP53 相关，2 例可能有一种未被识别的 TP53 基因突变。不是由 TP53 基因突变致病的那一个病例，在儿童时期就发现患有 Beckwith-Wiedemann 综合征，这也是一种家族性癌症易感综合征，由一种旁分泌生长因子——胰岛素样生长因子 2（insulin-like growth factor 2，IGF-2）过表达所导致。有文献描述，ACC 还可以是 FAP（见上文）的一种罕见的病征，尽管对于这是确实如此还是一种表象仍存有疑问。

Carney 综合征

Carney 综合征是一种病变累及心脏、皮肤、内分泌系统和神经系统的多瘤综合征[88]。它以常染色体显性遗传方式遗传。60% 的受累家系携带肿瘤抑制基因 PRKAR1A 的失活性突变，该基因编码蛋白激酶 A 的 1α 型调节亚基[89]。第二种

Carney 综合征基因位于 2 号染色体，但该基因还未被识别。

临床表现

Carney 综合征的病变表现为单发或多发、同时或异时性的临床和病理特点，任何一个病变均很少作为孤立病变出现：

- 斑点状色素沉着——色素沉着过多、雀斑、蓝痣、复合痣。
- 黏液瘤——心脏（可见于任何心腔并且可能为多发）、皮肤、乳房、口腔。
- 内分泌系统病变——原发性色素结节性肾上腺病导致的库欣综合征、GH 分泌型垂体瘤、大细胞性睾丸支持细胞瘤、间质细胞瘤、甲状腺肿瘤、卵巢囊肿。
- 黑色素性神经鞘瘤——交感神经链、胃肠道。
- 乳腺导管腺瘤。

促肾上腺皮质激素（adrenocorticotropin，ACTH）非依赖型库欣综合征是 Carney 综合征中最常见的内分泌系统疾病，见于超过 30% 的病例。通常在儿童期和成年早期发病。其本质病变——原发性色素结节性肾上腺病（primary pigmented nodular adrenal hyperplasia，PPNAD）罕见于该综合征以外。肾上腺腺体不增大，多个散在的色素结节弥漫于呈特征性萎缩的皮质内。这些结节可能在术前影像学检查中就能发现。10% 的病例出现肢端肥大症，并且主要是由垂体大腺瘤引起。前瞻性筛查可能会改变这种情况。睾丸肿瘤可见于 30% 的受累男性，并且可导致性早熟。甲状腺和卵巢肿瘤的发病率呈逐渐升高趋势。

家族性孤立性 PPNAD 和家族性孤立性心房黏液瘤作为罕见的家族性疾病，是 Carney 综合征的一个单独表象，并作为一个家族特质将其区分开来。有文献描述 PPNAD 的患病家族存在 PRKAR1A、PDE11A 或 PDE8B 基因的突变[90]。而家族性孤立性心房黏液瘤的患病家族据报道存在 PRKAR1A 基因的突变[91]。

处理

接近 60% 的 Carney 综合征患者有 PRKAR1A 基因的突变[92]。识别该基因的突变不仅有助于明确诊断，还使在其家族中进行精确的级联筛查成为可能。PRKAR1A 基因的突变分析在全世界范围内的多个实验室可行。综合征中各个特征性病变的处理应与散发病变相同。皮质醇增多的临床症状多不典型并且进展缓慢。一旦确诊为 Carney 综合征，就应开始进行针对其他特征性病变的定期临床、生化和影像学筛查，以减少疾病相关并发症的发生。

家族性 ACTH 非依赖性肾上腺增生

糖皮质激素的下丘脑-垂体调控是由 ACTH 结合至肾上腺皮质束状带和网状带中类固醇生成细胞质膜上的同源 G 蛋白偶联受体所介导的。在肾上腺皮质中控制类固醇生成的调控通路中引入其他的、非 ACTH 结合性的 G 蛋白偶联受体会阻断这一能维持糖皮质激素在正常水平的负反馈循环过程。ACTH 非依赖性大结节样肾上腺增生（ACTH-independent macronodular adrenal hyperplasia，AIMAH）是肾上腺性库欣综合征的一种内源性形式，以双侧肾上腺皮质多发结节为特点，是肾上腺皮质细胞上的 G 蛋白偶联受体异位表达，在不受负反馈调节控制的同时激活类固醇生成所导致[93]。尽管已有家族性病例的报道，但似乎几乎所有的 AIMAH 病例都是散发性的，由 GNAS1 基因的体细胞突变以及 G 蛋白的组成性激活所导致[94]。双侧肾上腺皮质结节性增生还可见于 McCune-Albright 综合征——一种同样由 GNAS1 基因突变导致的疾病。而家族性 AIMAH 的病因尚未阐明。

家族性醛固酮增多症

1 型和 2 型家族性醛固酮增多症（familial hyperaldosteronism type 1，FHA1；familial hyperaldosteronism type 2，FHA2）均为罕见的常染色体显性遗传性醛固酮过度分泌性疾病。

临床表现

FHA1 占所有原发性醛固酮增多症的 1‰～3‰[95]。与其他形式的醛固酮增多症不同，它从患者出生时便有异常并且没有性别差异。临床特点为中度至重度高血压和醛固酮/肾素比例升高（尽管并不是特异性表现）。许多患者血钾正常。任何在 25 岁以前出现高血压的患者均应考虑该诊断。并不是所有患者都有明确的高血压家族史，但可有显著的出血性脑卒中家族史。许多患者对传统的降压药不敏感，或者是在使用排钾性利尿剂后出现低钾血症。其病因是 CYP11B1（类固醇羟化酶）基因的调控组件与相邻的 CYP11B2（醛固酮合酶）基因编码区相融合，从而将醛固酮合成系统高效结合于类固醇应答控制元件[96]。针对该融合基因的诊断性基因检测已广泛开展。小剂量地塞米松抑制试验（48h 内每 6h 服用 0.5mg 地塞米松）即可将醛固酮水平抑制至不可检测的水平则支持该诊断，这种情况可称为糖皮质激素可抑制性醛固酮增多症或类固醇可抑制性醛固酮增多症。

FHA2 不能被地塞米松所抑制，在发病机制上与 FHA1 有明显不同。它是由钾离子通道基因 KCNJ2 的胚系突变所导致[97]。其在临床表现、生化检查及病理表现上均与非家族性原发性醛固酮增多症难以鉴别，已报道后者是 KCNJ2 基因的体细胞突变导致。该突变会导致肾上腺球状带细胞的钠传导增加以及细胞去极化，引起钙内流，而后者是醛固酮生成和细胞增殖的信号。

处理

FHA1 的传统治疗是以糖皮质激素抑制促肾上腺皮质激素对 11β 羟化酶 - 醛固酮合成酶嵌合基因的驱动作用。该疗法可能不能完全控制长期的高血压。此外，过度的糖皮质激素抑制治疗会导致许多并发症，尤其对于幼儿。可以盐皮质激素拮抗剂和二氢吡啶类钙通道阻滞剂作为替代。

FHA2 的处理原则与原发性醛固酮增多症相同，根据阿米洛利、盐皮质激素拮抗剂和（或）二氢吡啶类钙通道阻滞剂治疗高血压的效果来权衡外科治疗和内科治疗的利弊（见第 3 章）。

要点

- 遗传性内分泌综合征十分罕见。
- 常为多个内分泌腺受累，可为同时性和异时性的。
- 由内分泌学专家、临床遗传学专家和内分泌外科医师共同参与的多学科诊疗是必要的。
- 以遗传易感性测试为基础，对高危人群实施风险降低性手术是一种合理的诊疗手段。

参考文献

1. Hannan FM, Nesbit MA, Christie PT, et al. Familial isolated primary hyperparathyroidism caused by mutaions of the *MEN1* gene. Nat Clin Pract Endocrinol Metab 2008;4:53–8.

2. Chandrasekharappa SC, Guru SC, Mannickam P, et al. Positional cloning of the gene for multiple endocrine neoplasia type 1. Science 1997;276:404–6.

3. Bertolino P, Tong W-M, Galendo D, et al. Heterozygous *Men1* mutant mice develop a range of endocrine tumours mimicking multiple endocrine neoplasia type 1. Mol Endocrinol 2003;17:1880–92.

4. Kaji H, Canaff L, Lebrun JJ, et al. Inactivation of menin, a Smad3-interacting protein, blocks transforming growth factor type beta signalling. Proc Natl Acad Sci U S A 2001;98:3837–42.

5. Scacheri PC, Davis S, Odom DT, et al. Genome-wide analysis of menin binding provides insights into MEN1 tumorigenesis. PLoS Genet 2006;2(4):e51.

6. Macens A, Schaaf L, Karges W, et al. Age-related penetrance of endocrine tumours in multiple endocrine neoplasia type 1 (MEN1): a multicentre study of 258 gene carriers. Clin Endocrinol (Oxf) 2007;67:613–22.

7. Guo SS, Wu AY, Sawicki MP. Deletion of chromosome 1, but not mutation of MEN-1, predicts prognosis in sporadic pancreatic endocrine tumours. World J Surg 2002;26:843–7.

8. Verges B, Boureille F, Goudet P, et al. Pituitary disease in MEN type 1 (MEN1): data from the France-Belgium MEN1 multicenter study. J Clin Endocrinol Metab 2002;87:457–65.

9. Stratakis CA, Schussheim DH, Freedman SM, et al. Pituitary macroadenoma in a 5-year old: an early expression of multiple endocrine neoplasia type 1. J Clin Endocrinol Metab 2000;85:4776–80.

10. Richards ML, Gauger P, Thompson NW, et al. Regression of type II gastric carcinoids in multiple endocrine neoplasia type 1 patients with Zollinger–Ellison syndrome after surgical excision of all gastrinomas. World J Surg 2004;28:652–8.

11. Gibril F, Chen Y-J, Schrump D, et al. Prospective study of thymic carcinoids in patients with multiple endocrine neoplasia type 1. J Clin Endocrinol Metab 2003;88:1066–81.

12. Langer P, Cupisti K, Bartsch DK, et al. Adrenal involvement in MEN type 1. World J Surg 2002;26:891–6.

13. Burgess JR, Harle RA, Tucker P, et al. Adrenal lesions in a large kindred with multiple endocrine neoplasia type 1. Arch Surg 1996;131:699–702.

14. Brandi LB, Gagel RF, Angeli A, et al. Guidelines for the diagnosis and therapy of MEN type 1 and type 2. J Clin Endocrinol Metab 2001;86:5658–71.

15. Hai N, Aoki N, Shimatsu A, et al. Clinical features of multiple endocrine neoplasia type 1 (MEN1) phenocopy without germline MEN1 gene mutations: analysis of 20 Japanese sporadic cases without MEN1. Clin Endocrinol (Oxf) 2000;52:509–18.

16. Dean PG, van Heerden JA, Farley DR, et al. Are patients with multiple endocrine neoplasia type 1 prone to premature death? World J Surg 2000;24:1437–41.

17. Skogseid B. Multiple endocrine neoplasia type 1. Br J Surg 2003;90:383–5.

18. Arnalsteen LC, Alesina PF, Quiereux JL, et al. Long term results of less than total parathyroidectomy for hyperparathyroidism in multiple endocrine neoplasia type 1. Surgery 2002;132:1119–24.

19. Norton JA, Fraker DL, Alexander HR, et al. Surgery to cure the Zollinger–Ellison syndrome. N Engl J Med 1999;341:644–53.

20. Norton JA, Alexander HR, Fraker DL, et al. Comparison of surgical results in patients with advanced and limited disease with multiple endocrine neoplasia type 1 and Zollinger–Ellison syndrome. Ann Surg 2001;234:495–505.

21. Norton JA, Fraker DL, Alexander HR, et al. Surgery increases survival in patients with gastrinoma. Ann Surg 2006;244:410–9.

22. Gibril F, Venzon DJ, Ojeaburu JV, et al. Prospective study of the natural history of gastrinoma in patients with MEN1: definition of an aggressive and a nonaggressive form. J Clin Endocrinol Metab 2001;86:5282–93.

23. Gauger PG, Scheiman JM, Wamsteker E-J, et al. Endoscopic ultrasound helps to identify and resect MEN-1 endocrine pancreatic tumours at an early stage. Br J Surg 2003;90:748–54.

24. Akerström G, Hessman O, Hellman P, et al. Pancreatic tumours as part of the MEN-1 syndrome. Best Pract Res Clin Gastroenterol 2005;19:819–30.

25. Chahal HS, Chapple JP, Frohman LA, et al. Clinical, genetic and molecular characterization of patients with familial isolated pituitary adenomas (FIPA). Trends Endocrinol Metab 2010;21:419–27.

26. Toledo RA, Lourenco Jr DM, Toledo SP. Familial isolated pituitary adenoma: evidence for genetic heterogeneity. Front Horm Res 2010;38:77–86.

27. Kytola S, Nord B, Elder EE, et al. Alterations of the SDHD gene locus in midgut carcinoids, Merkel cell carcinomas, pheochromocytomas, and abdominal paragangliomas. Genes Chromosomes Cancer 2002;34:325–32.

28. Ullrich A, Schlessinger J. Signal transduction by receptors with tyrosine kinase activity. Cell 1990;61:203–12.

29. Santoro M, Carlomango F, Romano A, et al. Activation of RET as a dominant transforming gene by germ-line mutations of MEN2A and MEN2B. Science 1995;267:381–3.

30. Eng C, Clayton D, Schuffenecker I, et al. The relationship between specific RET proto-oncogene mutations and disease phenotype in multiple endocrine neoplasia type 2. JAMA 1996;276(19):1575–9.

31. Weber F, Eng C. Editorial: germline variants within RET – clinical utility or scientific playtoy? J Clin Endocrinol Metab 2005;88:5438–43.

32. Tamanaha R, Cleber P, Camacho CP, et al. Y791F RET mutation and early onset medullary thyroid carcinoma in a Brazilian kindred: evaluation of phenotype-modifying effect of germline variants. Clin Endocrinol (Oxf) 2007;67:806–8.

33. Machens A, Nicolli-Sire P, Hoegel J, et al. Early malignant progression of hereditary medullary thyroid cancer. N Engl J Med 2003;349:1517–25.
This paper outlines the evidence base for the timing of thyroidectomy in patients with MEN2 based on the age of expression of extrathyroidal MTC. Such data are key to the basis of clinical approaches to management of the condition based on early molecular diagnostics and tailored intervention.

34. Kahraman T, de Groot JWB, Rou WEC, et al. Acceptable age for prophylactic surgery in children with multiple endocrine neoplasia type 2a. Eur J Surg Oncol 2003;29:331–5.

35. Sherman SI. Thyroid carcinoma. Lancet 2003; 361:501–11.

36. Vestergard P, Vestergard EM, Brockstedt H, et al. Codon Y791F mutation in a large kindred: is prophylactic thyroidectomy always indicated? World J Surg 2007;31:996–1001.

37. Costante G, Meringolo D, Durante C, et al. Predictive value of serum calcitonin levels for preoperative diagnosis of medullary thyroid carcinoma in a cohort of 5817 consecutive patients with thyroid nodules. J Clin Endocrinol Metab 2007;92:450–5.

38. Gourgiotis L, Sarlis NJ, Reynolds JC, et al. Localization of medullary thyroid carcinoma metastasis in a multiple endocrine neoplasia type 2A patient by 6-[^{18}F]-fluorodopamine positron emission tomography. J Clin Endocrinol Metab 2003;88:637–41.

39. Sclumberger M, Carlomagno F, Baudin E, et al. Novel therapeutic approaches to treat medullary thyroid carcinoma. Nat Clin Pract Endocrinol Metab 2008;4:22–32.

40. Grossman A, Pacak K, Sawka A, et al. Biochemical diagnosis and localization of phaeochromocytoma. Can we reach a consensus? Ann N Y Acad Sci 2006;1073:332–47.
This paper outlines a consensus approach established as an outcome of the first International Phaeochromocytoma Workshop, presenting the relative merits of a number of alternative testing strategies.

41. Ciampi R, Romei C, Cosci B, et al. Chromosome 10 and RET gene copy number alterations in hereditary

and sporadic Medullary Thyroid Carcinoma. Mol Cell Endocrinol 2012;348:176–82.

42. Neumann HPH, Bausch B, McWhinney SR, et al. Germ-line mutations in non-syndromic phaeochromocytoma. N Engl J Med 2002;346:1459–66.

43. Dahia PL, Ross KN, Wright ME, et al. A HIF1alpha regulatory loop links hypoxia and mitochondrial signals in pheochromocytomas. PLoS Genet 2005;1:72–80.

44. Yeh IT, Lenci RE, Qin Y, et al. A germline mutation of the KIF1B beta gene on 1p36 in a family with neural and nonneural tumors. Hum Genet 2008;124:279–85.

45. Qin Y, Yao L, King EE, et al. Germline mutations in TMEM127 confer susceptibility to pheochromocytoma. Nat Genet 2010;42:229–33.

46. McWhinney SR, Pasini B, Stratakis CA. Familial gastrointestinal stromal tumours and germ-line mutations. N Engl J Med 2007;357:1054–6.

47. Astuti D, Latif F, Dallol A, et al. Gene mutations in the succinate dehydrogenase subunit SDHB cause susceptibility to familial phaeochromocytoma and to familial paraganglioma. Am J Hum Genet 2002;69:49–54.

48. Peczkowska M, Cascon A, Prejbbisz A, et al. Extraadrenal and adrenal pheochromocytomas associated with a germline SDHC mutation. Nat Clin Pract Endocrinol Metab 2008;4:1111–5.

49. Benn DE, Gimenez-Roqueplo AP, Reilly JR, et al. Clinical presentation and penetrance of pheochromocytoma/paraganglioma syndromes. J Clin Endocrinol Metab 2006;91:827–36.

50. Neumann HP, Pawlu C, Peczkowska M, et al. European–American Paraganglioma Study Group. Distinct clinical features of paraganglioma syndromes associated with SDHB and SDHD gene mutations. JAMA 2004;292:943–51.

51. Astuti D, Douglas F, Lennard TWJ, et al. Germline SDHD mutation in familial phaeochromocytoma. Lancet 2001;357:1181–2.

52. Pigny P, Vincent A, Cardot Bauters C, et al. Paraganglioma after maternal transmission of a succinate dehydrogenase gene mutation. J Clin Endocrinol Metab 2008;93:1609–15.

53. Yeap PM, Tobias ES, Mavraki E. Molecular analysis of pheochromocytoma after maternal transmission of SDHD mutation elucidates mechanism of parent-of-origin effect. J Clin Endocrinol Metab 2001;96:E2009–13.

54. Kaltsas GA, Mukherjee JJ, Foley R, et al. Treatment of metastatic phaeochromocytoma with ^{131}I-metaiodobenzylguanidine (MIBG). Endocrinologist 2003;13:321–33.

55. Baysal BE, Willet-Brozick JE, Lawrence EC, et al. Prevalence of SDHB, SDHC and SDHD germline mutations in clinic patients with head and neck paragangliomas. J Med Genet 2002;39:178–83.

56. Taschner PE, Jansen JC, Baysal BE, et al. Nearly all hereditary paragangliomas in the Netherlands are caused by two founder mutations in the SDHD gene. Genes Chromosomes Cancer 2001;31:274–81.

57. Bayley JP, van Minderhout I, Weiss MM, et al. Mutation analysis of SDHB and SDHC: novel germline mutations in sporadic head and neck paraganglioma and familial paraganglioma and/or pheochromocytoma. BMC Med Genet 2006;7:1.

58. van Nederveen FH, Gaal J, Favier J, et al. An immunohistochemical procedure to detect patients with paraganglioma and phaeochromocytoma with germline SDHB, SDHC, or SDHD gene mutations: a retrospective and prospective analysis. Lancet Oncol 2009;10:764–71.

59. Ricketts C, Woodward ER, Killick P, et al. Germline SDHB mutations and familial renal cell carcinoma. J Natl Cancer Inst 2008;100:1260–2.

60. Vanharanta S, Buchta M, McWhinney SR, et al. Early-onset renal cell carcinoma as a novel extraparaganglial component of SDHB-associated heritable paraganglioma. Am J Hum Genet 2004;74:153–9.

61. Carney JA, Stratakis CA. Familial paraganglioma and gastric stromal sarcoma: a new syndrome distinct from the Carney triad. Am J Med Genet 2002;108:132–9.

62. Gaal J, Stratakis CA, Carney JA, et al. SDHB immunohistochemistry: a useful tool in the diagnosis of Carney–Stratakis and Carney triad gastrointestinal stromal tumors. Mod Pathol 2011;24:147–51.

63. Stratakis CA, Carney JA. The triad of paragangliomas, gastric stromal tumours and pulmonary chondromas (Carney triad), and the dyad of paragangliomas and gastric stromal sarcomas (Carney–Stratakis syndrome): molecular genetics and clinical implications. J Intern Med 2009;266:43–52.

64. Online Mendelian Inheritance in Man, OMIM®. Baltimore, MD: Johns Hopkins University. MIM Number: 145000. World Wide Web URL: http://omim.org/entry/145000; [accessed 22.05.12].

65. Hannan FM, Nesbit MA, Christie PT, et al. Familial isolated primary hyperparathyroidism caused by mutations of the MEN1 gene. Nat Clin Pract Endocrinol Metab 2008;4:53–8.

66. Perrier ND, Villablanca A, Larsson C, et al. Genetic screening for MEN-1 mutations in families presenting with familial primary hyperparathyroidism. World J Surg 2002;26:907–13.

67. Online Mendelian Inheritance in Man, OMIM®. Baltimore, MD: Johns Hopkins University. MIM Number: 145980. World Wide Web URL: http://omim.org/entry/145980; [accessed 22.05.12].

68. Online Mendelian Inheritance in Man, OMIM®. Baltimore, MD: Johns Hopkins University. MIM Number: 239200. World Wide Web URL: http://omim.org/entry/239200; [accessed 22.05.12].

69. Chen JD, Morrison C, Zhang C, et al. Hyperparathyroidism–jaw tumour syndrome. J Intern Med 2003;253:634–42.

70. Cetani F, Pardi E, Giovannetti A, et al. Genetic analysis of the MEN1 and HPRT2 locus in two Italian kindreds with familial isolated hyperparathyroidism. Clin Endocrinol (Oxf) 2002;56:457–64.

71. Shattuck TM, Valimaki S, Obara T, et al. Somatic and germ-line mutations of the HRPT2 gene in sporadic parathyroid carcinoma. N Engl J Med 2003;349:1722–9.

72. Lonser RR, Glen GM, Walther M, et al. Von Hippel–Lindau disease. Lancet 2003;361:2059–67.

73. Friedrich CA. Genotype–phenotype correlation in von Hippel Lindau syndrome. Hum Mol Genet 2001;10(7):763–7.

74. Hes FJ, Hoppener JWM, Lips CJM. Phaeochromocytoma in von Hippel–Lindau disease. J Clin Endocrinol Metab 2003;88:969–74.

75. Koch CA, Mauro D, Walhter MM, et al. Phaeochromocytoma in von Hippel–Lindau disease: distinct histopathologic phenotype compared to phaeochromocytoma in multiple endocrine neoplasia type 2. Endocr Pathol 2002;13:17–27.

76. Eisenhofer G, Walther MM, Huynh T-T, et al. Phaeochromocytomas in von Hippel–Lindau syndrome and multiple endocrine neoplasia type 2 display distinct biochemical and clinical phenotypes. J Clin Endocrinol Metab 2001;86:1999–2008.

77. Grossman A, Pacak K, Sawka A, et al. Biochemical diagnosis and localization of phaeochromocytoma. Can we reach a consensus? Ann N Y Acad Sci 2006;1073:332–47.

78. Friedman JM. Neurofoibromatosis 1. In: GeneReviews at GeneTests Medical Genetics Information Resource (database online). Seattle©: University of Washington; 1997–2012. Available at http://www.ncbi.nlm.nih.gov/books/NBK1109/; [accessed 22.05.12].

79. Eng C. PTEN hamartoma tumor syndrome. In: GeneReviews at GeneTests Medical Genetics Information Resource (database online). Seattle©: University of Washington; 1997–2012. Available at http://www.ncbi.nlm.nih.gov/books/NBK1488/; [accessed 22.05.12].

80. Tan MH, Mester J, Ngeow J, et al. Lifetime cancer risks in individuals with germline PTEN mutations. Clin Cancer Res 2012;18:400–7.

81. Gujrati M, Thomas C, Zelby A, et al. Bannayan Zonana syndrome: a rare autosomal dominant syndrome with multiple lipomas and haemangiomas: a case report and review of the literature. Surg Neurol 1998;50:164–8.

82. Celebi JT, Tsou HC, Chen FF, et al. Phenotypic findings of Cowden syndrome and Bannayan–Zonana syndrome in a family associated with a single germline mutation in PTEN. J Med Genet 1999;36:360–4.

83. Capezzone M, Cantara S, Marchisotta S, et al. Telomere length in neoplastic and non-neoplastic tissues of patients with familial and sporadic papillary thyroid cancer. J Clin Endocrinol Metab 2011;96:E1852–6.

84. Online Mendelian Inheritance in Man, OMIM®. Baltimore, MD: Johns Hopkins University. MIM Number: 606240. World Wide Web URL: http://omim.org/entry/606240; [accessed 22.05.12].

85. Online Mendelian Inheritance in Man, OMIM®. Baltimore, MD: Johns Hopkins University. MIM Number: 603386. World Wide Web URL: http://omim.org/entry/603386; [accessed 22.05.12].

86. Bulow C, Bulow S, Group LCP. Is screening for thyroid carcinoma indicated in familial adenomatous polyposis. Int J Colorectal Dis 1997;12:240–2.

87. Schneider K, Garber J. Li Fraumeni syndrome. In: GeneReviews at GeneTests Medical Genetics Information Resource (database online). Seattle: ©University of Washington; 1997–2012. Available at http://www.ncbi.nlm.nih.gov/books/NBK1311/; [accessed 22.05.12].

88. Carney JA. Discovery of the Carney complex, a familial lentiginosis–multiple endocrine neoplasia syndrome: a medical odyssey. Endocrinologist 2003;13:23–30.

89. Stratakis CA, Kirschner LS, Carney JA. Clinical and molecular features of the Carney complex: diagnostic criteria and recommendations for patient evaluation. J Clin Endocrinol Metab 2001;86:4041–6.

90. Online Mendelian Inheritance in Man, OMIM®. Baltimore, MD: Johns Hopkins University. MIM Number: 610489. World Wide Web URL: http://omim.org/entry/610489; [accessed 22.05.12].

91. Online Mendelian Inheritance in Man, OMIM®. Baltimore, MD: Johns Hopkins University. MIM Number: 255960. World Wide Web URL: http://omim.org/entry/255960; [accessed 18.02.13].

92. Groussin L, Jullian E, Perlemoine K, et al. Mutations of the PRKAR1A gene in Cushing's syndrome due to sporadic primary pigmented nodular adrenocortical disease. J Clin Endocrinol Metab 2002;87:4324–9.

93. Vezzosi D, Cartier D, Régnier C, et al. Familial adrenocorticotropin-independent macronodular adrenal hyperplasia with aberrant serotonin and vasopressin adrenal receptors. Eur J Endocrinol 2007;156:21–31.

94. Fragoso MCBV, Domenice S, Latronico AC, et al. Cushing's syndrome secondary to adrenocorticotropin-independent macronodular adrenocortical hyperplasia due to activating mutations of GNAS1 gene. J Clin Endocrinol Metab 2003;88:2147–51.

95. Jackson RV, Lafferty A, Torpy DJ, et al. New genetic insights in familial hyperaldosteronism. Ann N Y Acad Sci 2002;970:77–88.

96. Lifton RP, Dluhy RG, Powers M, et al. A chimaeric 11-beta-hydroxylase/aldosterone synthase gene causes glucocorticoid-remediable aldosteronism and human hypertension. Nature 1992;355:262–5.

97. Choi M, Scholl UI, Yue P, et al. K⁺ channel mutations in adrenal aldosterone-producing adenomas and hereditary hypertension. Science 2011;331:768–72.

第 5 章　胰腺内分泌肿瘤

Robin M. Cisco，Jeffrey A. Norton　著

杨尹默　邓力宾　刘　畅　马永蕨　译

概述

胰腺神经内分泌肿瘤（pancreatic neuroendocrine tumours，pNETs）是腹部最常见的内分泌肿瘤，依激素分泌情况分为功能性和无功能性两类。功能性 pNETs 常伴随激素相关临床症状；无功能性 pNETs 除无症状偶然发现外，多表现为肿瘤压迫或转移的相关症状。最常见的功能性 pNETs 是胃泌素瘤和胰岛素瘤，其余临床少见（表 5.1）。可根据症状与异常激素的类型再进一步分类。激素分泌过量可能危及生命，因此确诊并手术切除肿瘤很有必要。此外，尽管 pNETs 具有恶变潜能，但其恶性程度较胰腺癌低，大多数患者可通过手术切除获益。

表 5.1　胰腺内分泌肿瘤的特点

肿瘤	发病率（每年每百万人口中发病人数）	分泌的激素	症状或体征	诊断	位于十二指肠	位于胰腺	恶性率	合并多发性内分泌瘤病 1 型（MEN-1）
胃泌素瘤	0.1~3	促胃液素（胃泌素）	溃疡引起的疼痛、腹泻、食管炎	空腹血清胃泌素＞100pg/ml，基础胃酸分泌量＞15mEq/h	38%	62%	60%~90%	20%
胰岛素瘤	1	胰岛素	低血糖	标准禁食试验	0	＞99%	5%	5%~10%
血管活性肠肽瘤		血管活性肠肽	水样泻、低钾血症、胃酸过少	空腹血浆血管活性肠肽＞250pg/h	15%	85%	60%	＜5%
胰高血糖素瘤		胰高血糖素	皮疹、体重减轻、营养不良、糖尿病	空腹血浆胰高血糖素＞500pg/h	0	＞99%	70%	＜5%
生长抑素瘤		生长抑素	糖尿病、胆石症、脂肪泻	空腹血浆生长抑素浓度升高	50%	50%	70%	＜5%
胰生长激素释放因子瘤	0.2	生长激素释放因子	肢端肥大症	空腹血浆生长激素释放因子浓度升高	0	100%	30%	30%

续表

肿瘤	发病率（每年每百万人口中发病人数）	分泌的激素	症状或体征	诊断	位于十二指肠	位于胰腺	恶性率	合并多发性内分泌瘤病1型（MEN1）
促肾上腺皮质激素瘤		促肾上腺皮质激素	库欣综合征	24h尿游离皮质醇＞100ug；血浆促肾上腺皮质激素＞50pg/h；地塞米松抑制实验阴性，促肾上腺皮质激素释放激素不能抑制	0	100％	100％	＜5％
甲状旁腺激素相关肽瘤		甲状旁腺激素相关肽	高钙血症、骨痛	血清钙离子＞11mg/dl；血清甲状旁腺素测不到；血清甲状旁腺激素相关肽升高	0	100％	100％	＜5％
神经降压肽瘤		神经降压肽	心动过速、低血压、低钾血症	空腹血浆神经降压素浓度升高		100％	＞80％	＜5％
降钙素瘤		降钙素	腹泻		罕见			
无功能性（胰多肽瘤）	1～2	胰多肽、嗜铬粒蛋白A、神经元特异性烯醇化酶	疼痛、出血、肿块	血浆胰多肽、嗜铬粒蛋白A或神经元特异性烯醇化酶浓度升高	0	＞99％	＞60％	80％～100％

胰岛素瘤

内源性胰岛细胞功能亢进于 1927 年首次报道，是第一个被发现的与胰腺激素分泌过多相关的综合征[1]。高胰岛素血症导致的低血糖是胰岛素瘤致病和致死的主要原因。胰岛素瘤的发病率约为 $1/10^6$（表5.1）[1]。与之相关的低血糖症状药物治疗效果不佳，在过去的 80 年里，手术是其主要治疗方式。与其他 pNETs 相比，胰岛素瘤有如下特点：90％的胰岛素瘤为良性，单发，常局限于胰腺内，没有局部浸润与区域淋巴结转移。肿瘤直径通常小于 2cm，有时可小至 6mm，因此在很多病例中难以定位[2]。

临床表现

患者最常因胰岛素分泌过量导致的低血糖症状就诊。急性低血糖的神经症状包括焦虑、头晕、反应迟钝、意识错乱、意识丧失、性情改变和癫痫等[2]。常发生在清晨，因患者一夜未进食而胰岛素仍持续过量分泌，此时葡萄糖储备量最低。大多数（80％）患者为避免低血糖症状而摄取过多热量，体重超重，一旦患者尝试节食控制体重，往往出现低血糖症状。此外，60%～75%的胰岛素瘤患者为女性，很多患者在未确诊前已就诊过精神科。其他一些患者常被误诊为神经科相关疾病，如癫痫、脑血管事件或一过性脑缺血。而且在确诊前的数年内，患者可能已经出现过危及生命的临床症状[2]。一篇包含 59 例胰岛素瘤患者的综述报道，从临床症状出现到确诊的时间间隔从 1 个月到 30 年不等，中位时间为 2 年[3]。正因为胰岛素瘤罕见，其低血糖的神经性症状特异性不高，当遇到难以用其他原因解释的低血糖相关神经症状时，应当高度怀疑胰岛素瘤。认真鉴别患者症状，合理运用简单、准确的生化检查，在致命的后遗症出现之前尽早确诊非常重要。

诊断

> ✅✅72h 禁食试验是诊断胰岛素瘤的标准方法。其中，最重要的指标为当患者出现低血糖症状时，其血浆胰岛素水平大于 $5\mu U/ml$[2,4]。注意排除人为因素导致的低血糖[5]。

1935 年，Whipple 通过仔细观察 32 例患者，总结出了诊断胰岛素瘤的 Whipple 三联征：①禁食后出现低血糖症状；②发作时血糖浓度低于 3mmol/L；③摄取葡萄糖后低血糖症状缓解[1]。不合理使用外源性胰岛素或口服降糖药也可导致低血糖症状，并被误诊为胰岛素瘤[5]，此类患者多从事医疗相关工作或有亲属患糖尿病。胰岛素瘤的确诊须在严格监控的 72h 禁食试验中进行多次生化检查，必要时运用气相色谱-质谱法测定尿中磺脲浓度，以排除口服降糖药的影响。

标准禁食试验

标准禁食试验须在医院内进行。开始前应测定患者的记忆力、计算力和协调性的基线水平（图 5.1）。试验前，患者静脉须留置一个肝素化导管，试验开始后患者只能喝无糖饮料。试验过程需要密切监护，每 6h 检测 1 次血糖浓度与体内免疫反应性胰岛素的浓度。当血糖浓度降到 3mmol/L 以下时，应缩短采集血样的时间间隔（每小时 1 次甚至更短），同时更加密切地关注患者的症状。当出现低血糖的神经症状时，应立即采血，测量患者血清胰岛素、C 肽、胰岛素原的浓度（图 5.1），随即补充葡萄糖，并结束试验。如果患者 72h 内未出现相应症状，也应结束试验，并记录下 72h 内胰岛素与血糖的浓度变化。

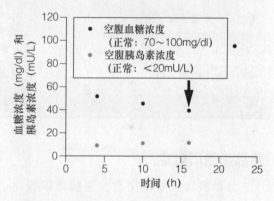

图 5.1　一例胰岛素瘤患者的禁食试验结果。患者为一名 48 岁的中年女性，在 ICU 完成此次试验，患者在第 16h（箭头所示）时出现了急性发作的意识错乱和视力模糊。此时患者的血糖为 40mg/dl，血浆胰岛素为 $12\mu U/ml$，胰岛素原为 87pmol/L（正常值：3～20pmol/L）。静脉注射葡萄糖后症状立即缓解。此过程中最具诊断意义的生化指标是在低血糖症状出现时血糖水平低而血浆胰岛素高于 $5\mu U/ml$

约 60%的胰岛素瘤患者在试验开始后24h 内出现低血糖症状[4]。约 16%的患者在血糖浓度尚高于 2.5mmol/L 时即可出现症状[2]。约 85%的患者在 72h 禁食试验中血糖浓度最终会低于 2.5mmol/L（表 5.2）。最具诊断意义的指标是当出现低血糖并伴有症状时，患者血浆中免疫反应性胰岛素浓度仍高于 $5\mu U/ml$[4]。此类患者血浆胰岛素浓度常高于 $10\mu U/ml$[2]。正常人即使在长时间测试中也不会释放胰岛素原（胰岛素的前体），而部分胰岛素瘤患者可释放大量未经酶切的胰岛素原。胰岛素原不具有生物活性，所以这类患者在长时间的禁食试验中不出现低血糖症状。在出现低血糖症状或禁食试验结束时，测定血浆胰岛素原类似物的浓度，若胰岛素原类似物浓度升高大于 25% 或者胰岛素原类似物与免疫反应性胰岛素的比值升高，也可以诊断胰岛素瘤[2,4]。内源性胰岛素过量分泌的同时也会导致 C 肽增加。C 肽是胰岛素原被酶水解时所产生的一种无生物活性的副产品。大多数胰岛素瘤患者的 C 肽水平高于 $1.7ng/ml$[2]。血清胰岛素原与 C 肽水平增高可以有效地除外人为因素导致的低血糖症状，因为外源性胰岛素不但没有这两种成分，反而抑制这两种成分的生成。13%~22% 的胰岛素瘤患者血清胰岛素原与 C 肽水平并不升高。综上，行禁食试验，试验过程中禁用外源性胰岛素是诊断胰岛素瘤和排除人为因素导致的低血糖症状的最好方法。遗憾的是，该试验不能鉴别 MEN1 型与散发型胰岛素瘤[4]。

表 5.2　标准禁食试验中胰岛素瘤与人为因素导致的低血糖的鉴别

检测项目	空腹正常范围	胰岛素瘤	人为因素导致的低血糖	敏感性
血糖	90~150mg/dl	<40mg/dl	<40mg/dl	99%
免疫反应性胰岛素（IRI）	<5μU/ml	升高	升高（通常>10μU/ml）	100%
C 肽	<1.7ng/ml	升高	正常	78%
胰岛素原类似物（PLC）	<0.2ng/ml	升高	正常	85%
PLC/IRI	<25%	升高	正常	87%

胰岛细胞增生症

诊断胰岛素瘤须注意鉴别胰岛细胞增生症，后者是一种在婴儿期就开始出现的胰岛细胞功能亢进与调节障碍，以高胰岛素血症与低血糖相关症状为主要表现。二者最关键的鉴别点在于症状起始时间不同。胰岛细胞增生症多数在出生后 18 个月内发病。因增生的细胞累及整个胰腺，约半数患儿需要行保留脾的胰腺次全切除术（切除 95% 的胰腺）[6-7]。

成人胰岛细胞增生症也曾有报道，最近一次报道见于因肥胖而行胃旁路手术的患者[8]，总体上成人胰岛细胞增生症极其罕见。美国 Mayo 诊所的一篇综述分析了 1927 年以来的超过 300 例高胰岛素、低血糖患者，仅有 5 例成人患者被确诊为胰岛细胞增生症[9]。此外，生化检查（血糖、胰岛素和 C 肽）并不能区分胰岛素瘤与胰岛细胞增生症，并且胰岛细胞增生症患者也可能合并胰岛素瘤。所以，诊断成人胰岛细胞增生症必须相当谨慎，同时不应遗漏对胰岛素瘤的排查。

处理

低血糖的药物治疗

药物治疗的目的是控制高胰岛素血症所致的低血糖症状，避免出现危及生命的后遗症。对于急性低血糖患者，静脉输注葡萄糖可迅速恢复正常的血糖浓度。多次高糖饮食和夜间加餐可使患者避免在诊断、定位与术前准备期间出现低血糖症状。而对于在两餐之间仍出现低血糖症状的患者，可每日口服二氮嗪 400～600mg。二氮嗪抑制胰岛素分泌，对 50% 的胰岛素瘤患者有效。但该药也有一些副作用：50% 的患者出现水肿、体重增加、多毛等症状，10% 出现恶心[9]。术前 1 周应停用二氮嗪，以避免术中低血压。钙离子通道阻滞剂与苯妥英钠也能抑制部分患者体内的胰岛素分泌。但是，希望长期通过药物控制胰岛素瘤患者的低血糖症状并不可行。外科医师必须充分了解患者对药物的反应，以评估手术干预的最佳时机。

奥曲肽是一种人工合成的长效生长抑素类似物，对血管活性肠肽瘤和类癌引起的症状可能有效。因其抑制胰岛素分泌的作用不确切[10]，不推荐用于胰岛素瘤的常规治疗。在胰岛素瘤患者中使用同位素标记的奥曲肽显像，结果也同样令人失望。因此，长期使用药物控制低血糖症状仅适用于极少部分（小于 5%）经术前检查和开腹探查仍未能定位、未能切除的患者，以及已有远处转移的恶性胰岛素瘤患者。对于恶性胰岛素瘤和顽固性低血糖患者，有时甚至只能植入葡萄糖泵持续泵入葡萄糖[9]。

术前定位

> ✅ 事实上，经验丰富的外科医师可结合术前检查与术中超声来定位胰岛素瘤[11]。切忌盲目施行胰腺切除术。

经过生化检查确诊胰岛素瘤后，必须定位肿瘤并除外无法手术切除的转移灶。精确定位是治疗中最困难的问题，因为胰岛素瘤通常单发且体积很小。

无创检查

原发肿瘤定位和转移灶评估应首选无创检查。CT 和 MRI 均可发现小至 1cm 的胰腺肿瘤（表 5.3）。如果选择 CT，应按照胰腺专有标准实施增强、薄层 CT，肿瘤在动脉期呈明显强化（图 5.2a）。最新研究表明，CT 诊断胰岛素瘤的敏感性为 40%～80%[12-13]。胰岛细胞瘤在 MRI 的 T2 加权像中呈现高信号（图 5.2b）。MRI 与 CT 的敏感性相当，肿瘤越大，MRI 敏感性越高[14]。

恶性胰岛素瘤十分罕见，几乎都大于 4cm，很容易被 CT 或 MRI 发现。有大的转移结节和肝转移同样容易发现。术前应当评估转移灶是否可切除，以制订合适的手术方案，避免不必要的手术。

有创检查

高达 50% 的胰岛素瘤因太小而不能被无创的影像检查发现。因此，各种敏感性更高的有创检查方法被用于术前定位。超声内镜（endoscopic ultrasound，EUS）就是一种安全、高效的检查方法，特别是针对 CT 无法发现的肿瘤[15]。EUS 可以发现小至 2～3mm 的肿瘤，比 CT 和 MRI 的检查阈值更低[16-17]，是检查胰腺内肿瘤最敏感的方法。

对胰腺行 EUS 检查，需进镜至十二指肠，向球囊中注射盐水，使球囊膨胀至肠壁，使用 5～10MHz 探头透过胃肠壁显示胰腺的图像。在十二指肠与胰腺的交界处移动探头可发现胰头部直径小至 2～3 mm 的肿瘤。进镜到十二指肠水平部可充分显示钩突部。将探头置于胃中，透过胃后壁可显示胰体和胰尾的胰岛素瘤。胰岛素瘤超声下呈边界清晰的圆形均质低回声团块，容易与周围正常胰腺区分。EUS 对胰岛素瘤的敏感性为 70%～94%[18-19]。检出率最高的是胰头部肿瘤（83%～100%），因为胰头可以从三个角度（十二指肠水平部、十二指肠球部和胃部）进行观察。胰体和胰尾部肿瘤检出率比较低（37%～60%），因为胰体与胰尾的肿瘤只能通过胃部来观察[20]。

表 5.3　胰岛素瘤与胃泌素瘤定位的敏感性研究

研究	肿瘤定位的百分比				
	胰岛素瘤	胃泌素瘤			
		全部	胰腺	十二指肠	肝转移
术前无创检查					
腹部 CT	40%～80%	50%	80%	35%	50%
腹部 MRI	11%～43%	25%			83%
奥曲肽显像	0～50%	88%			
术前有创检查					
超声内镜	70%～90%	85%	88%～100%	＜5%	＜5%
选择性动脉造影	40%～70%	68%		34%	86%
＋钙刺激	88%～94%	—			
＋注射促胰液素（胰泌素）	—	90%～100%			
未定位的原发肿瘤	10%～20%	15%			
术中检查					
触诊	65%	65%	91%	60%	
术中超声	75%～100%	83%	95%	58%	
十二指肠切开	—	—	—	100%	
未定位的原发肿瘤	1%	5%			

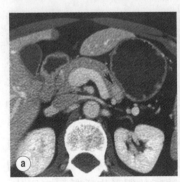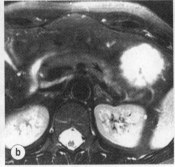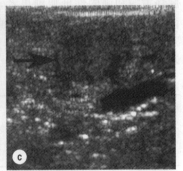

图 5.2　术前与术中影像显示胰体尾交界处的一个大小为 1.3cm×1.3cm 的胰岛素瘤（箭头所指处）。（**a**）动脉期 CT 扫描显示肿瘤强化。（**b**）T2 加权像 MRI 显示肿瘤呈高信号。（**c**）超声内镜下肿瘤表现为低回声，而正常胰腺组织回声更强

　　尽管 EUS 对胰岛素瘤的诊断优势明显，但也存在局限性。首先，EUS 有可能出现假阳性结果，如副脾和胰内淋巴结等。其次，EUS 在评估肿瘤恶性程度、识别带蒂肿瘤，以及区分较大肿瘤与胰腺实质等方面存在不足[21]。

　　若经 CT、MRI 和 EUS 都未发现肿瘤，可尝试动脉钙刺激试验（图 5.3）。此方法依赖胰岛素瘤的功能活性（如胰岛素的过度分泌），而与肿瘤大小无关。在供应胰头

的动脉（胃十二指肠动脉和肠系膜上动脉）和供应胰体、胰尾的动脉（脾动脉）分别插入导管，并向每根动脉分别连续注入少量葡萄糖酸钙（0.025mg 当量钙离子/千克体重）。从肝右静脉置入导管并采集血液以检测胰岛素浓度。钙离子刺激胰岛素瘤分泌的胰岛素量显著增加。若测得的胰岛素浓度升高超过 2 倍，表明肿瘤位于注入钙剂的动脉所灌注的区域（图 5.3）。这种方法可识别胰腺中含有肿瘤的区域（胰头、胰体或者胰尾）。此外，注射对比剂还能显示肿瘤的血供，并通过显像确认肿瘤的位置。这些特征结合起来，有助于发现 MEN1 患者的胰岛素瘤，这类患者可有多发的 pNETs。钙刺激试验的敏感性为 88% ~ 94%，并且很少有假阳性结果（表 5.3）[22]。

即使完成了所有术前检查，仍有小部分胰岛素瘤不能被定位。但若禁食试验已经确诊为胰岛素瘤，推荐行手术探查，探查时行触诊和术中超声。由经验丰富的外科医师实施手术探查，这类患者大多数（>90%）仍可发现肿瘤并予以切除[1,23]。回顾性研究表明，手术探查与术中超声结合可发现几乎所有的胰岛素瘤[20,24]。

手术处理

开腹探查

与胃泌素瘤不同，几乎所有胰岛素瘤都位于胰腺内，但可能在胰腺任何位置[2]。因此，对于术前未能定位的胰岛素瘤，应行全胰腺探查，包括胰头、胰体和胰尾。这需采取 Kocher 切口，打开十二指肠外侧的后腹膜，游离十二指肠降部和胰头，并分离胰腺下缘和后缘，以便探查胰体和胰尾（图 5.4）。仔细探查整个胰腺表面，胰岛素瘤多呈棕红色或紫色团块。因为胰头组织厚，位于胰头中心的小肿瘤不易被触及，必须充分游离整个胰头，以便肉眼观察以及用拇指和食指触诊。离断脾的韧带使脾游离，则可充分地探查和触诊胰尾。

术中超声是发现胰岛素瘤的最佳方法。它可将探头置于胰腺表面进行检查，将其浸在盐水中可最大限度提高图像质量。频率为 10MHz 或 7.5MHz 的实时探头焦距短，分辨率高，最常使用。胰岛素瘤超声下为透声团块，与胰腺实质分界清楚，胰腺实质则为更密集的均匀回声（图 5.2c）。

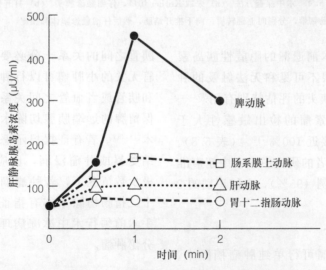

图 5.3　胰尾胰岛素瘤的钙剂血管造影。钙剂被选择性注入脾动脉、肠系膜上动脉、肝动脉和胃十二指肠动脉中。在注射钙剂前以及注射钙剂后的 0min、1min、2min 时分别从肝静脉采血测定胰岛素浓度。脾动脉中注入钙剂后 1min 和 2min 时，肝静脉中胰岛素浓度迅速显著增加。这一结果将胰岛素瘤定位在胰尾

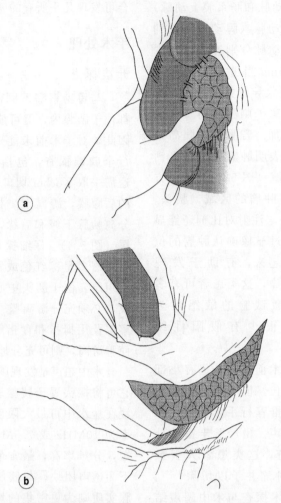

图 5.4 术中探查方法。(a) 采取 Kocher 切口，仔细触诊胰头。(b) 打开胃
结肠韧带，分别向上翻转胃，向下推开结肠，然后仔细触诊胰体和胰尾

术中超声可发现术前遗漏的隐匿性胰岛素瘤，以及其他肉眼不可见和无法触及的肿瘤[25]，尤其是对胰头的评估特别有用[2,23]。术中超声对胰岛素瘤的检出敏感性大于 75%[12,24]，几乎接近 100%[2,26]（表 5.3）。一项包含 37 例患者的研究中，术中超声准确识别了其中 35 例（95%），未能识别的 2 例都位于胰尾[11]。

胰岛素瘤的切除

良性胰岛素瘤可行单纯肿瘤摘除术。但根据肿瘤的大小、位置和与周围解剖结构的关系，有时需要行标准胰腺切除术。在切除肿瘤前，通过术中超声显示肿瘤和胰管之间的关系十分必要。与胰管和大血管无关的小肿瘤可以行肿瘤摘除术。如果和胰管或者血管之间关系密切，则建议行保留脾的远端胰腺切除术或胰腺次全切除术[11,25]。若有证据提示恶性，如胰周淋巴结受累或肿瘤浸润，也应行胰腺切除术。极少数情况下，若肿瘤摘除术不可行，胰十二指肠切除术亦有指征。传统上，结束手术前须行术中冰冻病理，确诊是神经内分泌肿瘤。

胰岛素瘤和 MEN1

约 10% 的胰岛素瘤发生在 MEN1 患者

身上，20％的 MEN1 患者患有胰岛素瘤。MEN1 患者的胰岛素瘤常多发且弥漫分布于整个胰腺。此外，MEN1 患者也可有多发的无功能性 pNETs。对 MEN1 合并胰岛素瘤患者，治疗目的是通过切断胰岛素分泌过多的源头来改善低血糖症状。而确定哪些肿瘤分泌了过多的胰岛素是困难所在。钙剂血管造影可以判断显像的肿瘤是否与胰岛素分泌过多相关。若胰岛素瘤位于胰体或胰尾，则需要行胰腺次全切除术或远端胰腺切除术，因为 MEN1 患者胰岛细胞瘤总是多发的。胰头的胰岛素瘤可行摘除术，也可行胰十二指肠切除术。而对于手术治疗失败、不能耐受手术或术中不能定位胰岛素瘤的散发胰岛素瘤患者，长期药物治疗亦是替代方案[27]。

腹腔镜手术

腹腔镜手术具有许多优势，包括住院时间短、痛苦少、切口小和恢复快等。因为胰岛素瘤通常为良性，体积较小且局限在胰腺内，所以腹腔镜手术是一种理想的手术方式。肿瘤摘除术和胰腺次全切除术（伴或不伴脾切除）均可在腹腔镜下完成[28-29]。此类微创手术适用于术前已被定位的良性肿瘤患者。有人提出腹腔镜手术仅适合于肿瘤位于胰体和胰尾的患者，但实际上，腹腔镜下行胰头胰岛素瘤摘除术亦可行。术前即使肿瘤已经定位，也应使用腹腔镜术中超声进一步证实肿瘤的位置。由于不能在腹腔镜探查中触诊，腹腔镜术中超声以及操作者的经验格外重要。既往研究表明，虽然腹腔镜手术时间较开放手术长，但由经验丰富的外科医师实施的腹腔镜胰腺切除术是安全的[30-31]。出现胰瘘等并发症以及需要某些操作时，则应中转开腹。

结果

绝大多数胰岛素瘤患者可以治愈，恢复正常的生活并长期生存（表 5.4）。准确定位并完整切除肿瘤使胰岛素瘤的治愈率大于 95％[2,11]。患者术后症状缓解，空腹血糖可恢复正常。尽管成功切除责任病灶使大多数 MEN1 胰岛素瘤患者术后暂时缓解，但术中遗漏的胰岛素瘤或转移灶仍可导致持续或反复发作的低血糖症状。

表 5.4　近期关于胰岛素瘤和局灶性胃泌素瘤的一系列研究成果

系列	例数	肿瘤发现率	初步缓解率
胰岛素瘤			
Brown 等人	36	100％	100％
Huai 等人	28	100％	100％
Hashimoto 和 Walsh	21	95％	94％
Lo 等人	27	100％	96％
Doherty 等人[2]	25	96％	96％
Grant 等人[12]	36	100％	97％
Hiramoto 等人[11]	37	37％	100％
胃泌素瘤			
Norton 等人[60]	123	86％/100％*	51％†
Mignon 等人	125	81％	26％
Howard 等人	11	91％	82％
Thompson 等人[55]	5	100％	100％

* 首次检查可发现 86％的胃泌素瘤，后续检查可发现 100％。

† 五年无病生存率保持在 49％

胃泌素瘤

胃泌素瘤的发病率为 $0.1/10^6 \sim 3/10^6$，是第二常见的功能性 pNETs（表 5.1）[33]。1955 年，Zollinger 和 Ellison 首先描述了该病的临床表现[34]。随着对佐林格-埃利森综合征（Zollinger-Ellison syndrome，ZES）的认识的不断加深和应用免疫法精确测定血清胃泌素浓度技术的推广，胃泌素瘤确诊率日益提高，这有利于患者早期得到治疗。但目前从症状出现到确诊平均周期仍长达 8 年之久，可见诊断方法有待进一步改进。

临床表现

胃泌素瘤分泌过量胃泌素，导致胃酸过多，进而引起上腹痛、腹泻和食管炎等一系列症状。其中以消化道溃疡最为常见，其次为消化液分泌过多和肠蠕动增加引起的腹泻。20％的 ZES 患者仅仅有腹泻的症状。严重患者出现伴或不伴食管狭窄的食管炎。约 20％的 ZES 患者合并 MEN1[1]。所以确诊 ZES 同时，必须排查是否合并MEN1。有明确的溃疡家族史、年轻的消化性溃疡患者、甲状旁腺功能亢进或垂体瘤相关的消化性溃疡都提示 MEN1 的可能。

ZES 患者常表现为十二指肠近端单发溃疡，与普通消化道溃疡相似。因此，"典型"的溃疡不能除外 ZES。所有需要手术治疗的消化性溃疡患者，术前都应常规检测空腹血清胃泌素浓度，以除外胃泌素瘤。经正规治疗后复发的溃疡、多发或少见位置（如远端十二指肠或空肠）的消化道溃疡，也应怀疑 ZES。此外，持续腹泻或无幽门螺杆菌感染的消化道溃疡患者也应筛查 ZES[35]。

诊断

对于疑似病例，应首先检测空腹血清胃泌素浓度（图 5.5）。几乎所有的 ZES 患者均伴有高胃泌素血症，后者的定义为血清胃泌素浓度＞100pg/ml[36]。因此，空腹血清胃泌素浓度正常可以除外 ZES。抑酸药［如质子泵抑制剂（proton-pump inhibitors，PPIs）或 H_2 受体拮抗剂］可导致血清胃泌素浓度假阳性升高，测定血清胃泌素浓度前须至少停药 1 周。

胃酸缺乏亦是高胃泌素血症的常见原因，测定胃酸分泌量可以排除这种情况（图 5.5）。98％的 ZES 患者基础胃酸分泌量（basal acid output，BAO）异常升高，大于 15mEq/h（先前已行减少胃酸分泌手术的患者＞5mEq/h）。测定胃内 pH 值是粗略判断胃酸分泌过多的简便方法。胃内 pH＞3 可基本排除 ZES，pH≤2 则为 ZES。

BAO 升高（＞15mEq/h）且空腹血清胃泌素浓度显著增加（＞1000pg/ml）可诊断 ZES。但是，许多 ZES 患者胃酸分泌升高同时，空腹血清胃泌素浓度（100～1000pg/ml）仅中度增加。对于这类患者，首选胰泌素刺激试验[1]。试验前患者需禁食一夜，静脉注射 2 U/ kg 胰泌素，并在注射前和注射后的 2min、5min、10min 和15min 采集血液样本。胃泌素较基线水平升高 200pg/ml 以上可诊断 ZES。但注意此测试敏感性并非 100％，约 15％的胃泌素瘤患者可出现阴性结果。

治疗

药物控制胃酸分泌过多

胃泌素瘤的治疗包括两部分：控制胃酸过量症状，去除有潜在恶性的肿瘤。H_2受体拮抗剂和 PPIs 的发展使药物控制胃酸分泌过多变得可能。ZES 患者通常需要 2～5 倍的抗溃疡药物剂量，以保持 BAO＜15mEq/h。每日口服奥美拉唑 20～40mg BID，通常可控制胃酸分泌过多。有反流性食管炎，或此前已行减少胃酸分泌手术（如胃大部切除术）的患者，应保持 BAO＜5mEq/h。在围术期应改为静脉应用等量的奥美拉唑。一旦胃酸分泌过多被控制，

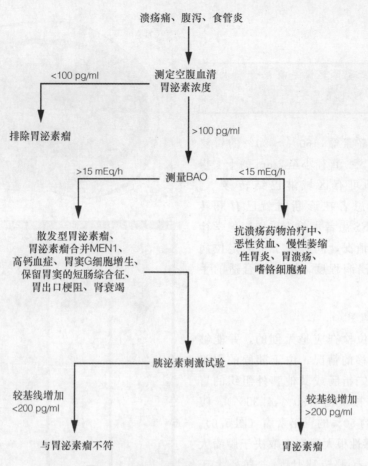

图 5.5　诊断和评估疑似 ZES 患者的流程图

几乎所有患者的上腹不适症状均可缓解，溃疡可愈合[37-38]。由于药物治疗对消化道溃疡十分有效，胃泌素瘤患者已不再需要实施胃全切除术。

　　药物控制胃酸分泌减少了溃疡相关并发症，胃泌素瘤的研究重点转移至其恶变潜能。ZES 患者长期存活的决定因素是原发肿瘤的生长及其转移扩散。肝转移的发生与肿瘤相关死亡率密切相关，手术切除原发肿瘤可减少肝转移的发生率。手术切除原发肿瘤的患者仅 3% 发生肝转移，而未手术治疗的患者肝转移发生率达 23%[39]。因此，当前 ZES 的手术目的已从控制胃酸分泌过多，转变为积极切除原发肿瘤和局限性转移灶。同时，外科手术还可使胃泌素水平恢复正常，避免长期药物治疗。长期高胃泌素血症与胃类癌的发生相关，正常胃泌素水平可带来重要的额外收益[40]。

　　长期采用药物控制胃酸分泌，使得 ZES 患者的自然病程难以明晰。一项对 212 例胃酸分泌得到良好控制的 ZES 患者的纵向研究表明，无一例患者死于胃酸过多相关的并发症[41]。肿瘤位于胰腺内（*vs.* 位于十二指肠）和肿瘤直径大于 3cm 提示胃泌素瘤致死风险增加。同时，较高的血清胃泌素浓度也预示肿瘤侵袭性更强。肝转移、骨转移或异位库欣综合征均提示预后不佳。这些结论支持早期手术干预和积极手术切除局限性肝转移。

术前定位

✅✅ 生长抑素受体显像是胃泌素瘤术前定位检查的一线选择[42-43]。

不同于胰岛素瘤，60%～90%的胃泌素瘤是恶性的[44]。直径小至2mm的十二指肠胃泌素瘤即可有区域淋巴结转移[45]。25%～40%的患者在诊断时就已有肝转移[46]。所有ZES患者术前应采取影像学检查评估肝转移情况，同时应于术前定位病灶，明确肿瘤浸润程度，以制订合适的手术方案。

无创定位检查

首选的定位检查应是无创的，并能够同时评估肝转移的情况。位于胰腺的胃泌素瘤较位于十二指肠或其他胰外组织的胃泌素瘤更容易被检出（80% *vs.* 35%）。腹部CT可检出约50%的胃泌素瘤（图5.6）。CT检查的敏感性很大程度上取决于肿瘤大小、位置以及有无转移灶[47]。直径大于3cm的胃泌素瘤可被CT检出，而直径小于1cm的胃泌素瘤很少能被CT检出。腹部MRI对于定位原发胃泌素瘤的敏感性较低（25%），但对于肝转移的检出敏感性高（表5.3）。胃泌素瘤的肝转移灶在MRI的T2加权像呈现高信号，伴有边缘环形强化。同时，MRI还能很好地区分胃泌素瘤肝转移与肝血管瘤。

生长抑素受体核素显像技术（somatostatin receptor scintigraphy，SRS）的出现使胃泌素瘤的术前定位有了显著提高[48]，该技术以生长抑素2型受体为靶点（图5.6）。因为大部分胃泌素瘤表达生长抑素2型受体，故SRS可以发现约80%的原发肿瘤，对转移灶的检查也优于CT或MRI[48]。SRS是目前针对胃泌素瘤的首选无创检查。

一些前瞻性研究对比了SRS和传统的

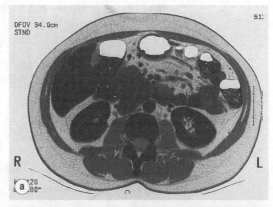

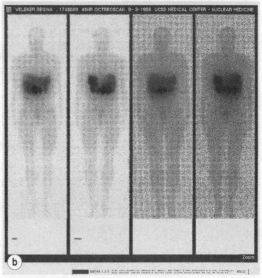

图5.6 术前CT扫描（a）与生长抑素受体显像（b）显示大的胃泌素瘤

影像学方法。在一项包含35例患者的前瞻性研究中，SRS的敏感性甚至高于联合应用其他几种方法（血管造影、CT、MRI、超声）[42]。SRS的检出率与肿瘤大小密切相关：30%直径小于1.1cm和96%直径大于2cm的胃泌素瘤可被检出。SRS的阳性结果强烈预示肿瘤的存在，但阴性预测值（33%～100%）变数颇大，因此不能仅靠阴性结果就排除诊断[49]。另一项包含146例患者的前瞻性研究表明：SRS的敏感性为71%，特异性为86%，阳性预测值为85%，阴性预测值为52%。这146例患者进行了480次SRS检查，其中假阳性率为

12%。而腹腔外的假阳性结果比腹腔内的假阳性结果更常见[50]。腹腔外的假阳性结果主要来自甲状腺、乳腺或肺部肉芽肿。腹腔内的假阳性结果主要来自位于既往手术部位的副脾和肾盂旁囊肿。仅有 2.7% 的假阳性结果改变了治疗方案，这说明警惕其他可导致 SRS 阳性结果的原因很重要。

有创定位方法

无创检查对于排除无法切除的转移灶意义重大，但对定位原发胃泌素瘤却效果不佳。术前采取有创检查定位原发胃泌素瘤十分必要。如前所述，EUS 对于胰腺内的 pNETs 敏感性高，有文献报道其对胰腺内胃泌素瘤的检出敏感性可达 75% ～ 94%[19]。同时 EUS 能够准确识别胃泌素瘤患者较小的淋巴结转移。但其对十二指肠壁的胃泌素瘤的敏感性令人失望，仅为 11%～50%[51]。因大部分胃泌素瘤位于十二指肠，EUS 的应用受此局限。

选择性血管造影曾被广泛用于定位胃泌素瘤。该试验通过选择性动脉注射胰泌素（selective arterial secretin injection, SASI），并分别采集肝静脉与外周静脉血液，测定并比较其中的胃泌素浓度，从而识别胃泌素瘤的动脉分布。但现在发现隐匿性胃泌素瘤几乎均位于十二指肠，使得 SASI 在 ZES 患者中的应用价值十分有限。

肿瘤根治术

散发的胃泌素瘤患者，若一般情况良好，且术前检查未发现不可切除的转移灶，应当行开腹探查，以期切除肿瘤。这类患者有望通过手术治愈。

手术入路

外科医师应做好肝切除准备，以防术中发现术前检查未检出的肝转移。切口应能充分显露整个胰腺、区域淋巴结和肝。

首先应探查是否有腹腔转移灶，尤其注意卵巢、空肠和网膜。其后触诊整个肝表面，明确有无转移灶。转移灶一般为黄褐色、质硬结节。肝深部的转移灶可以用 5MHz 的术中超声探查。所有可疑结节应被切除或活检，以除外恶性胃泌素瘤。一般来说，术前 MRI 及 SRS 未发现的肝转移灶往往比较小，在手术时容易切除。对肝门淋巴结和胰周的淋巴结也应当小心取样，以明确有无转移。

术中定位

> ✓✓ 十二指肠切开术被证实可提高胃泌素瘤的手术治愈率[52]，每一例 ZES 患者均应行此手术。

术中定位和切除肿瘤极具挑战，因为仅 2mm 的胃泌素瘤很可能藏在十二指肠壁。该病淋巴结转移的比例很高，原发肿瘤也可能就在淋巴结中[53-54]。因此最初发现的单个淋巴结可能是原发灶，也可能是非常小的转移灶。术前检查（如 SRS）可准确定位原发肿瘤和转移灶，有助于手术方案的制订，使得手术入路可直接针对包含肿瘤的区域。但术中定位仍是必要的，因为有 20%～40% 术前定位不明的患者可在术中发现肿瘤。

若想成功地在术中定位肿瘤，需要了解原发肿瘤的好发部位。胃泌素瘤三角是指一个由三点连线所构成的三角形区域。这三点分别是胰颈胰体结合部（中间点），胆囊管与胆总管结合部（上点），十二指肠第二、三部分结合部（下点）。此区域包含了超过 80% 的原发胃泌素瘤[55]。绝大多数胃泌素瘤位于十二指肠内。首先游离结肠肝曲，分离胃结肠韧带，打开网膜囊，以显露胰头及十二指肠。采取 Kocher 切口，切开后腹膜，游离胰头，仔细观察以及用拇指和食指触诊整个胰腺表面。术中超声对于定位胰腺内胃泌素瘤非常有用（表5.3）。游离胰腺下缘和后缘，用相似的方法检查胰体尾，以寻找少见的位于胰腺远端的胃泌素瘤。

人们逐渐认识到，位于十二指肠壁的胃泌素瘤所占比例很高[55-58]。而术中超声对十二指肠壁胃泌素瘤的检出效果不佳（表5.3），外科医师必须靠视诊、触诊及十二指肠切开术来寻找这些肿瘤。这些肿瘤通常很小（小于6mm），以至于难以触诊到。它们主要集中在十二指肠近端，越靠近远端所占比例越低（图5.7）。十二指肠切开术十分必要，它使外科医师可以直接检查十二指肠黏膜。一篇包含143例接受手术探查的散发ZES患者的综述报道，十二指肠切开术可明显提高术后及远期治愈率。十二指肠切开术对于发现小的十二指肠胃泌素瘤尤为重要，可发现90%小于1cm的肿瘤，而术前的影像检查只能发现其中的50%。这使得超过95%的胃泌素瘤最终会被经验丰富的外科医师发现[52,55,59-60]。因此十二指肠切开术可提高胃泌素瘤的检出率和治愈率[52]。

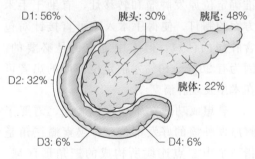

图5.7 胃泌素瘤在十二指肠和胰腺的分布情况。十二指肠胃泌素瘤主要集中在十二指肠近端，远端发病率较低。胰腺胃泌素瘤在胰尾最常见

5%～24%的胃泌素瘤仅存在于胰周淋巴结或肠周淋巴结，而无明确的胰腺或十二指肠原发肿瘤的证据[53,61-65]。这些肿瘤是原发于淋巴结，还是来源于胰腺或小肠的隐匿性肿瘤的转移灶尚存争议。在一项队列研究中，138例接受开腹探查的散发

ZES患者中，有10%符合肿瘤原发于淋巴结的标准，这类患者仅切除一个淋巴结就可获得长期治愈。通过平均10年的长期随访，表明其的确是原发于淋巴结的胃泌素瘤[53]。腹腔淋巴结中存在神经内分泌细胞也是肿瘤起源于淋巴结的一个佐证[54]。

一项前瞻性研究报道了8例非原发于胰腺、十二指肠或淋巴结的胃泌素瘤病例，这些病例中，肿瘤分别位于肝（3例）、胆总管（1例）、空肠（1例）、大网膜（1例）、幽门（1例）和卵巢（1例）[66]。还有一例报道位于心脏室间隔[67]。因此在胃泌素瘤的开腹探查中，如仔细探查十二指肠仍未发现肿瘤，应切除所有相关淋巴结，同时仔细检查所有潜在可疑的部位。

肿瘤切除

和胰岛素瘤一样，肿瘤切除术是散发胃泌素瘤的首选术式。肿瘤切除术适用于那些不与胰管和大血管相邻的胰腺内胰岛素瘤，否则需行胰腺切除术。十二指肠切开术可以准确定位和切除十二指肠胃泌素瘤。因肿瘤周围正常肠壁也被部分切除，所以应尽可能多地保留正常肠壁，以防止术后狭窄，同时应注意避免损伤肝胰壶腹。55%的十二指肠胃泌素瘤术后发现已存在淋巴结转移，而这类转移术中难以发现，因此术中常规行区域淋巴结清扫。虽然大多数胃泌素瘤是恶性的，但目前不推荐常规开展更为激进的手术方式（如胰十二指肠切除术），原因在于胃泌素瘤体积小，易摘除，疾病进展慢，后期可以通过药物治疗来减轻症状。但对于大的或局部侵袭性的肿瘤，实施胰十二指肠切除术（Whipple术）也是可行的。此外，Whipple术并发症的发生率和死亡率正逐步降低，是局部晚期胃泌素瘤和其他胰岛细胞瘤的一个备选术式[68]。

若术中发现已有淋巴结转移，也应积极手术，以期切除所有肉眼可见的肿瘤。

原因在于与其他肿瘤不同，50％～80％的胃泌素瘤伴有淋巴结转移，但单纯淋巴结转移而无肝转移和远处转移者并不减少其生存期[69-70]。根治性肿瘤切除术能够延长患者无病生存期和总生存期。胃泌素瘤致死的重要原因是合并肝转移或远处转移，这一比例达 25％～90％[69,71]。患者术后应密切随访，一旦发现血清胃泌素浓度升高，同时有影像检查发现肿瘤，应当考虑二次手术。约 1/3 的复发患者经手术治疗后可获得无瘤生存[72]。

胃泌素瘤和 MEN1

同时患有甲状旁腺功能亢进和 ZES 的 MEN1 患者应先行甲状旁腺切除术，因为切除甲状旁腺可使血钙恢复正常水平，而血钙正常可使血清胃泌素水平明显下降，这有助于药物控制 ZES[73]。对于患者是否应开腹探查尚存争议。早期研究表明，手术切除胃泌素瘤并不能治愈这类患者。而另外的研究表明，采取更为激进的手术方式可能有助 MEN1 患者的血清胃泌素水平恢复正常。但前瞻性研究表明，若采用严格的治愈标准来评价，MEN1/ZES 患者极少有被治愈的。术前腹部 CT 检查有助于评估肝转移情况，指导手术方案的制订。SRS 可进一步明确病灶的范围。在 MEN1/ZES 患者中，70％的胃泌素瘤位于十二指肠，约 50％的十二指肠胃泌素瘤为多发[74]。我们推荐对于 MEN1/ZES 患者，在开腹探查中常规行十二指肠切开术＋胰周淋巴结取样活检，同时摘除胰腺上可触及的肿瘤。

MEN1/ZES 患者的手术切除范围尚存在争议，只有少数研究有足够的病例可供分析术后效果。Thompson 及其同事主张更为激进的手术方式[75]。在一项包含 34 例接受手术治疗的 MEN1/ZES 患者的队列研究中，68％的患者血清胃泌素水平恢复正常，15 年生存率达到了 94％。他主张行远端胰腺切除术（因为这些患者的胰颈、胰体和胰尾可同时有神经内分泌肿瘤）、胰头或钩突肿瘤切除术、十二指肠切开术（以切除十二指肠球部到升部的所有肿瘤）和胰周淋巴结清扫术[75-76]。但研究表明，尽管采取扩大范围的十二指肠探查术，仅 16％的 MEN1/ZES 患者能在术后达到无病生存状态，而术后 5 年这一比例降至 5％。与之相比，散发 ZES 的手术治愈率约为 40％[60]。因此我们推荐，对于 MEN1/ZES 患者，手术探查仅适用于影像检查提示肿瘤大于 2cm 的情况。在这种情况下开展手术的目的是为了防止肿瘤肝转移，而不是治愈 ZES。

结果

> ✅✅ 推荐对所有散发 ZES 患者行手术探查。此外，已有证据表明对于散发型及肿瘤大于 2.5cm 的 MEN1/ZES 患者，手术治疗可以提高其长期存活率。

散发 ZES 患者行根治性切除术的治愈率可达到 60％，且 40％的患者在术后 5 年的随访中保持无病生存状态[60]。散发型及肿瘤大于 2.5cm 的 MEN1/ZES 患者，手术治疗可提高其长期存活率。在一项前瞻性研究中，研究者将一般情况和肿瘤特性相似的患者随机分为手术组和非手术组，结果显示，与非手术组相比，手术组患者有较低的肝转移率（5％ vs. 29％，$P = 0.000\ 2$）和疾病相关死亡率（1％ vs. 23％，$P < 0.000\ 01$），且 15 年存活率高（93％ vs. 73％，$P = 0.000\ 2$）[77]。发病时已合并肝转移的患者的总生存率差，仅为 20％～38％[69]。因此，推荐对所有散发型及肿瘤大于 2.5cm 的 MEN1/ZES 患者行手术治疗。

无功能性 pNETs

无功能性 pNETs 发病率为 $1/10^6 \sim 2/10^{6[78]}$。近年来，随着这类肿瘤在因其他目的而进行的横断面扫描中越来越多地被发现，该病发病率有所升高。尽管被归类为无功能性 pNETs（non-functional pNETs，NFpNETs），它们实际上仍可分泌多种激素和肽类物质，包括神经降压肽、胰多肽、嗜铬粒蛋白 A 和神经元特异性烯醇化酶等[78]。在免疫组化检查中，这些物质可能会被误染为胰岛素、胃泌素或生长抑素，但血清中这些激素水平并不高，患者也无相关临床症状。$60\% \sim 100\%$ 的 NFpNETs 患者血浆嗜铬粒蛋白 A 升高，所以后者可以用于监测疾病进展、预测复发和评价疗效[79-80]。

有症状的 NFpNETs 在发病时通常比功能性 pNETs 要大，因为 NFpNETs 的症状源自肿瘤占位效应，包括腹痛、黄疸和梗阻等。超过 60% 的患者在诊断时就已合并肝转移。对于 NFpNETs 而言，主张积极手术治疗，包括切除局限性肝转移灶。但术前必须鉴别胰腺癌，SRS 和组织活检在这方面很有帮助[81]。

对于小的偶发 NFpNETs 的处理方式仍有争议。一些学者提倡随访观察。但越来越多的证据表明，即使小的 NFpNETs 也可能具有侵袭性，并可导致淋巴结转移和肝转移[82]。此外，肿瘤的组织学表现（高分化或低分化）与预后关联不大。基于此，我们提倡对小的偶发 NFpNETs 至少应行切除术，以利于评价淋巴结情况。

其他罕见的 pNETs

其他 pNETs 包括血管活性肠肽瘤、胰高血糖素瘤、生长抑素瘤、胰生长激素释放因子瘤、促肾上腺皮质激素瘤、甲状旁腺激素相关肽瘤及神经降压肽瘤等（表5.1）。这些肿瘤的发病率小于 $0.2/10^6$。总体来说，恶性率较高，类似于胃泌素瘤。此类肿瘤均可能合并 MEN1。关于每种肿瘤分泌的激素种类、临床症状与体征、诊断试验、发病部位、恶性率和合并 MEN1 的比例，参见表 5.1。

胰高血糖素瘤可产生一种特有的皮疹：坏死松解性游走性红斑（necrolytic migratory erythema，NME）。这种皮疹继发于低氨基酸血症和锌缺乏。患者常有 2 型糖尿病、体重减轻、贫血、口腔炎、舌炎、血栓栓塞以及其他一些胃肠道症状和神经精神症状。这类肿瘤绝大多数是恶性的，且难以通过手术治愈。但在某些病例中，手术可以切除所有肿瘤，使症状完全缓解。

对于此类罕见的肿瘤，术前应常规行腹部 CT 来定位肿瘤和评估有无肝转移。手术治疗的目标是控制激素过多导致的临床症状，同时减轻肿瘤负荷，甚至治愈疾病。手术切除是唯一可能治愈恶性内分泌肿瘤的方法。广泛肝转移的患者不推荐行手术治疗，化疗、α 干扰素、奥曲肽可能有助改善症状。

恶性 pNETs

随着控制激素分泌药物的发展，肿瘤转移扩散成了 pNETs 致病和致死的主要原因。除了恶性率较低的胰岛素瘤（仅为 $5\% \sim 10\%$）以外，超过 60% 的 pNETs 都是恶性的。其中恶性胃泌素瘤的发病率较其他的胰腺神经内分泌肿瘤高，对于这类患者的处理主要依据恶性胃泌素瘤的经验。

目前尚无恶性 pNETs 的组织学诊断标准（标本来自活检或者手术切除）。若术中探查和活检证实肿瘤合并远处转移（通常是胰周淋巴结或肝转移），即可确诊为恶性肿瘤。原发肿瘤切除术后出现复发或远处转移也可确诊为恶性肿瘤。肉眼可见的血管、周围组织或邻近器官受侵提示肿瘤恶性。术中超声发现肿瘤边界不清亦提示肿瘤可能局部浸润，不除外恶性。大于 5cm 的巨大肿瘤恶变的风险增高[44]。流式细胞术检测肿瘤的 DNA 染色体倍数和生长分数有助于预测肿瘤的生物学行为。因胰岛细胞瘤生长缓慢，常在原发肿瘤切除数年后，转移灶才显现出来。

转移灶评估

首先应用影像检查评价恶性神经内分泌肿瘤的范围。SRS 是评估转移灶能否通过手术切除的最佳检查[1]。通过将同位素与肿瘤结合，可显示体内任何部位的转移灶。如果能在术前发现粟粒样或广泛的肝转移以及其他不能手术切除的转移灶，则可避免不必要的手术。CT 或 MRI 可用于胸部或腹部病灶的检查。当患者有骨痛时，应行骨扫描检查。

恶性胰岛素瘤比较大（约等于 6cm），易被无创影像检查检出[23]。相反，胃泌素瘤只有毫米大小时即可发生区域淋巴结转移。一项研究发现，原发于十二指肠的胃泌素瘤淋巴结转移率（55%）比原发于胰腺（22%）者高[1]。有人指出位于肠系膜上动脉左侧胰尾部的胃泌素瘤是恶性的，且易发生肝转移。转移瘤必须和同时发生的多个原发肿瘤相区分。如果一个患者身上同时出现多发胰岛素瘤和胃泌素瘤，则应怀疑 MEN1 的可能。

手术治疗

恶性胰腺神经内分泌肿瘤的预后比起源于胰腺外分泌组织的胰腺癌好，推荐积极手术治疗[71]。手术的目的有：①减轻肿瘤负荷，有助于药物控制激素分泌过量导致的临床症状；②缓解肿瘤压迫症状；③根治性切除恶性肿瘤，提高无病生存期和总生存期。准确的术前分期十分重要，可免除无法经手术获益的患者的手术之苦。

与原发肿瘤一样，手术切除局限性转移灶可减轻肿瘤负荷，消除与激素分泌过多相关的综合征。部分 MEN1/ZES 患者的肿瘤侵袭性更强，表现为肿瘤体积更大、肝转移更常见以及血清胃泌素水平更高。手术切除晚期肿瘤和血管重建是安全可行的，并可延长患者的生存期[83]。即使肿瘤未能完整切除，也有助于采用药物控制激素分泌过多导致的临床症状。对于药物控制低血糖症状效果不佳的胰岛素瘤患者而言，即使合并远处转移，减瘤术也可获得更长时间的症状缓解。约 50% 的转移胰岛素瘤患者通过手术可达到生化水平的完全缓解[84]。手术切除原发肿瘤和更激进的肝转移灶切除均可延长生存期。

对于有局部进展和局限性转移的肿瘤，各种治疗仅缓解症状而不能治愈疾病，手术是唯一可有效减轻危及生命的症状的治疗方法。由于这类肿瘤常是惰性的，生长缓慢，手术还可能延长生存期。只要没有肝转移，局限性转移灶常常能被手术切除，甚至可能被治愈。初次手术时切除（病理切缘阴性）局部转移淋巴结可提高治愈率[1]。虽然大多数患者可获得更长的无病生存期，但多数最终会复发。

约 30% 的转移胰岛素瘤患者可行肿瘤根治性切除术[85]。减瘤手术可使转移胰岛素瘤患者的中位生存期提高到 4 年，而未经过手术治疗者仅为 11 个月。姑息性手术可使复发患者的中位生存期提高到 4 年，而未经手术者仅为 11~19 个月[86]。如果绝大部分甚至所有的肿瘤可被切除，手术也是治疗已转移的胃泌素瘤最有效的方法[1]。即使是已有肝转移的胃泌素瘤，若术前影像检查认为可切除，积极手术切除肝转移灶能使患者的 5 年生存率从 28% 提高到

79%～85%[87-88]。除胃泌素瘤外，手术切除其他神经内分泌肿瘤的肝转移灶后，患者的5年生存率也可达73%[89]。

非手术治疗

化疗和奥曲肽治疗可使广泛转移患者的症状得到缓解，但无法治愈[1]。奥曲肽的疗效尚不确切，其可减缓部分患者的肿瘤生长，而对另一部分患者无效[90]。少部分对奥曲肽单药治疗无效的晚期患者加用α干扰素可能使其获益[91]。奥曲肽可以改善患者症状，尤其是恶性血管活性肠肽瘤的患者（图5.8）。当症状得到有效控制后，即使存在转移，患者也可高质量地存活多年。

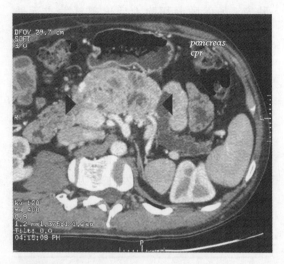

图5.8 CT显示胰体部的一个胰高血糖素瘤（箭头处）。肿瘤毗邻肠系膜上静脉，导致胰管梗阻、胰尾萎缩

要点

- 除胰岛素瘤外，绝大多数pNETs是恶性的。
- 72h禁食试验是胰岛素瘤的确诊试验。
- 实际上，在术前和术中各种检查的帮助下，所有胰岛素瘤都能被经验丰富的外科医师检出。切忌盲目切除远端胰腺。
- 应用PPI可控制ZES患者的胃酸过多分泌，使BAO保持在15mEq/h以下。
- 生长抑素受体显像是胃泌素瘤术前检查的一线选择。
- 十二指肠切开术可提高ZES患者的治愈率，应在所有的开腹探查中实施十二指肠切开术。
- 推荐对所有散发ZES患者行手术探查。此外，已有证据表明对于散发型及肿瘤大于2.5cm的MEN1/ZES患者，手术治疗可以提高其长期存活率。
- 局部进展或有局限性转移的pNETs患者可从积极的手术治疗中获益。

参考文献

1. Norton JA. Neuroendocrine tumors of the pancreas and duodenum. Curr Probl Surg 1994;31(2):77–156.

2. Doherty GM, Doppman JL, Shawker TH, et al. Results of a prospective strategy to diagnose, localize, and resect insulinomas. Surgery 1991;110(6):989–97.
Excellent paper describing the results of diagnostic testing in 25 patients with insulinoma.

3. Dizon AM, Kowalyk S, Hoogwerf BJ. Neuroglycopenic and other symptoms in patients with insulinomas. Am J Med 1999;106(3):307–10.

4. Gorden P, Skarulis MC, Roach P, et al. Plasma proinsulin-like component in insulinoma: a 25-year experience. J Clin Endocrinol Metab 1995;80(10):2884–7.

5. Grunberger G, Weiner JL, Silverman R, et al. Factitious hypoglycemia due to surreptitious administration of insulin. Diagnosis, treatment, and long-

term follow-up. Ann Intern Med 1988;108(2):252–7.

6. Glaser B, Hirsch HJ, Landau H. Persistent hyper-insulinemic hypoglycemia of infancy: long-term oc-treotide treatment without pancreatectomy. J Pediatr 1993;123(4):644–50.

7. Thornton PS, Alter CA, Katz LE, et al. Short-and long-term use of octreotide in the treatment of congenital hyperinsulinism. J Pediatr 1993;123(4):637–43.

8. Service GJ, Thompson GB, Service FJ, et al. Hyperinsulinemic hypoglycemia with nesidioblas-tosis after gastric-bypass surgery. N Engl J Med 2005;353(3):249–54.

9. Grant CS. Insulinoma. Surg Oncol Clin N Am 1998;7(4):819–44.

10. Arnold R, Frank M, Kajdan U. Management of gas-troenteroPETs: the place of somatostatin analogues. Digestion 1994;55(Suppl. 3):107–13.

11. Hiramoto JS, Feldstein VA, LaBerge JM, et al. Intraoperative ultrasound and preoperative local-ization detects all occult insulinomas. Arch Surg 2001;136(9):1020–6.

12. Grant CS, van Heerden J, Charboneau JW, et al. Insulinoma. The value of intraoperative ultrasonog-raphy. Arch Surg 1988;123(7):843–8.

13. Rodallec M, Vilgrain V, Zins M, et al. Helical CT of PETs. J Comput Assist Tomogr 2002;26(5):728–33.

14. Boukhman MP, Karam JM, Shaver J, et al. Localization of insulinomas. Arch Surg 1999;134(8):818–23.

15. Owens LV, Huth JF, Cance WG. Insulinoma: pit-falls in preoperative localization. Eur J Surg Oncol 1995;21(3):326–8.

16. Gauger PG, Scheiman JM, Wamsteker EJ, et al. Role of endoscopic ultrasonography in screening and treatment of PETs in asymptomatic patients with multiple endocrine neoplasia type 1. Br J Surg 2003;90(6):748–54.

17. Kann PH, Rothmund M, Zielke A. Endoscopic ul-trasound imaging of insulinomas: limitations and clinical relevance. Exp Clin Endocrinol Diabetes 2005;113(8):471–4.

18. Glover JR, Shorvon PJ, Lees WR. Endoscopic ul-trasound for localisation of islet cell tumours. Gut 1992;33(1):108–10.

19. Rosch T, Lightdale CJ, Botet JF, et al. Localization of PETs by endoscopic ultrasonography. N Engl J Med 1992;326(26):1721–6.

20. McLean AM, Fairclough PD. Endoscopic ultra-sound in the localisation of pancreatic islet cell tumours. Best Pract Res Clin Endocrinol Metab 2005;19(2):177–93.

21. Richards ML, Gauger PG, Thompson NW, et al. Pitfalls in the surgical treatment of insulinoma. Surgery 2002;132(6):1040–9.

22. Cohen MS, Picus D, Lairmore TC, et al. Prospective study of provocative angiograms to localize func-tional islet cell tumors of the pancreas. Surgery 1997;122(6):1091–100.

23. Norton JA, Cromack DT, Shawker TH, et al. Intraoperative ultrasonographic localization of islet cell tumors. A prospective comparison to palpation. Ann Surg 1988;207(2):160–8.

24. Gianello P, Gigot JF, Berthet F, et al. Pre- and intraop-erative localization of insulinomas: report of 22 obser-vations. World J Surg 1988;12(3):389–97.

25. Norton JA, Sigel B, Baker AR, et al. Localization of an occult insulinoma by intraoperative ultrasonog-raphy. Surgery 1985;97(3):381–4.

26. Doppman JL, Chang R, Fraker DL, et al. Localization of insulinomas to regions of the pancreas by intra-arterial stimulation with calcium. Ann Intern Med 1995;123(4):269–73.

27. Veldhuis JD, Norton JA, Wells Jr SA, et al. Surgical versus medical management of multiple endocrine neoplasia (MEN) type I. J Clin Endocrinol Metab 1997;82(2):357–64.

28. Dexter SP, Martin IG, Leindler L, et al. Laparoscopic enucleation of a solitary pancreatic insulinoma. Surg Endosc 1999;13(4):406–8.

29. Gagner M, Pomp A, Herrera MF. Early experience with laparoscopic resections of islet cell tumors. Surgery 1996;120(6):1051–4.

30. Pierce RA, Spitler JA, Hawkins WG, et al. Outcomes analysis of laparoscopic resection of pancreatic neo-plasms. Surg Endosc 2007;21(4):579–86.

31. Toniato A, Meduri F, Foletto M, et al. Laparoscopic treatment of benign insulinomas localized in the body and tail of the pancreas: a single-center experi-ence. World J Surg 2006;30(10):1916–21.

32. Sheppard BC, Norton JA, Doppman JL, et al. Management of islet cell tumors in patients with multiple endocrine neoplasia: a prospective study. Surgery 1989;106(6):1108–18.

33. Eriksson B, Oberg K, Skogseid B. Neuroendocrine pancreatic tumors. Clinical findings in a prospective study of 84 patients. Acta Oncol 1989;28(3):373–7.

34. Zollinger RM, Ellison EH. Primary peptic ulcer-ations of the jejunum associated with islet cell tumors of the pancreas. Ann Surg 1955;142(4):709–28.

35. Cisco RM, Norton JA. Surgery for gastrinoma. Adv Surg 2007;41:165–76.

36. Wolfe MM, Jensen RT. Zollinger–Ellison syndrome. Current concepts in diagnosis and management. N Engl J Med 1987;317(19):1200–9.

37. Fox PS, Hofmann JW, Decosse JJ, et al. The influence of total gastrectomy on survival in malignant Zollinger–Ellison tumors. Ann Surg 1974;180(4):558–66.

38. Zollinger RM, Ellison EC, O'Dorisio TM, et al. Thirty years' experience with gastrinoma. World J Surg 1984;8(4):427–35.

39. Fraker DL, Norton JA, Alexander HR, et al. Surgery in Zollinger–Ellison syndrome alters the natural history of gastrinoma. Ann Surg 1994;220(3):320–30.

40. Norton JA, Melcher ML, Gibril F, et al. Gastric carci-

noid tumors in multiple endocrine neoplasia-1 patients with Zollinger–Ellison syndrome can be symptomatic, demonstrate aggressive growth, and require surgical treatment. Surgery 2004;136(6):1267–74.

41. Yu F, Venzon DJ, Serrano J, et al. Prospective study of the clinical course, prognostic factors, causes of death, and survival in patients with longstanding Zollinger–Ellison syndrome. J Clin Oncol 1999;17(2):615–30.

42. Alexander HR, Fraker DL, Norton JA, et al. Prospective study of somatostatin receptor scintigraphy and its effect on operative outcome in patients with Zollinger–Ellison syndrome. Ann Surg 1998;228(2):228–38.

43. Lamberts SW, Bakker WH, Reubi JC, et al. Somatostatin-receptor imaging in the localization of endocrine tumors. N Engl J Med 1990;323(18):1246–9.
Original description of somatostatin receptor scintigraphy.

44. Peplinski GR, Norton JA. Gastrointestinal endocrine cancers and nodal metastasis: biologic significance and therapeutic implications. Surg Oncol Clin N Am 1996;5(1):159–71.

45. Thompson NW, Pasieka J, Fukuuchi A. Duodenal gastrinomas, duodenotomy, and duodenal exploration in the surgical management of Zollinger–Ellison syndrome. World J Surg 1993;17(4):455–62.

46. Sutliff VE, Doppman JL, Gibril F, et al. Growth of newly diagnosed, untreated metastatic gastrinomas and predictors of growth patterns. J Clin Oncol 1997;15(6):2420–31.

47. Wank SA, Doppman JL, Miller DL, et al. Prospective study of the ability of computed axial tomography to localize gastrinomas in patients with Zollinger–Ellison syndrome. Gastroenterology 1987;92(4):905–12.

48. Gibril F, Reynolds JC, Doppman JL, et al. Somatostatin receptor scintigraphy: its sensitivity compared with that of other imaging methods in detecting primary and metastatic gastrinomas. A prospective study. Ann Intern Med 1996; 125(1):26–34.

49. Meko JB, Doherty GM, Siegel BA, et al. Evaluation of somatostatin-receptor scintigraphy for detecting neuroendocrine tumors. Surgery 1996;120(6): 975–84.

50. Gibril F, Reynolds JC, Chen CC, et al. Specificity of somatostatin receptor scintigraphy: a prospective study and effects of false-positive localizations on management in patients with gastrinomas. J Nucl Med 1999;40(4):539–53.

51. McLean AM, Fairclough PD. Endoscopic ultrasound in the localisation of pancreatic islet cell tumours. Best Pract Res Clin Endocrinol Metab 2005;19(2):177–93.

52. Norton JA, Alexander HR, Fraker DL, et al. Does the use of routine duodenotomy (DUODX) affect rate of cure, development of liver metastases, or survival in patients with Zollinger–Ellison syndrome?

Ann Surg 2004;239(5):617–26.
Demonstrates that duodenotomy not only localises more gastrinomas, but also improves cure rates.

53. Norton JA, Alexander HR, Fraker DL, et al. Possible primary lymph node gastrinoma: occurrence, natural history, and predictive factors: a prospective study. Ann Surg 2003;237(5):650–9.

54. Perrier ND, Batts KP, Thompson GB, et al. An immunohistochemical survey for neuroendocrine cells in regional pancreatic lymph nodes: a plausible explanation for primary nodal gastrinomas? Mayo Clinic Pancreatic Surgery Group. Surgery 1995;118(6):957–66.

55. Thompson NW, Vinik AI, Eckhauser FE. Microgastrinomas of the duodenum. A cause of failed operations for the Zollinger–Ellison syndrome. Ann Surg 1989;209(4):396–404.

56. Pipeleers-Marichal M, Donow C, Heitz PU, et al. Pathologic aspects of gastrinomas in patients with Zollinger–Ellison syndrome with and without multiple endocrine neoplasia type I. World J Surg 1993;17(4):481–8.

57. Stabile BE, Morrow DJ, Passaro Jr E. The gastrinoma triangle: operative implications. Am J Surg 1984;147(1):25–31.

58. Pipeleers-Marichal M, Somers G, Willems G, et al. Gastrinomas in the duodenums of patients with multiple endocrine neoplasia type 1 and the Zollinger–Ellison syndrome. N Engl J Med 1990;322(11):723–7.

59. Frucht H, Norton JA, London JF, et al. Detection of duodenal gastrinomas by operative endoscopic transillumination. A prospective study. Gastroenterology 1990;99(6):1622–7.

60. Norton JA, Fraker DL, Alexander HR, et al. Surgery to cure the Zollinger–Ellison syndrome. N Engl J Med 1999;341(9):635–44.
Results of a prospective surgical trial to cure ZES.

61. Bornman PC, Marks IN, Mee AS, et al. Favourable response to conservative surgery for extra-pancreatic gastrinoma with lymph node metastases. Br J Surg 1987;74(3):198–201.

62. Norton JA, Doppman JL, Collen MJ, et al. Prospective study of gastrinoma localization and resection in patients with Zollinger–Ellison syndrome. Ann Surg 1986;204(4):468–79.

63. Wolfe MM, Alexander RW, McGuigan JE. Extrapancreatic, extraintestinal gastrinoma: effective treatment by surgery. N Engl J Med 1982;306(25):1533–6.

64. Arnold WS, Fraker DL, Alexander HR, et al. Apparent lymph node primary gastrinoma. Surgery 1994;116(6):1123–30.

65. Herrmann ME, Ciesla MC, Chejfec G, et al. Primary nodal gastrinomas. Arch Pathol Lab Med 2000;124(6):832–5.

66. Wu PC, Alexander HR, Bartlett DL, et al. A prospective analysis of the frequency, location, and curability of ectopic (nonpancreaticoduodenal, nonnodal)

gastrinoma. Surgery 1997;122(6):1176–82.

67. Noda S, Norton JA, Jensen RT, et al. Surgical resection of intracardiac gastrinoma. Ann Thorac Surg 1999;67(2):532–3.

68. Ahn YJ, Kim SW, Park YC, et al. Duodenal-preserving resection of the head of the pancreas and pancreatic head resection with second-portion duodenectomy for benign lesions, low-grade malignancies, and early carcinoma involving the periampullary region. Arch Surg 2003;138(2):162–8.

69. Ellison EC. Forty-year appraisal of gastrinoma. Back to the future. Ann Surg 1995;222(4):511–24.

70. Kisker O, Bastian D, Bartsch D, et al. Localization, malignant potential, and surgical management of gastrinomas. World J Surg 1998;22(7):651–8.

71. Norton JA, Sugarbaker PH, Doppman JL, et al. Aggressive resection of metastatic disease in selected patients with malignant gastrinoma. Ann Surg 1986;203(4):352–9.

72. Jaskowiak NT, Fraker DL, Alexander HR, et al. Is reoperation for gastrinoma excision indicated in Zollinger–Ellison syndrome? Surgery 1996;120(6):1055–63.

73. Norton JA, Cornelius MJ, Doppman JL, et al. Effect of parathyroidectomy in patients with hyperparathyroidism, Zollinger–Ellison syndrome, and multiple endocrine neoplasia type I: a prospective study. Surgery 1987;102(6):958–66.

74. MacFarlane MP, Fraker DL, Alexander HR, et al. Prospective study of surgical resection of duodenal and pancreatic gastrinomas in multiple endocrine neoplasia type 1. Surgery 1995;118(6):973–80.

75. Thompson NW. Current concepts in the surgical management of multiple endocrine neoplasia type 1 pancreatic–duodenal disease. Results in the treatment of 40 patients with Zollinger–Ellison syndrome, hypoglycaemia or both. J Intern Med 1998;243(6):495–500.

76. Thompson NW. Management of PETs in patients with multiple endocrine neoplasia type 1. Surg Oncol Clin N Am 1998;7(4):881–91.

77. Norton JA, Fraker DL, Alexander HR, et al. Surgery increases survival in patients with gastrinoma. Ann Surg 2006;244(3):410–9.
Study demonstrating improved survival in patients who undergo surgical resection for gastrinoma.

78. Jensen RT. PETs: recent advances. Ann Oncol 1999;10(Suppl. 4):170–6.

79. Baudin E, Gigliotti A, Ducreux M, et al. Neuron-specific enolase and chromogranin A as markers of neuroendocrine tumours. Br J Cancer 1998;78(8):1102–7.

80. Nobels FR, Kwekkeboom DJ, Bouillon R, et al. Chromogranin A: its clinical value as marker of neuroendocrine tumours. Eur J Clin Invest 1998;28(6):431–40.

81. van Eijck CH, Lamberts SW, Lemaire LC, et al. The use of somatostatin receptor scintigraphy in the differential diagnosis of pancreatic duct cancers and islet cell tumors. Ann Surg 1996;224(2):119–24.

82. Haynes AB, Deshpande V, Ingkakul T, et al. Implications of incidentally discovered, nonfunctioning pancreatic endocrine tumors: short-term and long-term patient outcomes. Arch Surg 2011;146(5):534–8.

83. Gibril F, Venzon DJ, Ojeaburu JV, et al. Prospective study of the natural history of gastrinoma in patients with MEN1: definition of an aggressive and a nonaggressive form. J Clin Endocrinol Metab 2001;86(11):5282–93.

84. Rothmund M, Stinner B, Arnold R. Endocrine pancreatic carcinoma. Eur J Surg Oncol 1991;17(2):191–9.

85. Modlin IM, Lewis JJ, Ahlman H, et al. Management of unresectable malignant endocrine tumors of the pancreas. Surg Gynecol Obstet 1993;176(5):507–18.

86. Zogakis TG, Norton JA. Palliative operations for patients with unresectable endocrine neoplasia. Surg Clin North Am 1995;75(3):525–38.

87. Danforth Jr DN, Gorden P, Brennan MF. Metastatic insulin-secreting carcinoma of the pancreas: clinical course and the role of surgery. Surgery 1984;96(6):1027–37.

88. Norton JA, Doherty GM, Fraker DL, et al. Surgical treatment of localized gastrinoma within the liver: a prospective study. Surgery 1998;124(6):1145–52.

89. Norton JA, Warren RS, Kelly MG, et al. Aggressive surgery for metastatic liver neuroendocrine tumors. Surgery 2003;134(6):1057–65.

90. Mozell E, Woltering EA, O'Dorisio TM, et al. Effect of somatostatin analog on peptide release and tumor growth in the Zollinger–Ellison syndrome. Surg Gynecol Obstet 1990;170(6):476–84.

91. Frank M, Klose KJ, Wied M, et al. Combination therapy with octreotide and alpha-interferon: effect on tumor growth in metastatic endocrine gastroenteropancreatic tumors. Am J Gastroenterol 1999;94(5):1381–7.

第 6 章　胃肠道神经内分泌肿瘤

Göran Åkerström，Per Hellman，Ola Hessman　著

何裕隆　张常华　译

概述

早在 1907 年，Oberndorfer 就首次以类癌来命名一类少见的恶性度较普通大肠癌低的肠道肿瘤。后来，所有起源于神经内分泌细胞系统的肿瘤均称为类癌，并根据胚胎学来源分为三类，分别是来源于前肠的器官，包括肺、胸腺、胃、十二指肠、胰腺等；来源于中肠的器官，如小肠至近端结肠；来源于后肠的器官，如远端结肠和直肠。2010 年，WHO 将类癌更名为神经内分泌肿瘤（neuroendocrine tumours，NETs），NETs 主要发生在胃肠道（GEP-NETs，占 60% 以上），其次为肺支气管系统，发生在其他位置（如卵巢、睾丸、肝胆系统）的 NETs 少见（表 6.1）[1]。GEP-NETs 虽然相对少见，但发生率呈增加趋势，至 2005 年已达 6.2/10⁵[2]。总体上，GEP-NETs 呈惰性，其发生率高，成为仅次于结肠癌的常见消化道肿瘤，较胰腺癌、胃癌、食管癌和肝癌等更常见[3]。

多数小肠神经内分泌肿瘤临床上无特殊表现，尸检检出率为 8%[4]。在以往的尸体解剖研究和临床系列研究中，阑尾神经内分泌肿瘤较为常见，但是随着对这类疾病的认识不断提高和检查技术的不断进步，来源于小肠、肺、胃和直肠的神经内分泌肿瘤的检出率有所增加[1-2]。

最新的 WHO 分类方法按照肿瘤增殖指数（Ki-67/Mib-1 抗体染色）与核分裂象指数（每 $2mm^2$ 或每 10 个高倍镜视野的核分裂数）来进行分类（框 6.1）[5-9]。1 级肿瘤的核分裂数和增殖指数低，Ki67 指数 ≤ 3%。2 级肿瘤 Ki67 指数为 3% ~ 20%。3 级肿瘤的 Ki67 指数 > 20%[5-9]。3 级肿瘤分化程度最低，即神经内分泌癌（neuroendocrine carcinoma，NEC），核分裂象增多、细胞增殖指数高，Ki67 ≥ 20% ~ 40%。Ki67 指数在制订临床计划时越来越重要。对增殖速度较慢的高分化级别肿瘤而言，扩大手术切除较化疗而言对患者更有利，因为化疗对于增殖速度慢的小肠 NETs 几乎没有效果。

嗜铬粒蛋白 A 和突触小泡蛋白是神经内分泌颗粒蛋白，两者的免疫组化染色阳性常被用于确认 NETs。神经元特异性烯醇化酶（neuron-specific enolase，NSE）和 PGP9.5 是胞质抗原，同样用来区分神经内分泌肿瘤，但并非特异性[10]。在低分化肿瘤病灶中，嗜铬粒蛋白 A 的表达不定，可

表 6.1　各部位神经内分泌肿瘤的发生率[1]

部位	发生率
胃肠道外（肺、胸腺、卵巢、子宫）	~30%
食管	<1%
胃	4% ~ 8%
十二指肠/胰腺	<2%
小肠	25% ~ 30%
阑尾	6%
结肠	10%
直肠	15%

能仅在部分细胞中表达。突触小泡蛋白表达而嗜铬粒蛋白 A 不同时表达，提示肿瘤可能为具有神经内分泌功能的外分泌肿瘤，或者是外分泌 - 内分泌混合型癌。NETs 主要分泌 5-羟色胺、组胺、促胃液素（胃泌素）、生长抑素等激素，偶尔也可见到异位激素分泌，如促肾上腺皮质激素（adrenocorticotropic hormone，ACTH）和促肾上腺皮质素释放素（corticotropin-releasing factor，CRF），这两者有时会引起和神经内分泌肿瘤相关的库欣综合征（表 6.2）[10]。

框 6.1　神经内分泌肿瘤的分类

低级别/1 级神经内分泌肿瘤
<2 个核分裂象/10 个高倍镜视野，Ki67 指数<3%

中等级别/2 级神经内分泌肿瘤
2～20 个核分裂象/10 个高倍镜视野，Ki67 指数 3%～20%

高级别/3 级神经内分泌肿瘤
>20 个核分裂象/10 个高倍镜视野，Ki67 指数>20%

Reproduced with permission from Bosman F，Carneiro F，Hruban R et al.（eds）. WHO classification of tumours of the digestive system. Lyon，France：IARC Press，2010

表 6.2　神经内分泌肿瘤的分类、分泌的激素和主要的症状

发生器官	分泌的激素*	综合征
胸腺	ACTH、CRF	异位库欣综合征、肢端肥大症、
肺	ACTH、CRF、ADH、GRH、胃泌素、PP、hCG-α/β、5-羟色胺	不典型类癌综合征
胃	胃泌素、组胺（5-羟色胺）	不典型类癌综合征
十二指肠	胃泌素、生长抑素	佐林格 - 埃利森综合征
胰腺	（5-羟色胺）	（不典型类癌综合征）
空肠-回肠	5-羟色胺、NKA	典型的类癌综合征
近端结肠	P 物质、缓激肽、前列腺素	
阑尾	无激素分泌（5-羟色胺）	（类癌综合征）
结肠	PYY	
直肠	CG-α/β	

*ACTH，促肾上腺皮质激素；CRF，促肾上腺皮质激素释放激素；ADH，抗利尿激素（血管升压素）；GRH，生长激素；PP，胰多肽；hCG，人绒毛膜促性腺激素（α/β 亚单位）；NKA，神经激肽 A；PYY，肽样胰多肽

食管神经内分泌肿瘤

食管 NETs 极为罕见，主要发生在男性，多发病于 60 岁左右[11]。大部分食管内分泌肿瘤发生在食管的下 1/3 和胃食管结合部。临床症状并无特异性，与其他类型的癌如（腺癌或鳞癌）类似，患者极少有类癌综合征表现。50% 患者确诊时有淋巴结转移，生存时间与病程有关，总体来说预后差。

胃神经内分泌肿瘤

胃神经内分泌肿瘤很少见，在全部胃肿瘤中所占比例不到 1%，在所有胃肠道神经内分泌肿瘤中占 8% 左右（表 6.1）[1,11]。这些肿瘤多数起源于胃底和胃体的肠嗜铬细胞样细胞，对嗜铬粒蛋白 A、突触小泡蛋白和组胺具有免疫反应性，能够用特异性标志物囊泡单胺转运蛋白体 2

（vesicular monoamine transporter isoform 2，VAMT2）来鉴别[12]。大多数胃 NETs 发生在继发高胃泌素血症的慢性萎缩性胃炎（chronic atrophic gastritis，CAG）患者（1 型胃 NETs）。这类肿瘤往往呈多中心，伴随胃底和胃体或者胃体向胃窦过渡区域的肠嗜铬细胞样细胞的增生[13]。类似的非胃窦部位的多中心神经内分泌肿瘤和肠嗜铬细胞样细胞增生较少见于高胃泌素血症患者和 1 型多发性内分泌瘤病（multiple endocrine neoplasia type 1，MEN 1）相关性佐林格-埃利森综合征（Zollinger-Ellison syndrome，ZES）患者（2 型胃 NETs）。1 型和 2 型胃神经内分泌肿瘤都起源于肠嗜铬细胞样细胞增生，是一个由不良增生向癌过渡的渐进过程[13-15]。

更为少见的呈散发、孤立的，不伴有神经内分泌细胞增生的胃神经内分泌肿瘤被定义为 3 型胃神经内分泌肿瘤。这类肿瘤发现时往往瘤体很大，且多已发生转移。像其他胃神经内分泌肿瘤一样，这类散发肿瘤多数起源于肠嗜铬细胞样细胞，也可能起源于产生 5-羟色胺的嗜铬细胞，或者同时含有其他内分泌细胞。肠嗜铬细胞样细胞具有分泌组胺的功能，孤立型播散病灶可能偶尔和不典型类癌综合征有关。此外，发生在幽门前区或者胃窦部的散发性肿瘤有时分泌胃泌素，应该被归为胃泌素瘤。另外一组胃神经内分泌肿瘤主要有中等大小的细胞和小细胞，为分化很差的肿瘤，是 4 型胃神经内分泌肿瘤（低分化神经内分泌癌）。

一般地，1 型和 2 型胃 NETs 通常是分化较好的 1 级 NET（良性肿瘤）和 2 级 NET（其生物学行为不明确）。而 3 型胃 NETs 可以是 1、2 级中分化较好的 NET，也可以是 2 级中分化较好的 NEC。所有 4 型胃 NETs 都是 3 级中分化程度低的 NEC。

随着胃镜检查（如人群中胃癌筛查，以及萎缩性胃炎和恶性贫血患者中所进行的筛查）的普及和增多，胃神经内分泌肿瘤的发生率呈增加趋势。

1 型：慢性萎缩性胃炎相关性胃 NETs

该型肿瘤占所有胃 NETs 的 70%～80%[11]（表 6.3）。1 型胃 NETs 偶尔发生于青年人，最常发生于老年人，平均发病年龄为 65 岁，主要发生于女性，男女比例为 1∶3[15]。

此型肿瘤主要发生于患有 A 型自身免疫性慢性萎缩性胃炎的患者[13,16]，除了胃底黏膜的萎缩外，还伴有胃泌素抵抗所引起的胃酸缺乏以及维生素 B_{12} 吸收不良。超过半数的患者合并有恶性贫血（表 6.3）。胃酸缺乏和胃腔内 pH 降低刺激胃窦 G 细胞分泌胃泌素，导致高胃泌素血症，继而引起胃底的肠嗜铬细胞样细胞的增生。有65% 的慢性萎缩性胃炎患者发生了非胃窦部位黏膜的弥漫性嗜银细胞增生，30% 的慢性萎缩性胃炎患者出现小结节样/腺瘤样增生，而癌前病变和异型性的大结节样病变主要发生于恶性倾向的 NETs 患者。此型肿瘤可以从最初的增生阶段发展到萎缩阶段，进而进展至黏膜内肿瘤，甚至侵袭性 NETs[14]。

值得强调的是，虽然慢性萎缩性胃炎最常发生于老年患者，但是只有少数（约 1%）受累患者最终发展为胃神经内分泌肿瘤。肿瘤主要发生在血清中胃泌素水平持续升高的患者，这些患者更常发生增生性病变。慢性萎缩性胃炎相关性神经内分泌肿瘤主要包括肠嗜铬细胞样细胞，同时还混有其他特异的或者分化较差的内分泌细胞。

1 型胃神经内分泌肿瘤主要位于胃体和胃底，也可位于胃体向胃窦过渡的区域[16-17]。肿瘤往往是多中心的，由多个小的胃息肉和数目不等的 ECL 细胞增生病灶以及微小肿瘤病灶组成。

表 6.3 胃神经内分泌肿瘤

	1 型（70%～80%）	2 型（6%～8%）	3 型（15%～20%）
描述	慢性萎缩性胃炎（A 型），恶性贫血	MEN1 相关的佐林格-埃利森综合征	散发
肿瘤位置	胃底、胃体	胃底、胃体	胃底、胃体、胃窦
特征	多发息肉（常＜1cm，偶可 1～2cm）	多发息肉（1～2cm），偶可较大	单发息肉（2～5cm）
组织病理学* （胃底活检）	ECL 细胞病变（增生-异型性-瘤形成）	ECL 细胞病变（增生-异型性-瘤形成）	EC 细胞、ECL 细胞或其他类型细胞；周边黏膜正常
生物学行为	生长缓慢，很少转移	生长缓慢，约 30% 有淋巴结转移，10%～20% 肝转移	恶性程度高，常转移至局部淋巴结（71%）和肝（69%）
血浆促胃液素	升高	升高	正常
胃酸	低或缺乏	高	正常或低

* EC，肠嗜铬（细胞）；ECL，肠嗜铬样（细胞）

肉眼可见的大病灶毕竟是少数，有些肿瘤孤立出现，难以发现。个别肿瘤可呈广基、圆形息肉样病变，因覆盖黏膜的厚度不同而呈现微红到微黄色。一些病灶基底宽而平，或为无色的斑点，或为简单的黏膜隆起，只有少数表现为溃疡或出血。从无数针尖大小的肿瘤到孤立或少许突出病灶，大小从数毫米到 1～1.5cm 不等，偶有大于 2cm 的病灶。息肉样的 NETs 与增生型息肉较难鉴别，增生型息肉常见于合并慢性萎缩性胃炎的患者。

较小的 1 型 NETs 基本都是良性病变，不会侵犯黏膜下层；较大的 1 型 NETs（＞1cm）也主要是良性的，很少侵犯固有肌层（＜10%）[15]。与其他类型 NETs 相比，慢性萎缩性胃炎相关 NETs 发生转移的概率较低（局部淋巴结约 5%，远处转移约 2%）[9,15,18]。但早期也有研究表明，病灶较大的病例容易发生转移[19]。疾病相关的死亡较为少见。

慢性萎缩性胃炎如合并瘤体较大、恶性程度高的肿瘤（如低分化神经内分泌癌或复合内分泌肿瘤/腺癌，见下文），都可能预后不良。

2 型：MEN1/ZES 相关的 NETs

2 型 NETs 不如 1 型 NETs 常见，约占胃 NETs 的 6%～8%（表 6.3）[11]。肿瘤出现在 MEN1/ZES 患者中，男女发病率无差异，平均发病年龄为 45～60 岁[16]。

几乎 80% 的合并 ZES 的 MEN1 患者会出现 ECL 细胞增生，其中的 5%～30% 发展为胃底 NETs[15,20]。与 1 型病变不同，除了胃底黏膜 ECL 细胞增生和发育异常，泌酸黏膜也不断增厚。这些 NETs 也遵循增生-发育不良-瘤形成的过程，但主要是弥漫性增生，而结节样改变不太明显。胃 NETs 在散发的 ZES 患者中少见，似乎只在合并 ZES 的 MEN1 患者中常见[21]。MEN1 综合征是由位于染色体 11q13 的 MEN1 肿瘤抑制基因的突变导致的[22]。正如其他 MEN1 病变，MEN1 患者的胃神经内分泌肿瘤失去 MEN1 基因的自我复制能力[23]。在未伴 ZES 的 MEN1 患者中，胃 NETs 极为罕见[24]。因此，高胃泌素血症似乎是从 ECL 细胞增生发展到 NETs 所必需的。但显然也需要其他的肿瘤形成因素，毕竟只有 1% 的高胃泌素血症患者由于萎缩性胃炎发展成 NETs，也只有<1% 的高胃泌素血症患者由于散发的 ZES 形成 NETs[20,24-25]。

2 型 NETs 位于胃体和胃底，偶可在胃窦，主要由 ECL 细胞和少量其他细胞组成。2 型 NETs 常多发、体积小（73% 的肿瘤<1.5cm），为 0.5～2cm，但体积通常大于 1 型，偶可见体积较大的肿瘤[13]。2 型 NETs 的恶性程度介于 1 型与 3 型之间，90% 的肿瘤不会侵犯黏膜下层。但有约 30% 的患者发生淋巴结转移，10%～20% 的患者发生远处转移[15]。胃 MEN1 患者也会出现与 MEN1 相关的其他肿瘤引起的远处转移，来源于胃 NETs 的转移较少。总体预后更多地取决于 MEN1 其他病变，而 2 型 NETs 的预后普遍较好[21]。但在部分 MEN1/ZES 患者中，也有极少数高度恶性的神经内分泌胃癌患者预后较差[24]。

3 型：散发性胃 NETs

该型与高胃泌素血症无关，占胃 NETs 总数的 15%～20%，与 1 型、2 型肿瘤有明显差异（表 6.3）[16]。它们零星、孤立地出现，且生长更具侵袭性。许多人诊断时已经出现播散种植[16]。3 型 NETs 多见于男性（男：女=3：1），平均发病年龄约 50 岁。散发的 3 型胃 NETs 发生于没有内分泌细胞增殖和没有萎缩的胃黏膜。与萎缩性胃炎无关的 NETs 都应该考虑 MEN1 综合征的可能性，血钙测定和家系调查可能有助于排除该疾病。

散发性肿瘤通常较大。70% 的 3 型 NETs 体积>1cm，平均直径 3.2cm（彩图 6.1）[15-16]。2/3 的病变侵犯固有肌层，50% 的病变侵犯胃壁全层[15]。肿瘤大部分位于胃体和胃底，也有部分肿瘤位于胃窦和幽门前区域。多数肿瘤起源于嗜银 ECL 细

胞，但可合并其他类型的细胞和 EC 细胞（与肿瘤的不良预后有关）。有约 71% 的患者发生区域淋巴结转移，69% 的患者发生肝转移。50% 以上的患者在确诊后可存活 5 年以上，但发生远处转移的患者 5 年生存率只有 10%[1,15,26]。

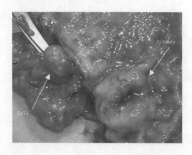

彩图 6.1　伴有淋巴结转移的孤立的散发性胃 NETs

多数 3 型 NETs 分化良好（2 级：Ki67 指数>2%）。根据此前的分类，3 型 NETs 可有典型或非典型组织学特征。其中非典型性表现为明显的核多形性、有丝分裂和细胞坏死数量增加；非典型肿瘤体积更大，更具浸润性，诊断时常已经发生远处转移[9]。相关研究表明，非典型组织学特征的 3 型 NETs 平均大小为 5cm，且预后不良[27]。

5%～10% 的散发 NETs 伴有非典型类癌综合征，它与肿瘤释放组胺有关。该综合征的特点是皮肤潮红（地图样分布）、皮肤水肿、剧烈瘙痒、支气管痉挛、唾液腺肿胀、流泪[11,16]。非典型类癌综合征与组胺分泌有关，尿中组胺的代谢物 MelmAA 可作为肿瘤标记物。大多数 NETs 缺乏氨基乙酸脱羧酶，只有少数患者 5-羟色胺水平升高，因此，尿中的 5-羟色胺代谢物 5-羟基吲哚乙酸（5-HIAA）不适合作为肿瘤标记物[17]。前体 5-羟色氨酸（5-HTP）可被排出，部分在肾脱羧，因此 3 型 NETs 患者尿 5-HIAA 值可能升高。

胃泌素瘤

胃泌素低表达的肿瘤往往与慢性萎缩

性胃炎相关。胃泌素染色强阳性肿瘤在胃少见，而常见于近十二指肠的幽门前黏膜。很少有胃 NETs 导致高胃泌素血症和消化性溃疡，但它们仍然代表一种特殊类型，可能与胃泌素过多和 ZES 有关[17]。极少部分肿瘤表现出 ACTH 过度分泌导致的异位库欣综合征。

低分化胃神经内分泌癌

低分化神经内分泌癌（NECs）是高度恶性的肿瘤，大多在诊断时已经广泛局部浸润和转移。NECs 与类癌综合征无关，男性多见，平均发病年龄为 60～70 岁[15,28]。萎缩性胃炎见于半数 NECs 患者，但萎缩性胃炎并非引起肿瘤的原因，因为只有少数患者具有高胃泌素血症[15]。大部分肿瘤位于胃体或胃底，但有 10%～20% 的肿瘤位于胃窦[15,28]。肿瘤体积较大（4～5cm）[13]，都已侵入胃壁，且发生转移。多数肿瘤呈溃疡型，约 1/4 为蕈伞型[28]。它们都趋向于组织学分级 3 级，合并坏死，异型性高，有丝分裂多和 Ki67 染色的增殖指数高（20%～40%）。几乎所有的肿瘤都有血管和神经浸润。与分化良好的 NETs 不同，低分化 NECs 嗜铬粒蛋白 A 低表达，尤其在绝大部分肿瘤细胞中[9]。突触小泡蛋白染色（可能是 NSE 或 PGP9.5）的可以证实为神经内分泌来源，从而与神经外分泌癌相区别。该类肿瘤的预后差，尽管有报道称，随访后 10～15 年仍存活，但其中位生存期只有 8 个月[9,15,28]。

从分化良好的 NETs（尤其是 3 型病变）进展而来的 NECs 常可见分化较好与分化较差的肿瘤细胞共存[9,24]。

肿瘤抑制基因 p53 的突变和 18 号染色体长臂的缺失多见于低分化 NECs，偶见于 3 型散发 NETs[9]。这些基因的缺陷发生在胃肠道外分泌肿瘤，并可能促进肿瘤的浸润性生长。神经内分泌和外分泌混合型胃癌的基因研究表明，瘤内内分泌肿瘤可能来源于腺癌细胞[29]。

临床评估

症状与病史

大多数伴有萎缩性胃炎的老年患者的 NETs 是在因贫血或不典型腹部症状行胃镜检查或常规内镜筛查时偶然发现的瘤体大或散发的 NETs 患者可出现轻微出血及轻度贫血症状，大的瘤体可以引起明显出血症状。低分化胃 NETs 可能像胃癌一样会引起幽门梗阻症状。有些 NETs 由于发生转移而症状变得十分明显，而少数 NETs 患者则表现为非典型类癌综合征。

我们应该向患者询问其本人及家庭成员是否有慢性萎缩性胃炎、恶性贫血及 MEN1 相关的内分泌疾病（如甲状旁腺功能亢进、胰腺内分泌瘤或垂体肿瘤）史。

诊断

萎缩性胃炎相关的 1 型 NETs 的诊断基于高水平的血清胃泌素、胃酸分泌缺乏、泌酸黏膜萎缩及胃底黏膜活检示 ECL 细胞增生（表 6.3）。高水平的血清胃泌素也存在于 MEN1 伴胃泌素瘤的患者，尽管这些患者有较高的胃液酸度。

胃镜检查应评估胃 NETs 的数目与大小。肿瘤活检标本应予特异性的内分泌肿瘤标志物和增殖标志物染色（嗜铬粒蛋白 A，Ki67 染色），并应仔细检查浸润深度和可能侵犯的血管。此外，活检标本应取自于胃窦（2 个部位）和胃底（4 个部位），用于判断 ECL 细胞增生和异型性、萎缩性胃炎或少见的 MEN1/ZES 患者的泌酸黏膜厚度（表 6.3)[30-31]。因为 MEN1 相关的神经内分泌肿瘤非常罕见，所以老年人多发性胃底神经内分泌肿瘤息肉样病灶很有可能代表这是 CAG 相关的神经内分泌肿瘤。较大的单个孤立病灶很可能是散发性的 NETs （图 6.1)，伴有突起的溃疡病灶可能预示是低分化。对于大于

1cm 的 1 型、2 型病灶和全部的 3 型病灶进行胃镜检查时应加做超声内镜检查,判断病灶浸润的深度[30,32]。超声内镜还可以显示 MEN1 患者胰腺或十二指肠相关的病灶,也可以发现区域淋巴结和肝内的转移病灶[32]。

MEN1 患者需要进行一些内分泌的生化检查,包括血清钙和甲状旁腺激素及垂体激素[如生长激素、催乳素、胰岛素样生长因子-1(IGF-1)和胰腺激素](框6.2)。对于伴有不典型类癌综合征的患者,检查应包括含组胺代谢物 MelmAA 的尿液分析[13]。而对于 CAG 和 ECL 细胞增生的患者,血清嗜铬粒蛋白 A 水平往往是升高的。这些肿瘤标志物很重要,因为它们可以反映肿瘤负荷,可用于进展期胃神经内分泌肿瘤患者治疗过程中的监测[33]。

CT 平扫和增强检查可界定肿瘤边界和发现局部淋巴结转移灶和肝转移病灶。使用[111In]奥曲肽显像往往能有效地发现神经内分泌肿瘤的转移病灶。

框 6.2　MEN1 综合征的生化检查(血清评估)

- 血清钙
- 甲状旁腺激素
- 嗜铬粒蛋白 A
- 胰多肽
- 胃泌素
- 胰岛素、胰岛素原/葡萄糖
- 胰高血糖素
- 催乳素
- 生长素介质 C(胰岛素样生长因子-1)

治疗

CAG 相关的 1 型胃神经内分泌肿瘤

这类肿瘤可能会自行消失,很少会出现明显的进展。小的多发病灶可能需要每年行内窥镜检查随访[17,25,30-31,35-36]。

✓✓ 小于 1cm 的息肉病灶通常不活跃,可以每年行内窥镜随访监测。大于 1cm 的无侵袭的肿瘤可以行内镜下黏膜切除术或多环黏膜切除术[37]。一些较大的侵袭肿瘤则需要手术局部切除,只有很少一部分大的多灶性病灶需要行胃切除术[18,30-31,35,37-39]。建议使用超声内镜评估肿瘤的浸润程度。在肿瘤恶性转化或外科手术局部切除肿瘤后复发时,推荐行联合淋巴结清扫的胃部分或全部切除术[30]。

CAG 相关的胃神经内分泌肿瘤建议行胃窦切除术,目的是抑制胃窦过多地分泌胃泌素。胃窦切除术可以导致 ECL 细胞发育异常和小神经内分泌肿瘤的再移位,但大的、侵袭的或转移的病灶可能仍然不受影响[40-42]。胃窦切除术可以作为多发性或复发性肿瘤的治疗手段,它往往与更大的 1 型神经内分泌肿瘤的切除手术联合完成,但与反复的内镜下切除相比,二者效果和并发症差别尚不明确[26,30,42]。

MEN1 相关的 2 型胃神经内分泌肿瘤

✓✓ 此型比 CAG 相关的神经内分泌肿瘤恶性程度更高。外科手术治疗的重点在于去除高胃泌素血症的根源和切除胃神经内分泌肿瘤。最常进行的是远端 80% 胰腺切除术,有时通过十二指肠切开暴露胰腺和十二指肠可发现胃泌素瘤和潜在的 MEN1 胰腺病灶[24,43-44]。尽管在超声内镜排除肌层浸润的情况下,内镜下黏膜切除术也可以考虑用来治疗大于 1cm 的 2 型 ECL 细胞类癌,但手术切除仍然是首选的治疗方式[30,32]。对于更大的肿瘤,则主张行胃切除加区域淋巴结清扫术[16,30]。

虽然 MEN1 胃泌素瘤引起的胃泌素过多通常可以通过质子泵抑制剂有效控制，但偶尔一些非常大的肿瘤仍然需要胃大部切除术治疗。

散发性 3 型胃神经内分泌肿瘤

> ✅✅ 这类肿瘤明确是恶性的，即使小的肿瘤也有转移的风险。这类肿瘤大多数比较大，需要手术切除治疗，常用的手术方式是胃切除加区域淋巴结清扫术。大于 2cm 或者伴有不典型组织学表现、胃壁侵犯、局部转移的肿瘤最适当的治疗方法是胃大部切除术[17,26]。

在转移瘤的病例中，对淋巴结和肝的转移瘤行减瘤手术可能可以缓解类癌相关的症状和明显延长生存时间[16]。肝转移瘤可以用肝切除术、肝动脉栓塞或化疗栓塞和射频消融去治疗。使用生长抑素奥曲肽也可以减轻患者类癌综合征的症状。当肿瘤细胞增殖指数大于 5% 时，化疗很可能是有效的治疗，有效率为 20%～40%。化疗也可以与其他的治疗方式联合应用[31,46]。

低分化的神经内分泌细胞

这类肿瘤往往预后不佳，只有 8 个月的中位生存期[9,15,30,39]。这类肿瘤很少适合做根治性手术，并且胃部分切除术后需要复查了解有无复发。但积极地手术治疗配合化疗可能是一个可以考虑的选择，尤其是肿瘤细胞高分化和低分化混合型的患者[9]。

十二指肠神经内分泌肿瘤

十二指肠神经内分泌肿瘤较为罕见，在胃肠道神经内分泌肿瘤中占不到 2%。十二指肠腺瘤或腺癌要常见很多。但十二指肠神经内分泌肿瘤的发现很重要，因为其可能与一些激素或遗传病症状及相应的治疗有关。因为十二指肠神经内分泌肿瘤如此罕见，所以很难基于证据确定影响预后的因素和决定最佳的治疗方式。

胃泌素瘤

胃泌素细胞（G 细胞）肿瘤—胃泌素瘤—是最常见的十二指肠神经内分泌肿瘤，占 60%。15%～30% 的胃泌素瘤临床上表现佐林格-埃利森综合征，其余的则无症状[17,47]。大多数胃泌素瘤位于十二指肠第一和第二部分。它们往往很小（通常在 0.5cm 左右或更小），30%～70% 的患者在早期发现有区域淋巴结转移[15,48-51]。区域淋巴结的转移病灶可能比原发病灶还大，后者有时即使在手术中也很难发现。一般在肝转移灶发展之前有一段相当长的时间，这为外科手术治疗提供了较好的时间窗。已经发现，40%～60% 表现为佐林格-埃利森综合征的胃泌素瘤是位于十二指肠黏膜下层[48-49]。将近 90% 的 MEN1/ZES 患者有多发性的十二指肠胃泌素瘤。佐林格-埃利森综合征患者的十二指肠胃泌素瘤是生长缓慢、不活跃的恶性肿瘤，尽管它们趋向于扩散和区域淋巴结转移。其瘤体因为太小，很难通过内窥镜发现，也很难在手术中暴露出来。虽然主张使用透视内窥镜去检查这类肿瘤，但进行长距离的十二指肠切开术，翻转十二指肠黏膜进行触诊去发现胃泌素瘤更为有效[48,52]。

> ✅✅ 小于 5mm 的十二指肠肿瘤可以在黏膜上做摘除；较大的肿瘤应连全层的十二指肠壁一起切除。仔细探查并清扫胰头周围转移的淋巴结。十二指肠胃泌素瘤是佐林格-埃利森综合征的有治愈可能的一种实体肿瘤，尤其是非

MEN1/ZES 的类型[48,52]。散发性和 MEN1/ZES 的十二指肠胃泌素瘤患者预后较好，10 年生存率达到 60% ～ 85%[51-53]。

生长抑素丰富的 NETs

此型占十二指肠神经内分泌肿瘤的 15%～20%。这类肿瘤常常是无功能性的[47,54-55]。它们最常位于 Vater 壶腹，引起梗阻性黄疸、急性胰腺炎或出血。肿瘤表现为 1～2cm 的壶腹均匀结节，偶尔会表现为息肉、大的结节或溃疡。近 50% 的患者存在区域淋巴结转移或肝转移。与常规的神经内分泌肿瘤不同，这类肿瘤有腺体样增生和典型的同心圆样砂粒体。它们可以通过嗜铬粒蛋白染色来确定。1/3 的病变与 Von Recklinghausen 神经纤维瘤病相关（1 型神经纤维瘤病，neurofibromatosis type 1，NF1），偶尔与嗜铬细胞瘤相关[56]。根据肿瘤大小和患者年龄，生长抑素瘤可以行局部切除或胰十二指肠切除术。

节细胞副节瘤

节细胞副节瘤是一种罕见的肿瘤，几乎只发生在十二指肠第二部分，有时与神经纤维瘤病相关（NF1）[57]。肿瘤由副神经节瘤、神经节瘤和神经内分泌肿瘤组织的混合物构成，分泌生长抑素和胰多肽。肿瘤通常是良性的，多数是偶然发现，也可以因出血而被发现，手术切除后预后良好。

其他十二指肠神经内分泌肿瘤

许多不常见的高分化的十二指肠神经内分泌肿瘤含有降钙素、胰多肽和 5-羟色胺等激素[57]。这类肿瘤大多位于十二指肠近端，表现为小息肉（小于 2cm）。多发性肿瘤考虑与 MEN1 综合征有关。这类肿瘤大部分是低度恶性的，往往适合做局部手术切除[58]。只有少数大的肿瘤需要做胰十二指肠切除术。

有一组明显不同的十二指肠神经内分泌肿瘤，它们不释放激素或激素染色阴性。这些肿瘤有不同的生物学行为，发生转移的机会也比胃泌素瘤和生长抑素瘤小[57]。它们中的部分无症状，是内窥镜检查中偶然发现的。有症状者则表现为非特异性的腹部症状、消化道出血，有时伴有呕吐或体重下降[57]。大多数肿瘤位于十二指肠第一部分，偶尔在十二指肠第二部分，很少在十二指肠第三部分（十二指肠水平部）。大多数嗜铬粒蛋白 A 染色阳性，部分表达突触小泡蛋白和（或）神经元特异性烯醇化酶阳性[57]。多达 1/3 的患者患有其他部位的原发肿瘤，如胃肠道腺癌、前列腺癌或其他器官的癌症[59]。

超过一半的肿瘤小于 2cm，并且一般手术预后良好。大于 2cm、浸润超出黏膜下层或表达有丝分裂象是肿瘤转移的独立危险因素[47]。有这些危险因素的肿瘤在根治手术以后，即使没有发现淋巴结有转移，也可能出现复发，但小于 2cm 的肿瘤很少出现转移[58]。

小于 1cm 的肿瘤可以在内窥镜下行切除术，但必须随访复查内窥镜，以确保肿瘤完全切除。小于 2cm、没有肌层浸润迹象的肿瘤可以通过开放手术行局部切除。对于更大的肿瘤，则建议行节段性切除或胰十二指肠切除术，以减少复发的风险[58]。壶腹周围肿瘤表现为恶性的生物学行为，需要给予更为彻底的手术治疗。有十二指肠神经内分泌肿瘤转移的患者可能可以存活数十年，证实这些神经内分泌肿瘤的侵袭性要比腺癌小。

十二指肠神经内分泌癌

低分化的十二指肠神经内分泌癌非常罕见。大多数发生在 Vater 壶腹，患者会出现梗阻性黄疸，且常常短期致命[17]。

胰腺神经内分泌肿瘤

胰岛细胞瘤主要是根据它们分泌的主要激素区分，如果没有激素过多相关的任何临床症状，则称为临床无功能性肿瘤。值得注意的是，胰腺内分泌肿瘤 5-羟色胺（也可能包含其他生物胺）染色明显阳性[17,59]。它们的组织学表现与典型的 GEP-NETs 相似，但几乎不与类癌综合征相关。这些肿瘤的手术治疗应按照其他胰腺恶性内分泌肿瘤的手术原则执行。生长抑素类药物可用于肝转移和类癌综合征的治疗，若增生明显，也可用化疗。

空回肠（小肠）神经内分泌肿瘤（中肠类癌）

空回肠神经内分泌肿瘤起源于肠腺窝的肠嗜铬细胞。这类肿瘤属于经典的中肠段来源的类癌，具有典型的特征，即分泌 5-羟色胺[60]。小肠的 NETs 发病率较高，占胃肠胰腺神经内分泌肿瘤的 30%[1,11,60]。作为类癌综合征的最常见的原因，由于病情复杂，常常需内科和外科联合治疗，因此在转诊中心多见[11,60]。小肠的间质瘤占小肠肿瘤的 25%，平均确诊年龄在 65 岁左右，男性相对多见。

形态特征

原发性小肠 NET 常见于回肠末端，往往表现为一个小的、扁平和纤维化的黏膜

下肿瘤，大小约 1cm 或更小（彩图 6.2）[60-61]，偶有中央凹陷。有时肿瘤较小，以至手术探查发现不了，只表现为局限区域纤维化或肠壁的环形增厚。在多达 1/3 的患者中，肠管周围出现多个较小的神经内分泌结节，很可能是通过淋巴管传播引起[61]。还有些原发性小肠 NET 出现在近端小肠时可表现为较大的内分泌息肉。进行手术的患者中肠系膜转移的发生率一度高达 70%～90%，且与肿瘤大小无关。当这种转移接近肠壁时，有时会误认为是原发肿瘤。与其他部位胃肠 NET 不同，微小的小肠原发灶也会发生转移[61]。偶可见大型原发肿瘤直接和肠系膜淋巴结转移灶融和成团。肠系膜转移灶通常明显比原发肿瘤大，且出现特征性的纤维性粘连[61]（图 6.3）。纤维化可能是由于转移灶分泌 5-羟色胺、生长因子和其他物质[60,62]。

随着广泛的纤维化，远端回肠肠系膜挛缩，使系膜根部附着于腹膜后，纤维带附着于十二指肠水平部浆膜层。纤维化和肿瘤偶尔侵及横结肠或乙状结肠部位[61]。

肠系膜肿瘤和纤维化往往会因肠扭曲或肠纤维环引起不完全性或完全性小肠梗阻；而原发性肿瘤则是由于体积增大压迫

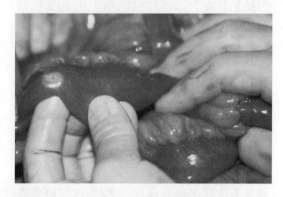

彩图 6.2　小肠 NET 伴肝转移，但没有肠系膜病灶。*Reproduced from Åkerström G, Hellman P, Öhrvall U. Midgut and hindgut carcinoid tumors. In: Doherty GM, Skogseid B (eds) Surgical endocrinology, 1st edn. Philadelphia: Lippincott Williams & Wilkins, 2001; pp. 448-52. With permission from Lippincott Williams & Wilkins*

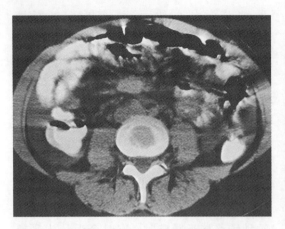

图 6.3　小肠 NET 肠系膜转移瘤 CT 断层扫描图像。通常是周围有纤维化（"飓风中心"表现）。*Reproduced from Åkerström G，Hellman P，Öhrvall U. Midgut and hindgut carcinoid tumors. In：Doherty GM，Skogseid B (eds) Surgical endocrinology，1st edn. Philadelphia：Lippincott Williams & Wilkins，2001；pp. 448-52. With permission from Lippincott Williams & Wilkins*

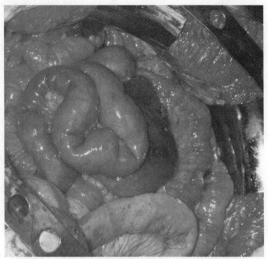

彩图 6.4　小肠 NET 致肠静脉缺血。*Reproduced from Åkerström G，Hellman P，Öhrvall U. Midgut and hindgut carcinoid tumors. In：Doherty GM，Skogseid B (eds) Surgical endocrinology，1st edn. Philadelphia：Lippincott Williams & Wilkins，2001；pp. 448-52. With permission from Lippincott Williams & Wilkins*

肠管，引起梗阻[61]。十二指肠梗阻常发生在肿瘤晚期。肠系膜血管常因肠系膜肿瘤包绕或压迫导致闭塞，引起局部静脉淤滞和小肠缺血，并且有时导致小肠循环系统的损伤。静脉坏疽使小肠呈现深蓝色到红色（彩图 6.4），或有时因动脉阻塞出现苍白或发绀[60-61]。一种名为血管弹性组织变性的血管病可发生于晚期小肠 NETs，表现为肠系膜血管因弹性组织增生引起血管壁明显增厚，进而引起血管损伤[63]。但术中肠缺血常是由肿瘤和纤维化压迫血管引起的[60,61]。

术后肠管间纤维化粘连更加明显，并且经常导致远端肠襻和盲肠团状粘连，固定于腹后壁和腹前壁。

小肠 NETs 的远距离转移常发生于肝，并且患者此时常有类癌综合征的表现。肝转移常为双侧或弥漫性。大约 10% 的患者见不到明显病灶，有时个别病灶增生明显。约 10% 的肝转移患者无肠系膜损伤。腹腔外转移可涉及骨骼（脊柱和眼眶部骨骼是好发部位）、肺、中枢神经系统、纵隔和外周淋巴结、卵巢、乳房及皮肤[60]。颈部淋巴结的转移有时可以是弥散性肿瘤的早期临床征象。

临床表现

小肠 NETs 进展缓慢，许多患者在临床发现前经历过长时间的前驱症状[60-61]。部分患者有肠鸣或阵发性腹痛症状，其他患者有类癌综合征特征性表现，如腹泻、间断潮红、心悸或不能耐受特定的食物或酒精。由于原发肿瘤大多相对较小且表现为黏膜下生长，小肠 NETs 的肠出血一般罕见。出血主要发生于肿瘤后期，与肿瘤较大、发生溃疡或肠系膜转移灶侵袭肠壁有关[61-62]。这种转移有向十二指水平段生长的特殊倾向，并且有时会引起出血。在其他情况下，肠静脉淤滞也可致出血发生。

最初可能会发生间歇性腹痛，并增加频率，直至出现需要手术治疗的亚急性或急性肠梗阻。因此 30%～45% 的小肠 NETs 患者是在肠梗阻手术中无意发现的[62]，而另外 50％的患者则是由于出现肝转移或类癌综合征的症状而发现的。

类癌综合征

约 20％的小肠 NETs 患者会出现类癌综合征[1,11,60]。肝中单胺氧化酶的活动通常可以解毒从肠道和肠系膜肿瘤释放的物质，故类癌综合征的症状出现通常意味着患者有肝转移。类癌综合征偶尔可出现在腹膜有较大肿瘤或卵巢病变的患者，原因在于分泌的产物超过了排毒的能力或者可以绕过肝直接进入体循环。该综合征包括潮红、腹泻、右心脏瓣膜疾病和支气管收缩。类癌综合征的病因与以下物质的释放有关：5-羟色胺、缓激肽、速激肽（P 物质、神经肽 K）、前列腺素和生长因子 [如血小板衍生生长因子（PDGF）和转化生长因子 β（TGF-β）] 以及去甲肾上腺素[64]。

分泌性腹泻是该综合征最常见的特征，但最初可表现轻微且没有特异性。腹泻往往出现在早晨和饭后。NET 患者腹泻可能有很多原因，尤其是手术后或病症晚期[60]。切除远端小肠后，由于胆盐吸收减少，可能引起中等程度的腹泻，其他原因可以是短肠或不完全肠梗阻。患者的肠系膜巨大肿瘤导致的静脉淤滞或缺血可能经常使大便次数增加。肠系膜静脉主支淤滞偶尔可致严重腹泻和营养不良，引起严重水肿、病变肠管阶段性液体渗漏[60-61,65]。

皮肤潮红常见于面部、颈部和胸部上段，是类癌综合征最典型的特征。皮肤潮红常易忽视，尤其是在女性绝经期。压力、酒精、某些食物、陈年奶酪、咖啡或挑衅等均可引起皮肤潮红。该症状往往是短暂的，持续 1～5min，偶尔可持续数小时甚至数天。皮肤潮红也可能造成严重后果，长期皮肤潮红可出现经常性的毛细血管扩张和鼻子及下巴的皮肤持久绀样变色。

心脏瓣膜纤维化——影响三尖瓣和肺动脉瓣的斑块样纤维化心内膜增厚——是严重的长期类癌综合征的一种晚期后果[60,66-67]。5-羟色胺和速激肽可影响心脏，并导致纤维化和瓣膜增厚，进而导致心脏瓣膜收缩和固定以及随后的关闭不全和缩窄。多达 65％类癌综合征的患者三尖瓣有异常，19％有肺动脉瓣关闭不全的一系列症状[66]。在不到 10％的患者中，单胺氧化酶可导致肺退化过度，纤维化也可以影响到左心脏瓣膜，并且可能加重支气管收缩。

类癌心脏疾病可能会导致进行性心功能不全，并伴有典型的右心衰竭和严重的嗜睡，这曾经是类癌综合征患者死亡的重要原因[66-67]。但如今引进生长抑素类似物后，患者往往死于进行性的肿瘤疾病[10]。受累患者可能需要心脏手术，并用假体更换纤维化的心脏瓣膜[67]。此操作可能明显改善患者病变，但并发症也较多，尤其是对于老年人。心脏疾病可以通过术前常规超声心动图发现。

在小肠 NETs 引起的类癌综合征中，支气管收缩比较罕见。

诊断

生物化学检测

小肠 NETs 生化诊断往往是基于 24h 尿标本的 5-羟色胺代谢产物 5-HIAA 的浓度升高。5-HIAA 浓度升高是小肠 NETs 的特异性检测指标，但仅发生在疾病晚期阶段并通常预示着肝转移[10,60]。

血浆嗜铬粒蛋白 A 是一种更敏感的指标，用于持久性或复发性小肠 NET 疾病的早期诊断。循环嗜铬粒蛋白 A 水平反映了肿瘤负荷，并且连续测量已成为监测疾病传播以及跟进治疗结果的最重要的参数[10,61]。该数值还可以预测预后。但它不是所有 NET 的特异性标记物，假阳性值可出现在肝衰竭或肾衰竭、炎性肠病、萎缩性胃炎或长期使用质子泵抑制剂的患者。

人绒毛膜促性腺激素 α 和 β 亚基（hCG-α/β）是预后不良的指标[10]。NETs 分泌胰胰高血糖素和 PP，但 PP 是一种非特异性标记物，它在腹泻患者中普遍会升高[10]。

五肽胃泌素激发试验

五肽胃泌素注射后引起面色潮红和血清肽类物质升高，通过此试验可发现隐匿的小肠 NET[10,11]。

放射学

原发性小肠 NETs 一般都太小而不能通过肠道常规气钡对比研究来诊断[10,60]。在较晚期的患者，可见不完全性肠梗阻并有梗阻肠管典型的桥样拱起，有时可见慢性梗阻的征象，并伴有肠壁增厚。对于涉及乙状结肠或横结肠的大肠综合征患者，手术前仔细检查很重要。10%～15% 小肠 NET 患者合并有结直肠腺癌，术前或随访过程中需要通过内窥镜检查来排除共存的直肠乙状结肠腺癌。

计算机断层扫描

CT 基本不能发现原发性小肠 NET，但可用于诊断肠系膜淋巴结转移、腹膜后转移和肝转移。增强检查发现环绕肠系膜的肿物时提示有小肠 NET 的肠系膜转移[60]（图 6.3）。

动态增强的 CT 可以明确肠系膜转移灶与肠系膜动脉和静脉之间的关系，对于规划手术有重要的价值。对于严重肠缺血的患者，CT 可能揭示特征性的普遍扩张的末梢肠系膜血管（有时是水肿肠管）的图像。增强的动态 CT 通常是诊断肝转移的主要方法，但非常小的病变可能会难以发现。

磁共振断层成像（magnetic resonance tomography，MRT）有时比 CT 诊断肝转移更准确。

超声

经皮超声主要用于诊断肝转移或引导细针穿刺肝转移灶活检或肠系膜沉淀物的组织学诊断。超声造影可以提高肝转移检测的灵敏度。

Octreo 扫描

约 90% 的小肠 NETs 表达生长抑素受体亚型 2 和 5，而生长抑素类似物奥曲肽对其具有高亲和力[10]。生长抑素受体显像（Octreo 扫描）检测小肠 NETs 的灵敏度为 90%，逐渐被越来越多地用于诊断转移扩散。Octreo 扫描对腹腔外转移特别有效，而且发现骨转移的效果优于常规同位素骨扫描，因为后者无法发现破骨性的转移灶。

正电子发射断层扫描（PET）

标记 [11]C 的 5-羟色胺前体 5-羟色氨酸 PET（5-HTP-PET）或镓-68（68Ga）PET 可诊断小肠 NETs 并且灵敏度高，已用于监测治疗的效果[68-69]。[18]F 脱氧葡萄糖（FDG）PET 很难发现低增殖小肠 NETs，一旦发现，则高侵袭性的病灶。

组织学

细针穿刺活检常用于转移灶的诊断。可对 NET 细胞的神经内分泌肿瘤标志物（主要是嗜铬粒蛋白 A 和突触小泡蛋白）进行免疫细胞化学染色。5-羟色胺染色阳性提示原发性肿瘤来源于中肠[10,60]，85% 的空肠回肠 NETs 嗜铬粒蛋白 A 和 5-羟色胺染色阳性[10]。增殖指数 Ki67 在经典的小肠 NETs 中通常很低（通常 <2%）[46]。

大多数空-回肠 NETs 表现为岛样与腺体样混合的生长形式，偶有肿瘤呈单纯岛样和小梁样生长并被报告为轻度预后不良[11]。那些少见的在初发或疾病进展过程中呈现较高增殖率的病变，以及极少数像 NEC 一样呈现未分化形式及高增殖率的病变均预后很差，且手术效果不佳。

手术

很多小肠 NETs 患者因肠梗阻急诊行剖腹探查，而忽略了诊断的正确性问题。需牢记 NET 在小肠肿瘤中是很常见的肿瘤，剖腹探查中常发现典型病灶，如微小的回肠原发肿瘤、特征性肠系膜结缔组织增生和较大的肠系膜转移灶[60-61,70-73]。原发肿瘤和肠系膜转移灶应通过肠系膜楔形切除和局部肠切除来治疗，淋巴结转移灶应尽可能地围绕肠系膜动脉和静脉及其分支来清除[71]。上述治疗同样适用于出现肝转移时。如果因为外科医生认为其所面对的是不可切除的腺癌而进行了不恰当的手术，则会导致原发肿瘤以及大块的系膜转移瘤未被切除。此时，强烈建议通过再次手术除去剩余的肠系膜肿瘤，否则可能导致腹部并发症[60-61,70-73]。

如果原发肿瘤和肠系膜转移瘤已经被完全切除，小肠 NET 患者可能很长时间无症状。但小肠 NETs 十分顽固，我们应该注意复发问题。在随访时间足够长时，多数患者（＞80％）最终会发展为肝转移（图 6.5）[60-61,70-73]。小肠 NETs 生长异常缓慢，临床上的复发要经过 10 年，甚至可能长达 25 年[60,73]。对于复发的早期诊断，血清嗜铬粒蛋白 A 比尿 5-HIAA 更敏感。

许多小肠 NETs 患者诊断时无急腹症，而是表现为肝转移或类癌综合征。几十年前，有肝转移和类癌综合征的患者的中位生存期仅为 2 年左右，很少进行腹部手术治疗[10]。现在，类癌综合征的症状可通过生长抑素类似物和干扰素而有效地控制，上述手段以及其他新的治疗方法提高了预期寿命和生活质量[10,60-61,70]。

腹部并发症已日益被关注，并已成为小肠 NETs 患者死亡的一个主要原因[60,70]。那些致命性的并发症拓宽了外科手术治疗的指征，对于那些接受内科治疗的晚期 NETs 患者，现在也可考虑手术治疗。

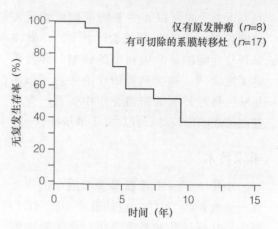

图 6.5　进行根治性手术的小肠 NET 患者的无瘤生存率。在长期随访中，大部分患者都出现了复发。*Reproduced from Åkerström G, Hellman P, Öhrvall U. Midgut and hindgut carcinoid tumors. In: Doherty GM, Skogseid B (eds) Surgical endocrinology, 1stedn. Philadelphia: Lippincott Williams & Wilkins, 2001; pp. 448-52; and Makridis C, Öberg K, et al. Progression of metastases and symptom improvement from laparotomy in midgut carcinoid tumors. World J Surg 1996; 20: 900-907, with kind permission of Springer Science and Business Media*

由于肿瘤不断生长以及肠系膜肿瘤或纤维化所致的肠道压迫进行性加重，患者常常出现腹痛并需要手术治疗来解除肠梗阻[60-61,70-71]。潜在的肠缺血可能会导致与进食引起的痉挛性腹痛相似的症状，可能迫切需要剖腹探查以明确原因。早期静脉缺血可能导致患者的病情恶化，出现腹泻和全身不适，因此手术指征需适当放宽。有些患者可能会由于肠缺血而出现腹痛、体重下降，甚至营养不良和恶病质的症状（彩图 6.6）[60-61,70-73]。腹痛很少因类癌综合征所致，体重减轻和营养不良也很少仅仅因小肠 NET 较大的肿瘤负荷造成。肠系膜肿瘤的并发症在很多接受过手术探查的小肠 NETs 患者中很常见，认识这些并发症也很重要，因为这些患者术后可能获得长期的缓解[70-73]。

小肠 NETs 患者的肠系膜和肠疾病的自然过程是多变的，但早期手术对患者有利，因为手术可以在主要肠系膜血管受侵之前提供一个恢复的机会[61,70-73]。作者主张预防性切除肠系膜和小肠肿瘤，即使患者无症状[73]。接受药物治疗的患者可以明显从内科与外科的密切合作中受益，尤其在腹部症状出现时，宜放宽手术指征。

手术技术

小肠 NETs 患者腹部手术治疗的重要性一直被强调[60-61,71]。但是晚期小肠 NETs因为环状纤维化和肠管受压，使主要血管梗阻，导致循环障碍，在手术探查过程中似乎无法处理[61,71]。轻率地对纤维化和挛缩肠系膜进行楔形切除可能容易损害主要肠系膜动脉，引起小肠的缺血并导致短肠综合征[60-61,71]。但由于转移灶主要来源于末端回肠，肿瘤血管供应主要由右侧肠系膜动脉供应，因此手术切除病灶应不伤及主要小肠血管。手术可从升结肠和小肠系膜根部与后腹膜连接处一直游离到十二指肠水平部和胰腺[60-61,71]。位于肠系膜根部的巨大肿瘤往往需要从十二指肠水平部浆膜下方开始切除。从肠系膜的后方由下向上观察更易于识别肠系膜血管，分离肠系膜转移灶周围的纤维组织，游离和保护主要脏器，从肠系膜根部完整切除肿瘤（彩图 6.6 和图 6.7）。因为肿瘤较少侵犯血管壁，有时可以先切除部分瘤体，方便分离肠系膜动静脉。这样可以保留肠系膜动静脉主干和维持空肠、回肠动脉以及重要血管弓的血流（彩图 6.6）。肠系膜转移灶越大（根据作者经验，可至 10cm），更容易切除，而肠系膜根部小的纤维化转移灶往往呈弥漫性分布而较难切除。这个过程有助于减少小肠切除范围，保留更多的小肠，减少短肠综合征发生（其对于类癌综合征的患者非常麻烦）。一般来说，右半结肠和大部分末端回肠也需要合并切除，而横结肠和乙状结肠的纤维化部分也必须去除。根据作者的经验，应尽量避免肠道改道手术，因为未受侵

的肠管也会出现缺血，而肠系膜肿瘤也会继续生长，因此症状会继续进展。改道手术会增加再次手术的难度，而再次手术对这些患者往往很有必要。首次手术后肿瘤广泛性生长和纤维化使得肠系膜难以游离肿物切除困难时，可以考虑行改道手术。

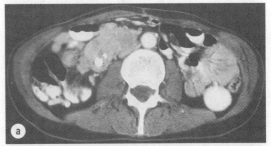

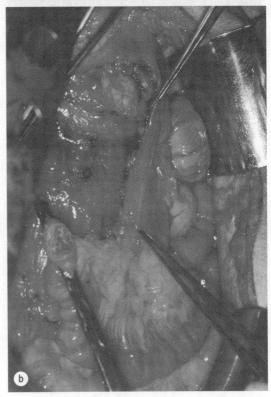

彩图 6.6 （a）肠系膜肿瘤 CT。该肿瘤在前次手术中被认为无法切除，现已导致进行性小肠血运障碍、体重减轻和恶病质。（b）二次手术进行了肠系膜肿瘤切除和部分肠切除，腹部症状缓解。*Part （b） reproduced from Åkerström G，Hellman P，Öhrvall U. Midgut and hindgut carcinoid tumors. In：Doherty GM，Skogseid B （eds） Surgical endocrinology，1st edn. Philadelphia：Lippincott Williams & Wilkins，2001；pp. 448-52. With permission from Lippincott Williams & Wilkins*

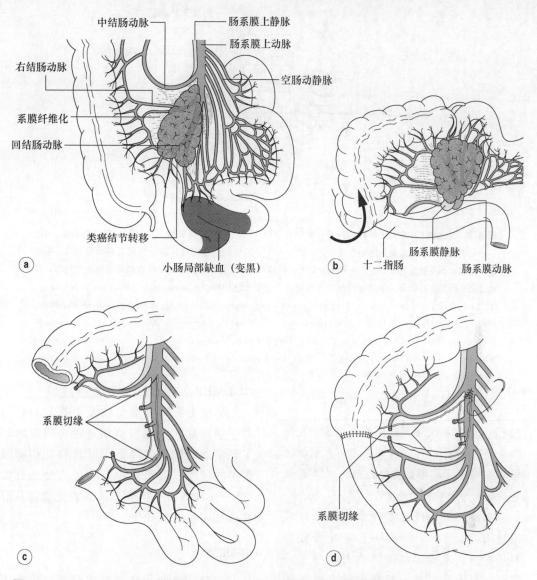

图 6.7　小肠 NET 原发灶和肠系膜转移灶的切除。(**a**) 肠系膜肿瘤广泛侵犯系膜根部，难以切除。(**b**) 从后腹膜分离盲肠、回肠末端和肠系膜根部，使肿瘤可被提起，从十二指肠以及肠系膜血管主干后方游离，并保留肠道及其主要血液供应。(**c, d**) 肠管吻合及肠系膜修补。*Redrawn from Åkerström G，Hellman P，Öhrvall U. Midgut and hindgut carcinoid tumors. In：Doherty GM，Skogseid B（eds）Surgical endocrinology，1st edn. Philadelphia：Lippincott Williams & Wilkins，2001；pp. 448-52. With permission from Lippincott Williams & Wilkins*

　　在拟切除肠系膜转移灶前，通过动态CT 在术前定位肠系膜根部切除范围是很重要的（图 6.8）[60,71]。对于空肠及某些回肠NETs 来说，当转移灶被完全包绕在肠系膜根部，甚至转移到腹膜后胰腺上方，根据作者的经验，这些肿瘤不可切除。

　　晚期小肠神经内分泌肿瘤患者由于完全性或不完全性肠梗阻或肠缺血而出现慢性或者间歇性腹痛时，需要再次手术[60-61,67]。由于肠管间严重的纤维化和类癌增生，再次手术难度大，耗时长，但能手术切除对于患者的康复极为有利。小肠NETs 患者手术时应谨慎小心，因为很小的错误就能引起肠瘘、短肠综合征以及肠缺血。十二指肠瘘发生的风险高。小肠神经内分泌肿瘤手术难度大，应与经验丰富的术

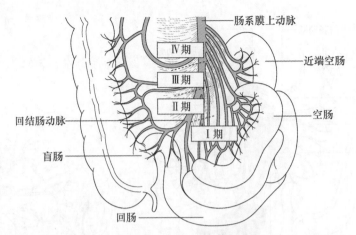

图 6.8 小肠 NET 肠系膜转移的外科（解剖）分期。I期——分布离肠管近，仅需局部空肠切除。II期——侵犯肠系膜动脉起源周围的血管分支，需行右半结肠切除、远端回肠切除及肠系膜血管切除。III期——肿瘤沿肠系膜血管干分布，未侵犯血管干，肿瘤可完整切除。IV期——肿瘤包绕肠系膜血管根部，侵及近端空肠动脉起始部、中结肠动脉以及腹膜后，肿瘤无法切除。*Redrawn with permission from Öhrvall U, Eriksson B, Juhlin C et al. Method of dissection of mesenteric metastases in mid-gut carcinoid tumors. World J Surg 2000；24：1402-8；and Åkerström G，Hellman P，Öhrvall U. Midgut and hindgut carcinoid tumors. In：Doherty GM，Skogseid B（eds）Surgical endocrinology，1st edn. Philadelphia：Lippincott Williams & Wilkins，2001；pp. 448-52. With kind permission of Springer Science and Business Media*

者主刀合作进行。

> ✅✅ 通过回顾大量剖腹探查的患者，包括部分再手术者[60,70-74]，发现手术可以有效地缓解腹部症状，甚至长期缓解，尤其是肠道静脉淤滞和缺血的患者[60,70-74]。
>
> 系膜肿瘤切除应在肿瘤较局限时及早进行[60-61,70-74]。如果肠系膜残留可转移的肿瘤，患者可以通过内科治疗生存下来，但常常最终出现腹部并发症而威胁生命。

即使没有腹部体征，作者也推荐预防性切除肠系膜肠道肿瘤，以预防肠道并发症。患者应及早外科就诊，避免肿瘤进展，增加手术处理难度[71-74]。

肝转移

肝转移的治疗手段包括内科治疗、手术、射频消融、肝动脉栓塞、肝移植、放射性标记的奥曲肽治疗以及[131]I间碘苄胍（[131]I-MIBG）治疗[10,46,60-61,70-74]。

早期生长抑素类似物及干扰素治疗有助于缓解症状及延缓疾病进展，同时增加了观察的时间，并降低了肝转移灶切除及消融的风险。低级别小肠神经内分泌肿瘤（高分化和低增殖指数）的患者更能够从肝转移灶切除中获益[10]。

肝切除术

大部分晚期小肠神经内分泌肿瘤患者都有多发、双叶散播的肝转移，并且都主张药物治疗。5%～10%的患者有孤立性单叶肝转移或单叶为主的肝转移（图 6.9）。肝手术主要包括肝叶切除、保护肝实质的精准肝切除、楔形肝切除或简单表浅的肝肿物切除术[11,60-61,69,75-80]。最近外科及麻醉技术的进步使得楔形切除双叶多发肝转移更加安全[80]。分期切除——一期行单侧肝叶切除，肝再生几个月后再切除其他转移灶——能减少肝功能不全的风险。术前门静脉栓塞有助于肝叶切除后无转移灶的肝叶再生，常常保留到肝叶切除术切除转移灶后[80]。

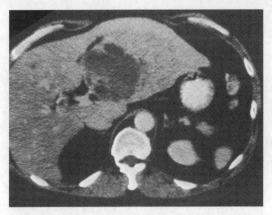

图 6.9 小肠 NETs 肝左叶巨大转移灶的 CT 图像。此患者对侧肝仍有小转移灶,主要转移灶切除 4 年内未出现类癌综合征。*Reproduced from Åkerström G, Hellman P, Öhrvall U. Midgut and hindgut carcinoid tumors. In: Doherty GM, Skogseid B (eds) Surgical endocrinology, 1st edn. Philadelphia: Lippincott Williams & Wilkins, 2001; pp. 448-52. With permission from Lippincott Williams & Wilkins*

药物治疗无效的患者应考虑减瘤性肝切除。大转移灶中的肿瘤往往已经繁殖出耐药的肿瘤细胞。肝 50% 以上受侵犯或肿瘤快速增长的患者预后更差[78,80]。肝转移灶切除能够缓解类癌综合征的症状,因而也推荐并存小转移灶或双叶小转移灶的患者行手术治疗。

✅✅ 大量报道已经指出,成功肝手术后的患者有较长的无病生存期,并且症状明显减轻[69,75-80]。

随着与其他治疗方式的联合应用,特别是射频消融术,肝手术的适应证可能会扩大[81-84]。

✅✅ 大于 10cm 的病灶切除后或 70%～90% 的肿瘤被切除或消融时,类癌综合征的症状可持续减轻且肿瘤标志物也降低(图 6.9)[69,75-80]。有报道称,在肿瘤根治术后,患者的 5 年生存率可高于70%;在非肿瘤根治术后,患者症状也明显减轻[69,75-80]。

但假如随访时间足够长就会发现,几乎每例患者都会出现肝切除术后或者消融术后的肿瘤复发。这表明 NETs 进展缓慢,在根治性肝切除 4～5 年后才出现临床症状(如类癌综合征),但是患者从手术到复发的过程中,这些症状已经有效地控制[69-70,75-80]。

射频或微波消融术

射频消融术是治疗中等大小肝转移灶的一种有效并且安全的方法[81-84]。在超声引导下应用穿刺针穿刺入肿瘤,应用交流无线电波长度的频率引起离子震荡,使穿刺针周围产热,导致 4～5cm 范围内组织坏死。射频消融可以在开腹手术、腹腔镜手术或者重复的经皮超声引导下应用。较大的肿瘤可以通过重复消融使其凝固,或者在手术中夹紧肝动脉以便消融时阻断肝动脉血流,或者在经皮射频消融时同时栓塞肝动脉。但射频消融在肿瘤大于 4cm 及肿瘤靠近主要血管时,因其热量可以通过灌注血管流失,可能无效。尽管射频消融治疗的生存优势有待证实,但是这种治疗方式已被证明可以缓解小肠 NETs 伴肝转移患者的临床症状[84]。目前,微波治疗已经成为一种可选择的治疗方法,但对于病变周围大静脉的引流散热并不那么敏感。

我们应用射频消融术作为辅助治疗手段,并且已发现消融术的应用已经扩大了手术治疗的适应证,可以开展以减瘤为目的的两叶肿瘤的手术治疗[82-84]。但病灶的数量需少于 7 个,并且对于大量的小转移灶,射频消融术的价值不大。虽然肝转移灶的可视化检查已经改善,但我们从手术中得出的经验证实,许多患者肝内存在多个转移灶,多不能在手术前精确可视化。对于转移的正确评估方法最好是剖腹探查术,探查时可评估手术切除或射频消融的有效性。我们的经验是射频消融术后有10% 的局部复发,并发症发生率为5%[82,84]。由于大血管降低射频消融效率,并且胆管是最脆弱的器官,所以我们尽量避免对肝门部肿瘤进行射频消融术治疗[84]。

肝栓塞

肝肿瘤通常由动脉供应养分，故阻断血流可以导致肿瘤局部缺血。因此，肝转移灶可通过选择性肝动脉栓塞得到有效治疗。凝胶泡沫栓塞可重复进行，在中位随访期7～14个月内，其可致约50%的患者肿瘤消退和症状控制，并且减少生长抑素类药物的用量和提升干扰素治疗的效果[10,11,46,85-89]。

肝门静脉血流灌注对于正常肝实质至关重要，在栓塞前应予血管造影显示肝门静脉并明确血管解剖[46]。对于肿瘤负荷超过50%肝实质的患者，栓塞是禁忌证；对于胆红素和肝酶升高的患者，则提示肝功能不全。在一定时间内超选择性和重复性栓塞已在个别巨大肿瘤和肝切除术后肿瘤复发的患者中应用。

该过程会出现并发症，其死亡率可达5%，并且可导致不同程度的肝功能不全[46]。最常见的并发症是肝酶一过性升高、2～3天的发热、恶心和腹痛，这些症状可在1周内消失。

治疗期间和术后恢复期间，有经验的介入放射学专家可通过预防性奥曲肽应用、利尿剂的应用和血流动力学检测减少并发症的发生。对于肝右动脉起源于肠系膜上动脉的患者，则特别需要注意，因其可出现肠系膜动脉栓塞。胆管空肠吻合术或乳头切开术后的患者在栓塞后更容易出现胆管炎或肝脓肿。

总体来说，栓塞治疗的效果较好，但并不是每例患者的术后反应都如预期。栓塞治疗有效持续时间较短，并且生存获益仍不明确。广泛肝转移患者栓塞的成功率较低，并且治疗风险较高。栓塞治疗可应用于个别多发不可切除转移灶的治疗，但是治疗前需对患者剩余正常肝进行评估，评价其是否可代偿正常代谢，以减少栓塞后肝功能不全。

栓塞化疗是动脉栓塞联合动脉灌注化疗，其与单纯栓塞相比较更有效。栓塞化疗在某些病例可明显缩小肿瘤[87]。但是这种治疗方法具有明显的副作用。相较小肠NETs，栓塞化疗对于低分化和高增殖肿瘤的治疗效果更明显。

肝移植

由于小肠NETs的疾病进展较慢，所以对于小肠NETs伴肝转移的患者，肝移植可作为一种治疗方法[80,90-95]。关于内分泌肿瘤行肝移植的meta分析发现，肝移植患者的1年生存率接近50%，但是其5年生存率为24%～48%，这可能是由于不同中心对于此治疗方法的筛选程序不同[90]。胃肠道NETs的5年生存率可达69%，比胰腺内分泌肿瘤具有更高的生存率[91]。最近的研究表明，神经内分泌肿瘤肝移植术后可以降低手术风险并改善预后，其1年无瘤生存率可达77%，5年生存率可达90%，但是5年无瘤生存率仅为20%[92-95]。Ki67的增殖指数小于5%～10%，侵袭性肿瘤标志物的缺失也是肝移植的指标[95]。此类患者需要通过生化治疗和敏感的示踪成像排除腹外转移，但对于传播性疾病并不需要进行此类检测。新生肝多会成为转移的靶点，特别是对于局部根治性切除术后复发率较高的GEP-NETs[73]。肝移植的适应证必须平衡药物治疗的有利结果和免疫抑制剂促进肿瘤生长的可能性。肝移植的病例必须认真选择，所选患者可以是肝转移灶不能被切除或明显的肝占位或肝衰竭者，尽管肿瘤负荷小于50%的患者也可从肝移植中获益。

类癌危象的预防

具有类癌综合征的患者在手术和栓塞治疗后多会出现高热、休克、心律不齐、过度面红或支气管阻塞等类癌危象。为了更好地预防手术或干预治疗后的类癌危象，小肠 NETs 患者应该在治疗前给予奥曲肽（患者常规剂量或 100μg tid，皮下注射）。若在手术期间出现低血压，需要避免使用肾上腺素类药物[11,60,96]。对于前肠 NETs 患者和非典型性类癌综合征患者，应给予奥曲肽、组胺阻断剂和可的松，但应避免应用组胺激活剂等药物，如吗啡和筒箭毒碱等。对于类癌面色潮红的患者，我们在手术和栓塞治疗时常规给予奥曲肽静脉应用（500μg 溶于 500ml 生理盐水，50μg/h）；若出现类癌危象，可给予同样治疗或者增加剂量（100μg/h）[60,96]。

药物治疗

> ✅✅ 生物治疗包括生长抑素类似物和干扰素，其已被证实可改善 50%～70% 的小肠 NETs 患者的临床症状，可显著降低肿瘤标志物水平并在一段时间内稳定疾病，但其并不能显著减小肿瘤体积[10,11,46,97-99]。对于典型低增殖能力的小肠 NETs，化疗效果甚微[10,46]。

生长抑素类似物包括奥曲肽和兰瑞肽等，是 NETs 治疗的重大进展[10,11,46]。其与生长抑素受体（2 型和 5 型）结合可致使肿瘤细胞分泌生物活性肽减少，并可阻断靶细胞的周边反应。生长抑素类似物可抑制肿瘤生长，诱导其凋亡，抑制血管生成。近期研究表明，生长抑素类似物可降低转移性小肠 NETs 的肿瘤生长[100]。

> ✅✅ 生长抑素类似物可诱导多达 70% 的类癌综合征患者出现主观疗效和生化改变，其可使中等大小肿瘤体积缩小约 5%，并可使约 50% 的患者病情稳定平均长达 3 年时间[99]。

生长抑素类似物常规用量为每天 3 次皮下注射，每次 50～150μg。高剂量（大于 3000μg/d）应用除了可使稍大的肿瘤缩小，并没有更高的反应率。生长抑素类似物的快速耐受常出现在治疗后的 9～12 个月，通常意味着需要增加药物剂量。长效制剂（奥曲肽-LAR、兰瑞肽-PR、注射用兰瑞肽）通常每月使用，可使药物治疗更加便捷。所有生长抑素类似物的副作应包括胆结石、胰酶缺乏、胆绞痛，严重时需行胆囊切除。

α 干扰素（IFN-α）可减少激素分泌，并可通过刺激自然杀伤细胞（NK 细胞）减慢肿瘤细胞增殖[10,46,97-99]。临床上，IFN-α 可引起约 50% 的患者出现生化改变和主观疗效，对于 10% 的患者有抗肿瘤效应，可稳定 35% 的患者的病情[98-99]。近来，一种聚乙二醇类似物（PegIntron®）具有较好的耐受性，其用法为皮下注射每周一次。生长抑素类似物和干扰素联合治疗可以提高反应率。干扰素比生长抑素类似物有更多的不良反应，初始主要是流感症状，后期可致慢性疲劳，有时可致抑郁。干扰素可诱发自身免疫现象，如抗甲状腺抗体导致的甲状腺功能减退和其他并发症。干扰素中和抗体可抑制自身免疫现象[46]。由于干扰素治疗的副作用风险较高，一些患者不得不中止治疗。

放疗

体外放疗通常对于 NETs 治疗欠佳，但其可使脑转移得到长期缓解，并且可减轻骨转移带给患者的疼痛[10]。

由于[131]I-MIBG 和放射性生长抑素类似物的应用，体内放疗和肿瘤靶向放疗近年来已得到发展[101-102]。由于[131]I-MIBG 治疗的主观有效率为 30%～40%，生化改变少于 10%，因此效果有限[101]。非标记 MIBG 预给药可使生化改变和临床效果延长。

NETs 多表达生长抑素受体亚型 2 和 5,当生长抑素受体与放射性标记奥曲肽结合后,在肿瘤细胞内其可出现内化[46,102]。生长抑素类似物与 β-放射性同位素和 γ-放射性同位素可结合成新复合物([^{90}Y-DOTA]奥曲肽和[^{177}Lu-DOTA,Tyr^3]奥曲肽),新复合物可与不同生长抑素受体结合,并且具有更好的肿瘤穿透性[102-103]。这些复合物反应温和且副作用小[46,102-103]。

生存率

1960—2000 年,瑞典的小肠 NETs 患者年龄调整后的 5 年生存率约为 67%。这也与美国国家癌症研究所(National Cancer Institute,NCI)的 SEER 课题组在 1973—1999 年所得的结果相似[1,104]。

☑☑ 近年来通过有效的管理,患者生存率已经提高,但在很大程度上仍然取决于疾病的严重程度。肝转移和类癌性心脏病为最主要的不良预后因素[1,104]。手术的重要性也被纳入了生存分析[70,72,74,76-80]。1985—2010 年在瑞典乌普萨拉治疗的 603 例患者的中位生存期为 8.4 年,5 年生存率为 67%,均与 WHO 分级密切相关[74]。以前的报告强调手术切除肿瘤的重要性和肠系膜切除及肝转移病灶切除的价值[72]。成功接受手术治疗肠系膜缺血的患者具有良好的生存前景,中位生存时间为 8 年[70]。手术切除主要的或大的肝转移灶可延长生存期和缓解症状[76-80]。

在乌普萨拉研究中,不能手术切除的肝转移瘤患者 5 年生存率为 50%,不能手术切除的肝转移灶和肠系膜淋巴结转移灶的存活率为 42%[72]。年轻患者(<50 岁)生存率相对较高,而腹主动脉淋巴结转移

及腹膜转移癌患者的生存率低[72,74]。其他不利于患者生存的因素(除肝转移癌和心脏病)包括 5-HIAA 值升高、老年(>75 岁)、急诊手术过程中发现的肿瘤、体重明显降低及腹腔外远处转移[70,72,74,104-106]。

阑尾 NETs

阑尾 NETs 约占胃肠道神经内分泌肿瘤的 5%~8%,发病率较低。NET 是阑尾最常见的肿瘤之一。多数阑尾 NET 来源于分泌 5-羟色胺的 EC 细胞[11]。它起源于神经外胚层,与其他 NET 相比具有更多的良性肿瘤的特征[107]。阑尾 NET 在尸检中常见,多数没有临床意义。流行病学研究显示儿童患病率比成人高,故推测许多患者可能自发消退。

阑尾 NETs 往往在手术中偶然发现,推测在 200 例阑尾切除术中有 1 例阑尾 NET[107],但是经常被忽略。约 75% 的 NETs 位于阑尾尖端(彩图 6.10),因此只有少数病例由于阑尾管腔堵塞导致阑尾炎发作[107]。阑尾 NET 与其他 NET 相比,多数为年轻患者,患者平均年龄<40 岁,女性患者居多,甚至可能影响儿童。目前总体转移率为 3.8%,远处转移率为 0.7%[1]。肿瘤较大和转移的患者与小的良性肿瘤患者相比更年轻(29 岁 vs. 42 岁)[11]。

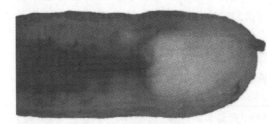

彩图 6.10 阑尾 NET。呈典型的黄色,位于阑尾尖端。*Reproduced with permission from Capella C, Solcia E, Sobin L et al. Endocrine tumours of the appendix. In: Hamilton SR, Aaltonen LA (eds). WHO classification of tumours. Pathology and genetics of tumours of the digestive system. Lyon: IARC Press, 2000; pp. 99-101*

✓✓ 多数阑尾 NETs（＜90％）的直径小于 1cm，并且远处转移风险低，所以这些病变可以通过简单的阑尾切除治疗[11,107-109]。单纯阑尾切除对于 1～2cm 的阑尾 NET 也是很安全的，虽然有个别伴有淋巴结转移[11,107-109]。病变＞2cm 及切缘阳性或淋巴结转移者则应该采用右半结肠切除术来治疗。在阑尾根部的肿瘤同样采用右半结肠切除术，因为它们可能来源于结肠而不是阑尾。如果手术标本显示血管侵犯和＞3mm 的系膜侵犯，建议结肠部分切除术，尽管缺乏严密的证据基础。浆膜侵犯对生存期并没有影响[108]。

　　阑尾 NET 的整体预后较好，区域转移患者的 5 年生存率为 84％，少数患者有远处转移，5 年生存率为 28％[11,107-109]。

非典型的杯状细胞 NETs

　　腺类癌或杯状细胞 NET 恶性程度高，包括 NETs 和黏液腺癌成分，阑尾是最常见的来源[107-110]。该类型也被命名为非典型或中间类癌。这类肿瘤比典型的 NETs 恶性程度更高，其预后和生存类似于典型腺癌。肿瘤不表达生长抑素受体，奥曲肽治疗无效。特殊的组织学标记可用于确定病变。虽然许多杯状细胞 NETs 是局部的，但是部分可通过系膜和腹腔转移。治疗主要包括回结肠和肠系膜切除，常需要二次手术和化疗[107-110]，另外，杯状细胞 NETs 的预后难于预测，一般预后差，10 年生存率约为 60％[107-110]。最近更有效的治疗已经提出，包括肿瘤细胞减灭术和腹腔热灌注化疗[111]。肿瘤细胞减灭治疗包括网膜切除、脾切除和腹膜切除术。

结肠 NETs

　　结肠 NETs 少见，仅占 GEP-NETs 的 8％和大肠肿瘤的 1％～5％[1,11,112-114]。肿瘤多见于老年人，平均年龄 65 岁，偶见儿童发病的报道。近端结肠（盲肠）的肿瘤最为常见，并且几乎不（5％）表现为类癌综合征[113]。大多数结肠 NETs 病理学很少表现为高分化，肿瘤体积大，一般呈外生性而不是溃疡性，生长明显缓慢，所以确诊前肿瘤体积一般很大。这些肿瘤有较高的增殖率，区域转移和肝转移的发生率高[113]。患者临床表现为典型的恶性症状，如疼痛、腹部包块，偶有便血。右半结肠的肿瘤一般较大，而位于左半结肠易造成梗阻。少数患者可伴有结肠炎或克罗恩病[113]。虽然有些学者建议对于直径＜2cm 的 NETs 采用肿瘤局限性切除，但是目前认为，对于结肠 NETs 按结肠癌的治疗原则采用结肠切除术是明智的选择。由于其生长速度缓慢，如有可能，则可以采用姑息减瘤。结肠 NETs 的 5 年生存率为 37％，比结肠癌的预后稍好[113]。

直肠 NETs

　　直肠 NETs 以往被视为临床少见疾病，但其发病率正在增加，占 GEP-NET 的 15％～20％和直肠肿瘤的 1％～2％[1,112-115]。白人发病率为 $0.35/10^5$，黑人为 $1.2/10^5$，北美亚裔人的发病率是非亚裔发病率的 5 倍，从中可看出一定的遗传倾向。目前其发病率与以前的报告相比有所增加，可能是由于医生对该疾病的认识提高及最近诊断方法的发展（如腔内超声），以及更精确的组织病理学检查。大多数直肠 NETs 都很小，在早期阶段意外发现。尽管对直肠 NETs 的不同情况的详尽分类还不明确，但直肠 NETs 总体预后较好，5年生存率高达 88.3%[1]。

表现

直肠 NETs 通常在 50～60 岁发病，比非 NET 直肠癌早 10 年。约 60% 的肿瘤较小，最大直径小于 1.0cm（彩图6.11）[112-113]，并且是有肛周疼痛、肛门瘙痒或便血等临床症状后通过内镜检查发现。大多数患者无症状，肿瘤是被偶然发现的，他们的预后要好于有临床症状的患者。较小的肿瘤通常表现为黏膜下黄色结节，并且多达 75% 的病变距肛缘 8cm，可通过直肠指诊触及。指诊发现肿块质硬、光滑或柔软等不同改变。病理组织活检或切除整个结节后可作出明确诊断。患者肿瘤<1cm者远处转移的风险低（<2%）[112-115]。

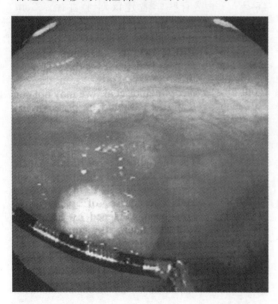

彩图 6.11 直肠神经内分泌息肉。镜下表现为典型的黄色结节，位于黏膜下。*Reproduced with permission from McNevin MS，Read TE. Diagnosis and treatment of carcinoid tumors of the rectum. Chir Int 1998；5：10-12*

肿瘤较大的患者一般有更多的症状，有转移者可表现为消瘦甚至恶病质等全身症状。类癌综合征在这些患者中极为罕见，只在肝转移患者中表现。偶有较大的肿瘤固定到直肠周围组织，最初与直肠癌难以区分。以往的报道认为结直肠 NETs 并发结肠癌的概率较高。

肿瘤最大直径超过 1.0cm 者容易发生转移。肿瘤在 1.0～1.9cm 的患者有 10%～15% 发生转移性扩散，而肿瘤较大（>2cm）的患者远处转移率为 60%～80%。肿瘤主要是局部淋巴结和肝转移，而少见肺和骨的转移[113]。

直肠 NETs 根据其大小来分类、评估预后和指导处理。肿瘤<1cm 的患者临床症状不典型，一般预后好，可通过局部切除治愈，且几乎没有转移。肿瘤>2cm 的患者通常出现症状，大部分有区域淋巴结、肺或肝转移。因此，较小（<1cm）和较大（>2cm）的肿瘤具有可预测的结果，而肿瘤直径在 1.0～1.9cm 的患者预后很难预测[112,113]。虽然肿瘤较小的患者在肿瘤切除后一般认为已经治愈，但肿瘤直径在 1.0～1.9cm 的患者需要进行全面检查局部浸润和远处转移，并且应定期随访。超声内镜可精确评估肿瘤局部浸润情况及区域淋巴结是否有转移。CT 或 MRT 能发现盆腔有无肿瘤侵犯，且能明确淋巴结和肝转移的存在。直肠 NETs 由于缺乏或仅有极少的生长抑素受体，故奥曲肽显像（OctreoScan®）作用不大，但由于部分肿瘤表达上述受体，故通过该检查可为患者提供有效的治疗方案。

诊断及免疫组化

诊断常需要病理组织学检查结果才能明确。直肠 NETs 来源于致密的纤维间质包裹的神经内分泌肠嗜铬细胞[112-115]。其中最敏感的肿瘤标志物是神经元特异性烯醇化酶（NSE，阳性率为 87%）和前列腺特异性酸性磷酸酶（阳性率为 80%～100%）[116]。部分细胞嗜铬粒蛋白 A 和 5-羟色胺均有表达。一些研究发现，虽然 Ki67 的表达通常很低，但是 Ki67 的表达与肿瘤大小和转移风险相关[117]。经典的肿瘤标志物 CA19-9、CA50 和 AFP 均低表达或缺失，而癌胚抗原（CEA）已证明在多达 25% 的细胞表达。CEA 的表达可能与少见的同时显示腺癌和 NET 的组织病理学征象的直肠 NET（即类腺癌）有关。

直肠 NETs 一般可以检测到多种激素表达，如胰高血糖素、生长抑素、胰多肽、P 物质和 β 内啡肽等。这些标记蛋白的免疫反应性在细胞中的分布是不均匀的，呈现点状和斑片状分布。这提示肿瘤可能存在多克隆性和易发生遗传学改变，导致某些患者的肿瘤或部分肿瘤细胞侵袭性更强。

直径＜1cm 的肿瘤很少出现局部浸润，而肿瘤＞2cm 时几乎均表现出固有肌层的渗透、淋巴管和神经等结构的侵犯、大量的有丝分裂等不典型的组织病理学特征。这些肿瘤通常与远处转移、局部侵犯及不良预后有关。

肿瘤细胞分泌特异性抗原量较少，循环中往往无法测量到，这意味着 s-嗜铬粒蛋白 A 或尿 5-HIAA 不能作为直肠 NETs 诊断或者预测预后的工具。

治疗

✅✅ 瘤体较小的非浸润性直肠 NETs 可以安全地进行局部切除治疗。肿瘤大小为 1.0~1.9cm 者，可采用内镜下黏膜切除（transanal endoscopic mucosectomy，TEM）微创外科技术。已有研究报告，在没有局部浸润或区域转移的情况下，TEM 治疗可以获得很好的生存收益[112-115,118]。不完全切除的息肉病理确诊为 NETs 者，可再次行 TEM 予以切除。

存在局部浸润或区域转移的患者应该接受更加积极的治疗，应行包括全直肠系膜切除（TME）的腹会阴联合切除或前切除手术。黏膜浸润可能发生，尤其是在瘤体大、肿瘤溃烂、纤维化或出血的情况下。大多数＞2.0cm 的肿瘤都已经有局部浸润和淋巴结转移或肝、肺或骨头的远处转移，因此有研究者提出姑息疗法。但最近的结果显示生存率比先前描述的要高，因此，主张在转移存在的情况下也可行肿瘤局部切除[1]。远处转移的直肠 NETs 患者 5 年生存率约为 32%，因而支持对这样的患者进行积极的手术治疗，即使有局部骨盆浸润或出现淋巴结、肝、肺或骨转移。

我们在治疗大体积肿瘤和远处转移瘤方面所获得的经验支持这一观点。因此，我们建议通常这些患者手术前应该联合化疗，以争取降期，或者对 OctreoScan® 检测后表达生长抑素受体的病例给予 177Lu 标记的生长抑素类似物治疗，其对某些患者非常有效[119]。但对于具有不典型组织病理特征的患者，积极的手术治疗很可能无效。

对于某些患者，IFN-α 和紫杉醇具有减缓疾病和阻碍转移的疗效。偶有已发生肝转移的患者可获益于肝动脉化学栓塞。在仔细挑选之下，部分肝转移患者可行肝切除术，但这类患者通常预后较差，生存期短。

预后

直肠 NETs 的预后评估应该依赖以下因素，如肿瘤大小、组织学特点（典型或非典型）、微小浸润以及症状表现，但是目前尚没有系统地评估上述所有因素的研究。但肿瘤大小和微小浸润是公认的最重要的临床因素[119]。直肠 NETs 总体五年生存率为 88%，其中有远处转移的患者为 20%～30%，无远处转移者为 91%[1,113]。有研究报道，肿瘤浸润较深的患者，中位生存时间为 6～7 个月；而只有一个局限在黏膜下层且小于 1cm 的肿瘤的患者，很少会死于这种疾病[112-115]。有报道发现直肠 NETs 后的平均生存时间为 4～5 个月。

建议

直肠 NETs 直径为 1.0～1.9cm 和＞2cm 时，应该彻底检查（如 MRT、CT、经直肠超声内镜），确定肿瘤有无扩散（如局部或远处转移）。这些患者通常需要手术，以达到完全清除肿瘤。标本应该彻底检查，确定有无不典型病理组织学特征。肿瘤越大，转移风险越高。没有研究证实术前药物治疗或者放疗能够使患者获益。直径＞1cm 的直肠 NETs 患者（包括有浸润或播散的患者）需要随访。如果不可切除，可能需要进行骨盆疼痛缓解治疗。对远处转移患者可以个体化地给予更积极的药物或手术治疗。

要点

- NETs 是罕见的肿瘤，来源于神经内分泌细胞，在体内广泛分布。1/3 发生在肺、支气管和胸腺，大约 70% 发生于胃肠道。
- 肺 NETs、胸腺 NETs 和偶尔转移的散发型胃 NETs 由于产生组胺，可能会引起非典型类癌综合征。
- 伴发肝转移且分泌 5-羟色胺的小肠（中肠）NETs 是典型类癌综合征的最常见原因，经常有严重的潮红、腹泻和纤维化的心脏瓣膜病。
- NETs 组织学上可表达嗜铬粒蛋白 A 和突触小泡蛋白，对于某些肿瘤，可出现 NSE 染色阳性。
- Ki67 抗体染色可用于分化程度的分类，并有助于预测预后和指导治疗。
- 不同类型的 NETs 需要不同的治疗，根据器官的起源、组织学类型、位置和分级决定。
- 大多数 NETs 分化良好且生长缓慢，手术可切除者应该进行手术切除。偶尔有低分化和增殖率高的肿瘤，可能对化疗或 177Lu 标记的生长抑素类似物治疗更敏感。
- 特异性肿瘤标志物和尿 5-HIAA 的分泌，尤其是血清嗜铬粒蛋白 A 的检测可用于临床诊断和疗效监测，也是重要的预后预测指标。
- 多发性胃 NETs 的出现最常见于因慢性萎缩性胃炎引起胃泌素分泌过多，导致高胃泌素血症的患者。这些 NETs 通常是良性的，通常可以安全地切除和由内镜监控。少数与 MEN1 相关的佐林格–埃利森综合征有关。
- 散发性孤立的胃 NETs 恶性度更高，需要更广泛的手术。
- 小肠 NETs 外科治疗很重要，应努力切除肠系膜的转移灶，因为这些病灶可能会导致严重的长期腹部并发症（如小肠梗阻和缺血）。也可以尝试手术切除或消融肝转移灶，因为这可以相当程度地缓解类癌综合征。
- 类癌综合征患者的手术宜配合持续的生长抑素类似物（长效释放形式）和干扰素治疗，两者都可以明显缓解症状，似乎也可以稳定疾病和延缓进展。

- 小的非浸润性直肠 NETs 可以通过内镜切除，而较大的病变恶性程度更高，需要更广泛的切除，另外加化疗或 ^{177}Lu 标记的生长抑素类似物治疗。
- NETs 的诊断和治疗已有明显进步。诊断和治疗应该由内分泌外科医生、内分泌肿瘤专家、核医学专家、放射科医生和病理学专家参与的多学科团队共同决定。这种合作对确保 NETs 患者接受恰当的手术非常重要，有助于为患者制订不同模式下的个体化治疗方案。治疗包括肝切除、肝转移灶射频消融和放射性定向生长抑素类似物治疗。

参考文献

1. Modlin IM, Lye KD, Kidd M. A 5-decade analysis of 13,715 carcinoid tumors. Cancer 2003;97:934–959. Excellent and valuable presentation of epidemiology and natural history in a comprehensive series of all types of carcinoid tumours.

2. Lawrence B, Gustafsson BI, Kidd M, et al. The epidemiology of gastroenteropancreatic neuroendocrine tumours. Endocrinol Metab Clin North Am 2011;40:1–18, vii. Presents recent epidemiology data.

3. Schimmack S, Svedja B, Lawrence B, et al. The diversity and commonalities of gastroenteropancreatic neuroendocrine tumours. Langenbecks Arch Surg 2011;396:273–398.

4. Berge T, Linell F. Carcinoid tumours. Frequency in a defined population during a 12-year period. Acta Pathol Microbiol Scand [A] 1976;84:322–30.

5. Rindi G, Klöppel G, Ahlman H, et al. TNM staging of foregut (neuro) endocrine tumors: a consensus proposal including a grading system. Virchows Arch 2006;449:395–401.

6. Rindi G, Klöppel G, Couvelard A, et al. TNM staging of midgut and hindgut (neuro) endocrine tumors: a consensus proposal including a grading system. Virchows Arch 2007;451:757–62.

7. Bosman F, Carneiro F, Hruban R, et al., editors. WHO classification of tumours of the digestive system. Lyon, France: IARC Press; 2010. Updated WHO classification.

8. Klimstra DS, Modlin IR, Coppola D, et al. The pathologic classification of neuroendocrine tumors. A review of nomenclature, grading and staging systems. Pancreas 2010;39:707–12.

9. Rindi G, Azzoni C, La Rosa S, et al. ECL cell tumor and poorly differentiated endocrine carcinoma of the stomach: prognostic evaluation by pathological analysis. Gastroenterology 1999;116:532–42.

10. Öberg K. Carcinoid tumors: current concepts in diagnosis and treatment. Oncologist 1998;3:339–45.

11. Modlin IM, Kidd M, Latich I, et al. Current status of gastrointestinal carcinoids. Gastroenterology 2005;128:1717–51.

12. Rindi G, Paolotti D, Fiocca R, et al. Vesicular monoamine transporter 2 as a marker of gastric enterochromaffin-like cell tumors. Virchows Arch 2000;436:217–23.

13. Solcia E, Fiocca R, Villani L, et al. Morphology and pathogenesis of endocrine hyperplasias, precarcinoid lesions, and carcinoids arising in chronic atrophic gastritis. Scand J Gastroenterol 1991;180(Suppl.):146–59.

14. Solcia E, Fiocca R, Villani L, et al. Hyperplastic, dysplastic, and neoplastic enterochromaffin-like-cell proliferations of the gastric mucosa. Classification and histogenesis. Am J Surg Pathol 1995;19(Suppl. 1):S1–7.

15. Rindi G, Bordi C, Rappel S, et al. Gastric carcinoids and neuroendocrine carcinomas: pathogenesis, pathology, and behavior. World J Surg 1996;20:168–72. Important article with valuable information on epidemiology and prognosis for gastric neuroendocrine tumours.

16. Modlin IM, Kidd M, Lye KD. Biology and management of gastric carcinoid tumours: a review. Eur J Surg 2002;168:669–83. Excellent review article about gastric carcinoids, in which the authors describe cellular background and important clinical features of the different gastric carcinoids.

17. Åkerström G. Management of carcinoid tumors of the stomach, duodenum, and pancreas. World J Surg 1996;20:173–82.

18. Borch K, Ahren B, Ahlman H, et al. Gastric carcinoids: biologic behavior and prognosis after differentiated treatment in relation to type. Ann Surg 2005;242:64–73.

19. Borch K. Atrophic gastritis and gastric carcinoid tumours. Ann Med 1989;21:291–7.

20. Lehy T, Roucayrol AM, Mignon M. Histomorphological characteristics of gastric mucosa in patients with Zollinger–Ellison syndrome or autoimmune gastric atrophy: role of gastrin and atrophying gastritis. Microsc Res Tech 2000;48:327–38.

21. Jensen RT. Management of the Zollinger–Ellison syndrome in patients with multiple endocrine neoplasia type 1. J Intern Med 1998;243:477–88.

22. Chandrasekharappa SC, Guru SC, Manickam P, et al. Positional cloning of the gene for multiple endocrine neoplasia-type 1. Science 1997;276:

404–7.

23. Debelenko LV, Emmet-Buck MR, Zhuang Z, et al. The multiple endocrine neoplasia type I gene locus is involved in the pathogenesis of type II gastric carcinoids. Gastroenterology 1997;113:773–81.

24. Bordi C, Falchetti A, Azzoni C, et al. Aggressive forms of gastric neuroendocrine tumors in multiple endocrine neoplasia type I. Am J Surg Pathol 1997;21:1075–82.

25. Sjöblom SM, Sipponen P, Järvinen H. Gastroscopic follow up of pernicious anaemia patients. Gut 1993;34:28–32.

26. Gough DB, Thompson GB, Crotty TB, et al. Diverse clinical and pathologic features of gastric carcinoid and the relevance of hypergastrinemia. World J Surg 1994;18:473–9.

27. Wilander E, El-Salhy M, Pitkänen P. Histopathology of gastric carcinoids: a survey of 42 cases. Histopathology 1984;8:183–93.

28. Matsui K, Jin XM, Kitagawa M, et al. Clinicopathologic features of neuroendocrine carcinomas of the stomach: appraisal of small cell and large cell variants. Arch Pathol Lab Med 1998;122:1010–7.

29. Kim KM, Kim MJ, Cho BK, et al. Genetic evidence for the multi-step progression of mixed glandular–neuroendocrine gastric carcinomas. Virchows Arch 2002;440:85–93.

30. Ruszniewski P, Delle Fave G, et al. Well-differentiated gastric tumors/carcinomas. Neuroendocrinology 2006;84(3):158–64.
Recent ENET guidelines on gastric NETs.

31. Kulke MH, Anthony LB, Bushnell DL, et al. NANETS treatment guidelines: well-differentiated neuroendocrine tumors of the stomach and pancreas. Pancreas 2010;39(6):735–52.

32. Yoshikane H, Tsukamoto Y, Niwa Y, et al. Carcinoid tumors of the gastrointestinal tract: evaluation with endoscopic ultrasonography. Gastrointest Endosc 1993;39:375–83.

33. Granberg D, Wilander E, Stridsberg M, et al. Clinical symptoms, hormone profiles, treatment, and prognosis in patients with gastric carcinoids. Gut 1998;43:223–8.

34. Krenning EP, Kooij PP, Pauwels S, et al. Somatostatin receptor: scintigraphy and radionuclide therapy. Digestion 1996;57(Suppl. 1):57–61.

35. Borch K, Renvall H, Kullman E, et al. Gastric carcinoid associated with the syndrome of hyper-gastrinemic atrophic gastritis. A prospective analysis of 11 cases. Am J Surg Pathol 1987;11:435–44.

36. Papa A, Cammarota G, Tursi A, et al. Histologic types and surveillance of gastric polyps: a seven year clinico-pathological study. Hepatogastroenterology 1998;45:579–82.

37. Hopper AD, Bourke MJ, Hougan LF, et al. En-bloc resection of multiple type 1 gastric carcinoids by endoscopic multi-band mucosectomy. J Gastroenterol Hepatol 2009;24:1516–21.

38. Ichikawa J, Tanabe S, Koizumi W, et al. Endoscopic mucosal resection in the management of gastric carcinoid tumors. Endoscopy 2003;35:203–6.

39. Delle Fave G, Capurso G, Milione M, et al. Endocrine tumours of the stomach. Best Pract Res Clin Gastroenterol 2005;19:659–73.

40. Eckhauser FE, Llooyd RV, Thompson NW, et al. Antrectomy for multicentric, argyrophil gastric carcinoids: a preliminary report. Surgery 1988;104:1046–53.

41. Hirschowitz BI, Griffith J, Pellegrin D, et al. Rapid regression of enterochromaffinlike cell gastric carcinoids in pernicious anemia after antrectomy. Gastroenterology 1992;102:1409–18.

42. Ahlman H, Kölby L, Lundell L, et al. Clinical management of gastric carcinoid tumors. Digestion 1994;55(Suppl. 3):77–85.

43. Åkerström G, Hessman O, Skogseid B. Timing and extent of surgery in symptomatic and asymptomatic neuroendocrine tumors of the pancreas in MEN 1. Langenbecks Arch Surg 2002;386:558–69.

44. Richards ML, Gauger P, Thompson NW, et al. Regression of type II gastric carcinoid in multiple endocrine neoplasia type 1 patients with Zollinger–Ellison syndrome after surgical excision of all gastrinomas. World J Surg 2004;28:652–8.

45. Shinohara T, Ohyama S, Nagano H, et al. Minute gastric carcinoid tumor with regional lymph node metastasis. Gastric Cancer 2003;6:262–6.

46. Öberg K, Ahlman H. Medical management of neuroendocrine gastrointestinal tumors. In: Schartz AE, Persemlidis D, Gagner M, editors. Endocrine surgery. New York: Marcel Dekker; 2004. p. 685–96.

47. Burke AP, Sobin LH, Federspiel BH, et al. Carcinoid tumors of the duodenum. A clinicopathologic study of 99 cases. Arch Pathol Lab Med 1990;114:700–4.

48. Thompson NW, Vinik AI, Eckhauser FE. Microgastrinomas of the duodenum: a cause of failed operations for the Zollinger–Ellison syndrome. Ann Surg 1989;209:396–404.

49. Pipeleers-Marichal M, Somers G, Willems G, et al. Gastrinomas in the duodenums of patients with multiple endocrine neoplasia type 1 and the Zollinger–Ellison syndrome. N Engl J Med 1990;322:723–7.

50. Modlin IM, Lawton GP. Duodenal gastrinoma: the solution to the pancreatic paradox. J Clin Gastroenterol 1994;19:184–8.

51. Cisco RM, Norton JA. Surgery for gastrinoma. Adv Surg 2007;41:165–76.

52. Thompson NW, Bondeson AG, Bondeson L, et al. The surgical management of gastrinoma in MEN I syndrome patients. Surgery 1989;106:1081–5.

53. Pipeleers-Marichal M, Donow C, Heitz PU, et al. Pathologic aspects of gastrinomas in patients with Zollinger–Ellison syndrome with and without multiple endocrine neoplasia type 1. World J Surg 1993;17:481–8.
Important article emphasing high incidence of tiny duodenal gastrinomas as a cause of sporadic and MEN1-related Zollinger–Ellison syndrome.

54. Wheeler MH, Curley IR, Williams ED. The association of neurofibromatosis, pheochromocytoma, and somatostatin-rich duodenal carcinoid tumor. Surgery 1986;100:1163–9.

55. Ricci JL. Carcinoid of the ampulla of Vater: local resection or pancreaticoduodenectomy. Cancer 1993;71:686–90.

56. Kheir SM, Helpern NB. Paraganglioma of the duodenum in association with congenital neurofibromatosis: possible relationship. Cancer 1984;53:2491–6.

57. Burke AP, Federspiel BH, Sobin LH, et al. Carcinoids of the duodenum: a histologic and immunohistochemical study of 65 tumors. Am J Surg Pathol 1989;13:828–37.

58. Zyromski NJ, Kendrick ML, Nagomey DM, et al. Duodenal carcinoid tumors: how aggressive should we be? J Gastrointest Surg 2001;5:588–93.

59. Wilson RW, Gal AA, Cohen C, et al. Serotonin immunoreactivity in pancreatic endocrine neoplasms (carcinoid tumors). Mod Pathol 1991;4:727–32.

60. Åkerström G, Hellman P, Öhrvall U. Midgut and hindgut carcinoid tumors. In: Doherty GM, Skogseid B, editors. Surgical endocrinology. Philadelphia: Lippincott Williams & Wilkins; 2001. p. 447–59.

61. Makridis C, Öberg K, Juhlin C, et al. Surgical treatment of midgut carcinoid tumors. World J Surg 1990;14:377–85.

62. Funa K, Papanicolaou V, Juhlin C, et al. Expression of platelet-derived growth factor β-receptors on stromal tissue cells in human carcinoid tumors. Cancer Res 1990;50:748–53.

63. Eckhauser FE, Argenta LC, Strodel WE, et al. Mesenteric angiopathy, intestinal gangrene and midgut carcinoids. Surgery 1981;90:720–8.

64. Matuchansky C, Launay JM. Serotonin, catecholamines, and spontaneous midgut carcinoid flush: plasma studies from flushing and nonflushing sites. Gastroenterology 1995;108:743–51.

65. Knowlessar OD, Law DH, Sleisinger MH. Malabsorption syndrome associated with metastatic carcinoid tumor. Am J Med 1959;27:673–7.

66. Westberg G, Wängberg B, Ahlman H, et al. Prediction of prognosis by echocardiography in patients with midgut carcinoid syndrome. Br J Surg 2001;88:865–72.

67. Lundin L, Hansson HE, Landelius J, et al. Surgical treatment of carcinoid heart disease. J Thorac Cardiovasc Surg 1990;100:552–61.

68. Örlefors H, Sundin A, Ahlström H, et al. Positron emission tomography with 5-hydroxytryptophan in neuroendocrine tumors. J Clin Oncol 1998;16:2534–41.

69. Frilling A, Sotiropoulos GC, Radtke A, et al. The impact of ⁶⁸Ga-DOTATOC positron emission tomography/computed tomography on the multimodal management of patients with neuroendocrine tumors. Ann Surg 2010;252:850–6.

70. Makridis C, Ekbom A, Bring J, et al. Survival and daily physical activity in patients treated for advanced midgut carcinoid tumors. Surgery 1997;122:1075–82.
Survival and quality-of-life analyses in patients with advanced midgut carcinoids.

71. Öhrvall U, Eriksson B, Juhlin C, et al. Method of dissection of mesenteric metastases in mid-gut carcinoid tumors. World J Surg 2000;24:1402–8.
Emphasises the importance of surgery for removal of mesenteric tumours in patients with midgut carcinoids. Describes technical aspects of a surgical procedure with low rate of complications.

72. Hellman P, Lundström T, Öhrvall U, et al. Effect of surgery on the outcome of midgut carcinoid disease with lymph node and liver metastases. World J Surg 2002;26:991–7.
Demonstrates clear effect and benefit of surgery of primary tumour as well as carcinoid metastases.

73. Makridis C, Rastad J, Öberg K, et al. Progression of metastases and symptom improvement from laparotomy in midgut carcinoid tumors. World J Surg 1996;20:900–7.

74. Norlén O, Stålberg P, Öberg K, et al. Long-term results of surgery for small intestinal neuroendocrine tumors at a tertiary referral centre. World J Surg 2012;36(6):1419–31.
Reports large series of surgically treated small-intestinal NETs at referral centre.

75. McEntee GP, Nagorney DM, Kvols CK, et al. Cytoreductive hepatic surgery for neuroendocrine tumors. Surgery 1990;108:1091–6.

76. Wängberg B, Westberg G, Tylén U, et al. Survival of patients with disseminated midgut carcinoid tumors after aggressive tumor reduction. World J Surg 1996;20:892–9.
Provides survival data substantiating the importance of surgical resection of liver metastases in patients with midgut carcinoids.

77. Norton JA, Warren RS, Kelly MG, et al. Aggressive surgery for metastatic liver neuroendocrine tumors. Surgery 2003;134:1057–65.

78. Touzios JG, Kiely JM, Pitt SC, et al. Neuroendocrine hepatic metastases. Does aggressive management improve survival? Ann Surg 2005;241:776–85.

79. Que FG, Sarmiento JM, Nagorney DM. Hepatic surgery for metastatic gastrointestinal endocrine tumors. Adv Exp Med Biol 2006;574:43–56.

80. Steinmuller T, Kianmanesh R, Falconi M, et al. Consensus guidelines for the management of patients with liver metastases from digestive (neuro) endocrine tumors: foregut, midgut, hindgut, and unknown primary. Neuroendocrinology 2008;87:47–62.

81. Siperstein AE, Rogers SJ, Hansen PD, et al. Laparoscopic thermal ablation of hepatic neuroendocrine tumor metastases. Surgery 1997;122:1147–55.

82. Hellman P, Ladjevardi S, Skogseid B, et al. Radiofrequency tissue ablation using cooled tip for liver metastases of endocrine tumors. World J Surg 2002;26:1052–6.
Demonstrates results of RF for treatment of NET liver metastases.

83. Mazzaglia PJ, Berber E, Milas M, et al. Laparoscopic radiofrequency ablation of neuroendocrine liver metastases: a 10-year experience evaluating predictors of survival. Surgery 2007;142:10–9.

84. Eriksson J, Stålberg P, Eriksson B, et al. Surgery and radiofrequency ablation for treatment of liver metastases from midgut and foregut carcinoids and endocrine pancreatic tumors. World J Surg 2008;32:930–8.

85. Schell S, Ramsay Camp E, Caridi JG, et al. Hepatic artery embolization for control of symptoms, octreotide requirements, and tumor progression in metastatic carcinoid tumors. J Gastrointest Surg 2002;6:664–70.

86. Strosberg RJ, Choi J, Cantor AB, et al. Selective hepatic artery embolization for treatment of patients with metastatic carcinoid and pancreatic endocrine tumors. Cancer Control 2006;13:72–8.

87. Bloomston M, Al-Saif O, Klemanski D, et al. Hepatic artery chemoembolization in 122 patients with metastatic carcinoid tumor: lessons learned. J Gastrointest Surg 2007;11:264–71.

88. Granberg D, Eriksson LG, Welin S, et al. Liver embolization with trisacryl gelatin microspheres (embolosphere) in patients with neuroendocrine tumors. Acta Radiol 2007;48:180–5.

89. Lewis MA, Hubbard J. Multimodal liver-directed management of neuroendocrine hepatic metastases. Review article. Int J Hepatol Volume 2011; article ID 452343. Epub ahead of print.

90. Lehnert T. Liver transplantation for metastatic neuroendocrine carcinoma: an analysis of 103 patients. Transplantation 1998;66:1307–12.

91. Le Treut YP, Delpero JR, Dousset B, et al. Results of liver transplantation in the treatment of metastatic neuroendocrine tumors. A 31-case French multicentric report. Ann Surg 1997;225:355–64.

92. Pascher A, Klupp J, Neuhaus P. Transplantation in the management of metastatic endocrine tumors. Best Pract Res Clin Gastroenterol 2005;19:637–48.

93. van Vilsteren FG, Baskin-Bey ES, Nagorney DM, et al. Liver transplantation for gastroenteropancreatic neuroendocrine cancers: defining selection criteria to improve survival. Liver Transpl 2006;12:448–56.

94. Olausson M, Friman S, Herlenius G, et al. Orthotopic liver or multivisceral transplantation as treatment of metastatic neuroendocrine tumors. Liver Transpl 2007;13:327–33.

95. Rosenau J, Bahr MJ, von Wasielewski R, et al. Ki67, E-cadherin, and p53 as prognostic indicators of long-term outcome after liver transplantation for metastatic neuroendocrine tumors. Transplantation 2002;73:386–94.

96. Åkerström G, Falconi M, Kianmanesh R, et al. ENETS Consensus guidelines for the standards of care in neuroendocrine tumors: pre- and perioperative therapy in patients with neuroendocrine tumors. Neuroendocrinology 2009;90:203–8.

97. Öberg K, Funa K, Alm G. Effects of leukocyte interferon on clinical symptoms and hormone levels in patients with mid-gut carcinoid tumors and carcinoid syndrome. N Engl J Med 1983;309:129–33.

98. Öberg K, Eriksson B, Janson ET. The clinical use of interferons in the management of neuroendocrine gastroenteropancreatic tumors. Ann N Y Acad Sci 1994;733:471–8.

99. Öberg K. Carcinoid tumors: molecular genetics, tumor biology, and update of diagnosis and treatment. Curr Opin Oncol 2002;14:38–45.

100. Rinke A, Muller HH, Schade-Brittinger C, et al. Placebo-controlled, double-blind, prospective, randomized study on the effect of octreotideLAR in the control of tumor growth in patients with metastatic neuroendocrine midgut tumors: a report from the PROMID study group. J Clin Oncol 2009;27:4656–63.

101. Taal BG, Zuetenhorst H, Valdes Olmos RA, et al. [^{131}I]MIBG radionuclide therapy in carcinoid syndrome. Eur J Surg Oncol 2002;28:243.

102. Forrer F, Valkema R, Kvekkebom DJ, et al. Peptide receptor radionuclide therapy. Best Pract Res Clin Endocrinol Metab 2007;21:111–29.

103. Kvekkeboom DJ, Kam BL, van Essen M, et al. Treatment with the radiolabeled somatostatin analog [^{177}Lu-DOTA 0, Tyr 3]octreotate: toxicity, efficacy, and survival. J Clin Oncol 2008;26:2124–30.

104. Zar N, Garmo H, Holmberg L, et al. Long-term survival in small intestinal carcinoid. World J Surg 2004;28:1163–8.

105. de Vries H, Verschueren RC, Willemse PH, et al. Diagnostic, surgical and medical aspects of the midgut carcinoids. Cancer Treat Rev 2002;28:11–25.

106. Musunuru S, Chen H, Rajpal S, et al. Metastatic neuroendocrine hepatic tumors: resection improves survival. Arch Surg 2006;141:1000–4.

107. Goede AC, Caplin ME, Winslet MC. Carcinoid tumour of the appendix. Br J Surg 2003;90:1317–22.
Succinct and comprehensive review on appendiceal carcinoids.

108. Plöckinger U, Couvelard A, Falconi M, et al. Consensus guidelines for the management of patients with digestive neuroendocrine tumours: well-differentiated tumour/carcinoma of the appendix and goblet cell carcinoma. Neuroendocrinology 2008;87:20–30.

109. Donnel ME, Carson J, Garstin WIH. Surgical treatment of malignant carcinoids of the appendix. Int J Clin Pract 2007;61:431–7.

110. Bucher P, Gervaz P, Ris F, et al. Surgical treatment of appendiceal adenocarcinoid (goblet cell carcinoid). World J Surg 2005;29:1436–9.

111. Sugarbaker PH. Peritonectomy procedures. Surg Oncol Clin N Am 2003;12:703–27.

112. Ramage JK, Goretzki PE, Manfredi R, et al. Consensus guidelines for the management of patients with digestive neuroendocrine tumours: well-differentiated colon and rectum tumour/carcinoma. Neuroendocrinology 2008;87:31–9.
ENETS guidelines for management of colorectal NETs.

113. Vogelsang H, Siewert JR. Endocrine tumours of the hindgut. Best Pract Res Clin Gastroenterol 2005;19(5):739–51.

114. Kang H, O'Connell JB, Leonard MJ, et al. Rare tumors of the colon and rectum: a national review. Int J Colorectal Dis 2007;22:183–9.

115. Naunheim KS, Zeitels J, Kaplan LE, et al. Rectal carcinoid tumors – treatment and prognosis. Surgery 1983;94:670–6.

116. Kimura N, Sasano N. Prostate-specific acid phosphatase in carcinoid tumors. Virchows Arch 1986;410:247–51.

117. Hotta K, Shimoda T, Nakanishi Y, et al. Usefulness of Ki-67 for predicting the metastastic potential of rectal carcinoids. Pathol Int 2006;56:591–6.

118. Maeda K, Maruta M, Utsumi T, et al. Minimally invasive surgery for carcinoid tumors in the rectum. Biomed Pharmacother 2002;56(Suppl. 1): 222s–6.

119. Hillman N, Herranz L, Alvarez C, et al. Efficacy of octreotide in the regression of a metastatic carcinoid tumour despite negative imaging with In-111-pentetreotide (Octreoscan). Exp Clin Endocrinol Diabetes 1998;106:226–30.

第 7 章　内分泌外科中的临床管理、伦理、法医学

Peter Angelos，Barnard J. Harrison　著

姜可伟　杨　阳　译

临床管理

"Thou wilt learn one piece of Humility, viz. not to trust too much on thine own judgement."

Richard Wiseman
(*Severall Chirurgicall Treatises*，1676)

我们身处第三个健康革命时代。第一个时代是新技术的发展改进医疗的时代，第二个时代是医疗成本控制时代，第三个时代是医疗工作评估与问责制时代。这里围绕临床工作的管理和措施予以讲述。

临床监管的重点是改善临床护理，避免风险和及时发现不良事件，以上可通过持久的专业化发展、质量改进、风险管理和临床疗效改进加以实现。

大量证据表明，医生所依赖的设备从来都不如他们预想的那样有效。大多数外科医师认为，即使具有良好的初衷，也要尽量避免改动治疗规范，那些无效或未经证实的医疗活动需要很多年的临床实践才能被淘汰。此外，我们的个人实践与处置也反映了当前的热点，有时这些实践没有任何循证基础。相比之下，我们不应该忽略这样一个事实：循证医学和系统评价可能会受到主观性分析、对先前研究结果的变异解读、发表偏倚和数据缺失的不利影响。理想情况下，一个想法和假说在通往外科领域技术进步的路上需要经历系统性的进展，体现在合适的治疗效果与措施的评价和发展[2]。这同样也适用于甲状腺和甲状旁腺外科微创手术的发展[3]。死亡率与再入院率、并发症及住院时间是否足以表明新想法或假说改进了以往的外科工作？

纵观如下内分泌外科中的新旧争议，目前还没有严格的标准用以指导建议我们的患者。例如：

甲状腺疾病

- 是否所有胸骨后甲状腺肿患者都需要手术治疗？
- 甲状腺功能亢进患者应采取放射碘治疗还是手术治疗？
- 分化型甲状腺癌的手术切除范围是什么？
- 乳头状甲状腺癌是否行预防性淋巴结清扫术？
- 甲状腺髓样癌的淋巴结清扫范围是什么？
- 甲状腺髓样癌首次手术与再手术的时机？
- 是否应进行术中神经监测？

甲状旁腺

- 轻度高钙血症患者的手术指征有哪些？
- 甲状旁腺再手术的指征有哪些？
- 再手术前需行哪些术前影像学检查？
- 微创手术有何意义？

肾上腺

- 经腹膜还是经腹膜后腹腔镜手术？

- 1 期或 2 期肾上腺皮质癌采用开放式手术还是腹腔镜手术？
- 偶发瘤切除的大小标准是什么？
- 亚临床库欣综合征的手术指征有哪些？
- 家族性肾上腺疾病是否行部分切除术？

胰腺

- 胰岛素瘤/胃泌素瘤术前都需要哪些定位检查？
- Ⅰ 型多发性内分泌瘤病（MEN1）进行胰腺手术的时机和切除范围？

在内分泌外科中，不是所有的医疗活动都有前瞻性随机对照研究的证据支持，我们是否应按照同行经验证明的最有效方式来操作？严谨审视目前的临床工作将使患者在术前、术中、术后均受益。

目前，有大量的国际指南、共识/专业声明可用来指导成人和儿童[4]的甲状腺疾病（甲状腺毒症[5]、良性结节、分化型甲状腺癌和甲状腺髓样癌[6-8]）、甲状旁腺疾病（甲状旁腺功能亢进[9-10]）及肾上腺疾病（偶发瘤、恶性肿瘤[12]）的研究与手术治疗。

指南能指导我们做出更合适的决定，改进治疗。我们应清楚地知道，指南是帮助我们做出决定的明确信息，而医学的艺术既需要明确的标准也离不开感觉上的默契[13]。医护标准的定义是指那些指导医疗活动的原则、操作方式和实施条件的书面文件。

目前，我们应坚守指南规范，但指南需要反复定期的修正和改进，以适应当地具体情况，避免在"什么是最合适治疗"的问题上太过教条。

何为临床规范？

临床监管和质控意味着实现并保持良好的临床工作质量。内分泌外科急诊手术并不多，即使有，内分泌外科医师也有足够的时间选择干预方式：

- 术前需要完善哪些生化/细胞学检查及影像学检查？以上检查结果是否会改变治疗方式？
- 是否需要手术？手术目的是什么？患者是否会受益？
- 哪些操作适合于该特定情况？
- 患者在签署知情同意书前是否足够了解手术适应证、影响及风险？

内分泌系统的手术该由谁实施？

1996 年，伦敦医师皇家学院和内分泌学会针对甲状腺疾病达成共识并发表声明[14]："每个综合医院都应该配备一名有经验的甲状腺外科医师"。目前，虽然内分泌腺体疾病的手术是普外科（内分泌/上消化道/肝胆）、头颈外科、口腔颌面外科、耳鼻喉科和泌尿外科医师争论的焦点，但没有哪个学科组有毋庸置疑的护理和诊疗这些患者的权利。必须把患者的需求放在第一位。英国内分泌与甲状腺外科医师协会指南的简介这样写道[15]：

"指南并没有对内分泌外科医师进行定义，也没有指定应该由谁来实施内分泌外科的手术……并不是每一个地方性综合医院都能开展内分泌外科专科手术，但在开展该手术的医院必须有足够的专业经验和手术例数积累，并且这些手术都应该由那些专攻内分泌疾病的外科医师操作。对于指南中细举的比较复杂需要全面研究和护理的复杂病例，应该交由合适的医疗中心处理。罕见与复杂的病例应由该领域疾病的多学科专家小组讨论处理……这些病例包括胰腺内分泌肿瘤、肾上腺肿瘤、甲状腺恶性肿瘤，尤其甲状腺髓样癌、家族性综合征以及需要再手术的甲状腺和甲状旁腺患者"。

亚专科的优势

基本但常容易忽略的重要问题：

1. 外科医师应接受适当的培训。

在英国，对内分泌外科感兴趣的高年资实习生需要接受至少一年的专科培训，培训单位应具备以下条件：

- 一名或多名对内分泌外科感兴趣的外科医师。
- 年手术量超过 50 例〔由英国内分泌与甲状腺学会（BEATS）审核证实〕。
- 能够现场进行细胞学和组织病理学检查。
- 至少有一名内分泌专家顾问，且该专家每周出一次或多次内分泌科专家门诊，参加会诊或正式会议每月不少于一次。
- 能够现场进行核医学检查。
- 能现场进行磁共振（MRI）检查和计算机断层成像（CT）扫描。

在实际工作中，像肾上腺外科这样更细化的内分泌专科医疗活动需要多个医疗领域的协调运作。

目前英国内分泌外科的培训大纲（www.iscp.ac.uk/documents/syllabus _ GS _ 2010.pdf）与亚专科课程（www.baes.info/Pages/BAETS%20Guidelines.pdf）已对内分泌外科培训做出明确规范。例如，如何对内分泌外科实习生的手术经验与能力进行鉴定和分级，未来还将辅助明确"训练有素"的概念。

2. 外科医师应为具有资历的多学科专家团队的一员。

甲状腺、甲状旁腺和肾上腺手术术后并发症发生率具有一定差异。非专业医师治疗的患者并发症发生率较高，而由高年资外科医师主刀的患者或就诊于具有丰富诊治经验的医疗中心的患者，其术后并发症发生率较低[16-20]。此情况也同样见于小儿内分泌外科[21-22]。监督指导下的实习生和新获内分泌外科医师资格的医生能够安全实施甲状腺相关手术[23-25]。

医治甲状腺癌患者是多学科专家团队的责任，后者包括外科医师、内分泌科专家、肿瘤学专家（或核医学医师）以及病理学专家、医学物理学专家、生化学专家、放射学专家和临床护士。所有人员都应具有关于甲状腺癌治疗的专业知识和兴趣，并愿意在该领域接受继续教育和学习。

来自英国和美国的证据显示，仍有必要实现内分泌外科的专科化与临床实践的规范化，例如，甲状腺全切术和淋巴结清扫是甲状腺髓样癌（MTC）的标准治疗方式，但仍有 10%～15% 的甲状腺髓样癌患者接受了切除范围小于甲状腺全切的手术，30%～40% 的患者未行颈部淋巴结清扫[26-29]。甲状腺髓样癌属于罕见癌，患者应去肿瘤中心寻求专业的手术治疗方案。

3. 患者的医疗质量是首要的，因此，需对医疗工作质量进行审查和基准测试，而不是行同一标准。

1998 年一项单中心回顾性研究显示，仅 42% 有淋巴结转移的甲状腺癌患者进行了术前细针穿刺检查（FNAC）[30]。相比之下，BEATS 2009 年的统计数据显示，82% 的患者通过细针穿刺检查术前确诊了肿瘤病灶[29]。无论是对外科亚专科还是对教育和培训而言，此类术前信息对内分泌外科的医疗工作是非常重要的。对英国外科医师而言，定期提交临床工作总结（或临床数据）以备审查是获得持久 BEATS 会员资格的必要条件。不久的将来，普外科医学会（GMC）可能也会要求其会员参与到这样一个全国性质的审查中。目前已有针对甲状腺、甲状旁腺、肾上腺、胰腺手术的相关标准和疗效测试被建议实施到内分泌外科实践中。

甲状腺外科

标准

- 术前讨论患者的手术适应证、风险、并发症。
- 对孤立甲状腺结节常规行 FNAC。

- 甲状腺手术患者常规行喉返神经检查。
- 所有拟行甲状腺再手术的患者应由耳鼻喉科医师行声带的术前检查。术后若出现声音改变，再次行声带检查。永久声带麻痹的发生率不应超过 1％。
- 术后重返手术室控制出血的患者应少于 5％。
- 所有甲状腺癌患者应由肿瘤中心指定的多学科专家团队进行再次评议。

疗效测试

应有如下书面记录支持：

- 告知患者手术适应证、风险和并发症。
- 至少 90％的孤立/显性结节患者需要行术前 FNAC。
- 手术过程中注意确认喉返神经。
- 术后永久性声带麻痹发生率不超过 1％。
- 拟再手术的患者行术前声带相关检查。
- 甲状腺癌切除术后控制出血的再手术率少于 5％。
- 甲状腺恶性肿瘤的患者由多学科专家团队再次评议。

甲状旁腺手术

标准

甲状旁腺功能亢进患者首次手术：

- 术前讨论患者的手术适应证、风险、并发症。
- 外科医师应能够确诊和治愈至少 95％的病例。
- 甲状旁腺手术后出现声音改变的患者应行声带检查。永久性声带麻痹发生率不应高于 1％。
- 拟再手术的患者应行术前声带相关

检查。
- 永久性低钙血症发生率应低于 5％。

疗效测试

应有如下记录支持：

- 告知患者手术的适应证、风险和并发症。
- 首次甲状旁腺手术后，至少 90％的患者在不补充钙剂或维生素 D 的情况下血钙正常。
- 永久性术后声带麻痹发生率低于 1％。
- 拟再手术的患者应行术前声带相关检查。

肾上腺手术

标准

应由多学科专家团队共同商定患者的诊断和治疗方案，以提供最合适的治疗策略，包括术前、围术期和术后代谢综合征的处理。

疗效测试

应有书面记录证明患者的病情经过多学科专家团队的讨论。

生化指标治愈应涵盖：

- 95％的嗜铬细胞瘤患者
- 95％的 Conn 综合征患者
- 95％的库欣综合征患者

胰腺手术

标准

- 应由多学科专家团队共同商定患者的诊断和治疗方案，以提供最合适的治疗策略，包括术前、围术期和术后代谢综合征的处理。
- 术前确认是否存在家族性内分泌疾病。
- 术前明确手术目的。

疗效测试

应有书面记录证明患者的病情经过多

学科专家团队的讨论。

- 胰岛素瘤——手术应使至少 90％的患者达到生化治愈标准。
- 胃泌素瘤——手术应使至少 60％的患者达到生化治愈标准或临床治疗有效。

风险管理

所有外科工作都有一定程度的风险，为使患者获得更好的治疗效果，应积极处理好临床工作中的风险。在过去，应对风险只需适当的培训、细致与认真的态度；现如今，仅做到这些是不够的。

医疗服务应该做到足够的有效与细致。因此，有必要采取广泛而有约束力的措施（共识）来确保医疗服务中的风险能够得到合理处置。有证据表明，风险管理的投入有助于提高医疗服务质量，获得持续改进的医疗服务与治疗效果。

关于工作人员

顾问医师是否受过适当的内分泌外科培训和研究生教育？顾问医师偶尔操作内分泌外科手术，是否出于其对内分泌外科的喜爱而不是因其接受过培训？遇到病情复杂的患者，时机合适时是否转诊专科中心？内分泌外科医师必须是多学科专家团队成员，团队还包括内分泌科医师、肿瘤学专家、放射科专家、细胞病理学与组织病理学专家、化学病理学专家和临床/分子遗传学专家。

实习生是否适当地参与到了内分泌外科手术中？委派参与手术的实习生是否有足够的能力胜任？是否受到妥善的监管？在新实习生通过手术操作能力监督评估前，不可让其操作甲状腺切除术。

关于沟通

对于向患者所推荐的手术，特别是适合他们的多种治疗方案，以及每种治疗选择所带来的风险与并发症，患者是否足够知情（见"知情同意"）？是否提供有知情信息表？

诊疗规范

是否有已实施的诊疗规范，用于指导临床决策，以及指导术后呼吸道梗阻、低钙血症和肾上腺切除术后类固醇替代治疗患者的当地诊疗规范？

医疗记录

及时明确地记录患者已进行过术前谈话，患者已了解手术目的与手术风险。手术志应由手术医师及时详细地完成（或至少手术医师签署）。例如，甲状腺切除术的手术志应明确记录是否看见喉返神经并予以保护，甲状旁腺组织被保留，且其血液供应良好。

支持服务

常见的医疗诉讼是诊断延误或误诊。因此，要求与之合作的病理医生能胜任复杂的甲状腺组织学与细胞学方面的专业性工作。

审查

仅仅定期保持简单的医疗工作审查记录和召开审查会议是不够的。还应当建立一个审查循环机制，从审查中总结、学习、改进。可惜目前这一点并未得到落实。

内分泌外科中的法医学

即便信托基金、团队医生和个体医生认真履行了临床管理中的所有要求，在临床工作中仍有可能发生错误或被患者认为存在错误。本章节以大纲概要的方式，具体介绍避免内分泌外科工作中投诉与诉讼的防范措施，以及发生投诉和诉讼时的应对举措。在法律诉讼上适用的司法管辖区是在伤害发生的国家。

内容

作为一种有效的医疗法律性文件，正式的手术知情同意书是必不可少的。知情同意书需要在患者有能力了解手术过程[31]、知晓手术性质与目的的情况下自愿签署。如果违背这些原则，则知情同意书无效，医生也将因此而面临一系列指控或医疗过失的索赔。医疗过失是指未能采取合理的临床医疗程序。

在具有标志性的英国 Sidaway 案件中，大法官 Dunn 曾说过："知情同意书的理念没有被写入英国法律"[32]。没有明确的法律针对医疗工作中的知情同意书。Sidaway 案件中涉及的是一位手术治疗颈椎神经根疼痛，术后出现脊髓并发症的患者。患者声称术前谈话和签署知情同意书时，她并未被告知该手术可能带来的罕见并发症，如果当时被告知该并发症，她便不会同意手术治疗。此案件中，由于神经外科医师认为该手术并发症的发生率很低（低于 1%），因此没有告知患者其可能性。此案件凸显了患者与医生之间存在一个潜在间隙，即患者渴望知情的"患者标准"与医生认为患者应该或需要知道的"专业标准"之间的间隙。事后诸葛，出现手术并发症的患者希望他们术前能够被告知那些可能发生的罕见但严重的并发症，而外科医师可能自认为合理地没有告知患者所有潜在风险。

针对知情同意这一问题（如同大多数其他法医学问题），英格兰和苏格兰法律体系首推的是"Bolam 测试"（见下文），即如果一位外科医师提供的术前知情信息被熟知该领域的合理且负责的医学专业人士认为适当，他就不应该负过失责任。医生是否提供了足够的术前信息内容不是由法

律来界定。经验法则是，医疗活动是存在风险的，且发生率超过 1%～2%。但应知道，医疗工作中提供高质量的知情同意告知不是法律上的要求，而是对一个医生的伦理要求，也是对患者自主权的尊重[33]。Sidaway 案体现的是医生有权利决定应该告知患者哪些信息，伦理上仅仅要求医生根据患者的实际情况与需求给出最优的判断，并以适合患者教育程度、有助于患者理解的方式告知患者。1997 年，欧洲理事会生物医学中的人权公约也鼓励这种做法，其中明确指出："需要限制家长式的知情同意告知方式，不能忽略患者的意愿"[34]。建议将获取患者知情同意的过程视为医生与患者共同为治疗方案做决定的过程，获取知情同意应建立在针对疾病处理与患者进行了成熟的讨论的基础上。应当对各种治疗方案的风险与后果进行详细充分的讨论并使患者知晓，以使患者做出知情后的决定。临床实际工作中，外科医师或对该疾病及其治疗熟悉的医生必须同患者一同签署知情同意书。我们建议使用患者知情信息表（如 BEATS 指南中所示），但要清楚，患者知情信息表的使用不能省去医生与患者之间针对病情的个体化讨论（框 7.1）。知情同意事项中需要重视的关键问题包括同时记录与患者的知情同意谈话，其中包括"一份签署的知情信息表本身不足以说明患

框 7.1　知情同意书中减少风险的重要事项

- 术前签署知情同意书
- 不在给予镇静剂后签署知情同意书
- 负责术前谈话的医生应该熟知手术流程与潜在并发症
- 解释"重大风险"
- 坦诚地回答患者问题
- 患者签署知情同意书后不再更改
- 在知情同意书授权范围内行使医疗活动

者获得了足够的知情同意信息"。

进展不顺利时

一个微小的问题和错误最终可能会发展成为投诉。没有相关并发症的情况下也可能存在错误。我们应该意识到存在或者不存在错误都有可能发生并发症。如果投诉能够得到及时有效的处理，做到良好与坦诚的沟通，那么几乎不会发生投诉发展为诉讼的局面。妥善处理投诉的一个重要好处是，虽然事情不会得到最好的处理结果，但那些已存在的问题会由临床中经验丰富的专家处理，不会被忽略。最常见的投诉通常是患者反映他们在就医过程中遇到一系列不满意的问题，72％的投诉源于医务人员对此没有敏感的认识或沟通不畅[35]。其他因素也可能引发投诉，包括对疾病探讨或治疗不满意（25％）及认为医生临床工作能力不足（20％）。

投诉处理

面对日常临床工作中的投诉，应当在正常沟通情况下，尽可能及时坦诚地予以处理。要记住，如果出现一定程度的错误，应及时承认并且道歉。道歉不代表承认负有责任。但如果外科医师或被投诉的医务人员对问题做了诚恳和有见地的评估后认为并没有过错，则无需道歉。口头投诉的口头处理过程应在病历中予以书面记录。

任何书面文件在发送前应经过信托申诉员和（或）辩护机构的审核。当非正式投诉变成正式投诉时，这些书面记录是非常重要的。

无论投诉得到了怎样的妥善处理，投诉依然有可能发展成诉讼，虽然这种情况很少发生，也很少到达审判的地步。

诉讼处理

在英国，2009—2010 年度针对医疗过失信托计划的正式索赔增加了 31％。2010—2011 年度，国民医疗服务诉讼委员会（the National Health Service Litigation Authority，NHSLA）为医疗过失支出 86 300 000 英镑以上。在 2001 年 4 月至 2011 年 3 月间，针对医疗过失的索赔案有 63 804 例：其中 38％为索赔人撤诉，45％达成庭外和解，3％由法院判决赔偿损失，其余目前均尚未解决[36]。

最近，英国司法部部长提出了关于条件性费用安排的建议书，旨在希望能够减少诉讼费用，由目前专业的补偿组织和英国纳税人承担。

对内分泌外科医师而言，医疗过失取决于医师或其团队涉嫌失职而造成个人伤害的程度。其原因可能是出现手术并发症或者诊断延误。在英国，目前没有明确数据显示过去内分泌外科中的诉讼率以及诉讼的成功率。虽然目前数据并不全面，但来自美国司法局的统计数据表明，90％的医疗纠纷是由于患者遭受永久性损伤，或者由于医疗事故造成患者死亡。

1993 年，Kern 分析了 1985—1991 年 21 个北美国家的 62 例内分泌疾病外科治疗相关医疗诉讼案。54％源于手术并发症，且几乎均发生在甲状腺手术中；35％为诊断延误，同等分布在甲状腺与肾上腺疾病中；11％为放射性碘或丙硫氧嘧啶相关并发症[37]。来自北美 LexisNexis 公司学术法律数据库的一项新近病案述评分析了 33 例甲状腺外科相关医疗诉讼案，46％与喉返神经损伤相关。大多案例都涉及了获取知情同意书过程中知情充分性的问题，给原告的最大赔偿金额达 370 万美元。虽然已经签署了知情同意书，但依旧是对患者有利的局面，因为大多情况下陪审团仍认为是术前没能对潜在的手术风险进行充分的讨论。在同一时间内，达成庭外和解的案例数量未知[38]。美国甲状腺外科医疗事故索赔案的发生率预计为 $5.9/10^4$[39]。

涉嫌医疗过失的外科医师可能会被要求赔偿。虽然医疗过失有普通人的通俗解释，但它仍有特定的法律含义。

医疗过失

上诉到法院的诉讼案件几乎都是患者起诉医生存在医疗过失。这属于民事诉讼。

所谓过失是指民法里规定的侵权行为，即民事过错。关于这方面的任何正式法律诉讼需满足特定的法律语句要求。具体包括：

1. 双方当事人（医生与患者）之间存在谨慎责任关系。

2. 其中一方当事人由于不合理的作为或疏忽，一定程度上违背了谨慎责任。这种违背谨慎责任的行为即为过失。

3. 除疏忽外，受害方必须是受到了一些法律认可的损害、损失或者伤害。

4. 损害必须是由另一方当事人引起（本案中指外科医师）。

5. 诉讼必须是在一方受害后特定的时间内提出（即时效期限，见下文）。

谨慎责任

由于英国国家医疗服务体系（NHS）中的外科患者享受医疗保障，无论是在门诊部还是住院部，原告都可享受医疗信托计划的医保服务。在私人诊所中（包括 NHS 医保内的患者），谨慎责任的双方是指外科医师与患者，而非其他参与者，如医院、麻醉师、病理科等。后一种情况中的谨慎责任以契约形式体现。

违反谨慎责任

谨慎责任的标准法律定义是指"一个负责任的人在该情况下工作时应负有的警觉、专注、小心和审慎"。

成功的过失索赔需要申请人能够证明被告人（信托基金或外科医师）违背了谨慎责任。在英系法律中，是否违背或未履行谨慎责任是通过判断在类似的情形下同等的其他医生应该如何作为来决定的。这

也被称作"Bolam 测试"。

Bolam 测试标准起源于英格兰的一个法律案件[40]。在苏格兰为 *Hunter v. Hanley* 案[41]。两者本质上讲具有相同的结论，通常情况下都是对外科医师有利。

Bolitho v. City and Hackney Health Authority 一案使 Bolam 测试标准在司法意见上发生了轻度转折[42]。8 位专家在提供医学证明时给出了两种不同的专业意见。法官尊重这双方的专业意见，并保持中立。这与另一案件中 Lord Scarman 的观点一致，即"一名法官在两种不同的观点中（哪怕是专业性分歧中）的意见倾向，不能用以判定从业者是否疏忽作为"[43]。

该案件最终上诉至上议院，上议院也支持庭审法官的结论，但在 Bolam 测试中增加了一条重要的附文。其中，专家们声明某操作行为是合理的已不能满足新的测试标准，他们还必须表现出，"专家们在表述自己关于该事件的观点时，思维是专注于权衡风险与收益问题并已得出一个有力的结论"。爱尔兰共和国的法院也已普遍接受 Bolam 测试，但也清楚说明了相同的限制条件，即所支持的治疗方式必须是符合逻辑的。专家若支持或反对某种操作过程，其观点必须基于针对任何操作过程的利弊所进行的充分的临床评估。

近期指南和操作规程的地位发生了转折。许多外科医师感到忧虑，因为基于自身的经验和理解，他们可能并不认同那些国家机构或自身所处的医疗机构所发布的操作规程，因此，如果没有依照那些指南实施医疗操作，他们就会有危机感。指南和操作规程在法律上并没有特殊的地位，它们仅作为其他一些有名望的从业人员的共识，而被认为是 Bolam 准则的一个考虑范畴。只有在作者能通过良好的临床实践规范和相关文献证明其综合观点正确的时候，该指南才能发表。类似地，外科医师若违背了指南操作，则必须要能够证明其

对那些指南的违背是符合逻辑以及临床需要的。法院仍保有判决某个临床操作是否合理的权利。在大部分案例中，若有关于职业习惯的专家证明便可胜诉，但外科医师们不能理所当然地依赖这一点。似乎只有在少数几个案例中，法庭选择不接纳专家提供的医学证明。医生们有义务去不断地了解专业上的重大进展，包括指南中所涵盖的内容，但这份义务并不能扩大至要求他们知道一切。而在 Lord Denning 条款中，一份已广泛发布的指南则被归类为一种"已被充分证明并得到普遍了解和接受，因此应该采纳"的推荐意见。

伤害

原告所举证的伤害必须是直接由于被告疏忽/玩忽职守所导致，而不是单纯由于基础疾病的进展等导致。随后，在英国，判定为伤害仅仅是为了在伤害持续甚至加上疼痛和痛苦的因素之前替换掉被告。美国的形势与英国截然不同。在美国，是陪审团而非法官来执行伤害判决，并且这一判决常包含严重的惩罚性元素。因此，在美国，玩忽职守的罚款通常超过一百万美元。

因果关系

律师递给医生的律师函中通常使用"因果关系"这一法律术语（框7.2）。法律中的"因果关系"强调的是存在失职并继而导致伤害的既成法律事实。这种因果关系常常很难证明。通常情况下使用"要是没有"检验法。例如，如果是患者在首次门诊就诊时就给予细针穿刺活检，患者的甲状腺肿瘤在 6 个月前就会获得诊断。需明确，在玩忽职守案件中，存在过失罪或无罪需基于"概然性权衡"原则判断，而非通过刑事案件中的"排除合理怀疑"原则判断。

专家意见

医疗诉讼案件中，虽然是由法院判决对或错、真或假、存在过失或无过失，但

框 7.2　"因果关系"的法律含义示例

存在因果关系

某位患者入院接受甲状腺切除术。术前检查两侧声带运动良好，术后患者出现声音嘶哑，喉镜显示一侧声带无法运动。

原告律师可容易地证明存在谨慎责任关系，且存在损害，构成因果关系，但很难证明存在医疗过失。喉返神经麻痹无法证明存在医疗过失。

不存在因果关系

某位患者因存在已久的颈部肿块门诊就医。该肿块固定，与周围组织粘连。外科医师既未进行活检，也没有进行手术。患者两个星期后死亡，尸检显示死亡原因为一未分化肿瘤阻塞呼吸道所致。

该过程存在谨慎责任，但不存在因果关系，基于概然性权衡，未对肿块活检或手术不会改变最终结果。

医疗领域的诉讼案需要临床医生或其他学科的专家给出专业建议后再由法院判定。更重要也更为常见的是，专业建议也可用来确定案件是否需要法庭受理或者撤诉，或者庭外和解。任何被要求提供专家报告书的一方都会收到该要求的通知，专家履行责任给出专业建议报告的对象是法院，而不是原告、被告或者律师，即专家报告书旨在追求公平。2011 年，最高法院决定，今后就专业建议而言，专家不再免于违背谨慎责任的追究。因此：

● 专家需向法院提交专家报告。

● 专家需向法院声明其知晓自身职责。

● 专家可直接向法院提出书面申请，申请参与辅助法院审判程序，无需通知索赔人、被告人或者律师。

在外科医疗诉讼案件中，专家需要就医疗处理的标准予以斟酌和评论，包括术前检查、手术指征、知情同意情况、手术过程、术后并发症、围术期护理和病历

记录。

关于医疗过失诉讼案件处理的可能结果，有网站提供了简要实用的指南（http://www.nhsla.com/Claims/Pages/Advice.aspx）。

在美国，专家的角色不尽相同。符合诉讼要求的门槛非常低并且容易满足。在美国大多数州，仅需医生开具的合理医疗过失证明即可。一旦医疗过失诉讼启动，原告和被告双方各自聘请专业的专家证人。双方代理律师所选择的专家证人不同，其经验水平和专业素养也不一样。双方各自支付专家费。虽然职业行为准则要求专家证人提供真实证据与证词，但往往在确定治疗是否低于医疗标准时，专家证人存在很多主观性。因此，专家们可能会针对是否存在医疗过失持相反意见。归根结底，最终结果取决于陪审团相信哪一方专家证人的意见。

内分泌外科领域新技术使用中的伦理问题

正如先前章节所述，内分泌外科手术实践中的核心伦理问题在于确保患者签署知情同意书前对手术风险、益处和可选择的治疗方式有充分的知情和了解。当使用一种新手术器械或新手术方法治疗患者时，获得患者知情同意的难度会随即增加。通常，关于新手术器械或新手术方法的相关资料很少，与患者进行新治疗方法不确定性结果的沟通具有一定挑战性。此外，外科医师对新手术器械或新手术方法的治疗经验通常也有限[44]。缺少经验的外科医师应当就新手术方法与患者进行坦诚的沟通，这是新手术方法术前谈话获取患者知情同意的重要环节。

手术创新过程中另一个伦理问题是很难评估个体患者在手术创新过程中的受益程度。传统上，手术的进步取决于患者发病率和死亡率的降低。但近年来甲状腺与甲状旁腺微创手术的应用没有明显改变患者的发病率和死亡率，但使患者术后得到了较好的美容效果。外科医师面临的情况是针对新技术与患者进行坦诚的沟通，使患者对手术充分知情并作出选择。

内分泌外科手术中关于新技术的使用与革新的最后一个伦理问题是夸大了新技术的价值。典型例子是为减少喉返神经损伤，术中使用神经监测技术。由于没有数据显示使用神经监测技术能够明显减少永久性喉返神经损伤的发生，因此针对甲状腺与甲状旁腺手术中是否使用神经监测技术，目前尚无伦理方面的争议。为了获得良好的手术效果，细心的医生可能会根据情况选择使用或不使用神经监测技术。但如果外科医师声称神经监测技术能够消除喉返神经损伤风险，则会涉及伦理问题[45]。因为该结论并无充分证据支持，该行为存在明显的误导性，不符合伦理要求。

结论

内分泌外科医师不应仅仅是技术人员，还应成为具有自律意识和知识渊博的内分泌医师团队的一员。

出色的临床监管有助于明确：
- 临床干预实施的合理性与有效性。
- 目前哪些临床操作缺乏证据支持。
- 进一步研究的必要性。

在英国，改进内分泌外科疾病的医疗标准已被列为明确要求。指南和审查将帮助外科医师越过手术外科中的阴影线而实现：

"……改进内分泌外科疾病的医疗标准将不仅使个体患者受益，也有利于整个外科学临床工作的发展……内疚感会在自然力的不断挑战下逐渐降低，但这不是以忽视必须学习的内容为代价。对自己能力的自信心和自豪感可以应对来自内心和外在的批评。而更重要的是，医学作为一个整体可以允许所有的惊喜和不确定性伴随医生的职业生涯，不是象幽灵一样反映其不足，而是作为公正的指南指出前进的方向。"

R. Hayward[46]

投诉和诉讼不会消失。无论法律与临床实践如何完善，随着个人主义的日益盛行、对专业人才尊重的缺失、越来越多的机械化医疗流程以及越来越多的训练有素的律师出现，医疗诉讼会一直存在。外科医师应通过规范日常医疗记录书写减少医疗诉讼的发生，包括记录规范的知情同意流程和患者的知情信息材料。书面文件应清晰和详细。当患者病情恶化，出现并发症时，外科医师应当及早寻求相关专家会诊处理[38,47]。遵守章程进行能力本位培训和长期接受专业继续再教育应着眼于减少伤害发生率，将不可避免的伤害降到最低程度。未得到满意解决的投诉可通过仲裁或者调解协商解决，而不是通过传统对立的法律程序。法律援助程序也正在努力剔除此类案件。

在内分泌外科及医学中的其他分支学科中，大部分医疗纠纷背后其实是区分意外事故和疏忽之间的界限究竟应该划在哪里的问题。

参考文献

1. Relman AS. Assessment and accountability: the third revolution in medical care. N Engl J Med 1988;319(18):1220–2.

2. Lorenz W, Troidl H, Solomkin JS, et al. Second step: testing outcome measurements. World J Surg 1999;23(8):768–80.

3. Miccoli P. Minimally invasive surgery for thyroid and parathyroid diseases. Surg Endosc 2002;16(1):3–6.

4. Spoudeas H. Paediatric endocrine tumours. A Multi-Disciplinary Consensus Statement of Best Practice from a Working Group Convened Under the Auspices of the BSPED and UKCCSG (rare tumour working groups). Available from http://www.bsped.org.uk/clinical/docs/RareEndocrineTumour_final.pdf; 2005 [accessed 9.07.12].

5. Bahn RS, Cooper DS, Garber JR, et al. Hyperthyroidism and other causes of thyrotoxicosis: management guidelines of the American Thyroid Association and American Association of Clinical Endocrinologists. Available from https://www.aace.com/files/hyper-guidelines-2011.pdf; 2011.

6. British Thyroid Association Royal College of Physicians. Guidelines for the management of thyroid cancer. Available from http://www.british-thyroid-association.org/news/Docs/Thyroid_cancer_guidelines_2007.pdf; 2007 [accessed 9.07.12].

7. Cooper DS, Doherty GM, Haugen BR, et al. Revised American Thyroid Association management guidelines for patients with thyroid nodules and differentiated thyroid cancer. Thyroid 2009;19(11):1167–214.

8. Kloos RT, Eng C, Evans DB, et al. Medullary thyroid cancer: management guidelines of the American Thyroid Association. Thyroid 2009;19(6):565–612.

9. Bergenfelz AO, Hellman P, Harrison B, et al. Positional statement of the European Society of Endocrine Surgeons (ESES) on modern techniques in pHPT surgery. Langenbecks Arch Surg 2009;394(5):761–4.

10. Bilezikian JP, Khan AA, Potts Jr JT. Guidelines for the management of asymptomatic primary hyperparathyroidism: summary statement from the third international workshop. J Clin Endocrinol Metab 2009;94(2):335–9.

11. Zeiger MA, Thompson GB, Duh QY, et al. The American Association of Clinical Endocrinologists and American Association of Endocrine Surgeons medical guidelines for the management of adrenal incidentalomas. Endocr Pract 2009;15 (Suppl. 1):1–20.

12. Henry JF, Peix JL, Kraimps JL. Positional statement of the European Society of Endocrine Surgeons (ESES) on malignant adrenal tumors. Langenbecks Arch Surg 2012;397(2):145–6.

13. Wyatt JC. Management of explicit and tacit knowledge. J R Soc Med 2001;94(1):6–9.

14. Vanderpump MP, Ahlquist JA, Franklyn JA, et al. Consensus statement for good practice and audit measures in the management of hypothyroidism and hyperthyroidism. The Research Unit of the Royal College of Physicians of London, the Endocrinology and Diabetes Committee of the Royal College of Physicians of London, and the Society for Endocrinology. Br Med J 1996;313(7056):539–44.

15. British Association of Endocrine Surgeons. Guidelines for the surgical management of endocrine disease and training requirements for endocrine surgery. Available from http://www.baets.org.uk/Pages/BAETS%20Guidelines.pdf; 2004 [accessed 9.07.12].

16. Sosa JA, Bowman HM, Tielsch JM, et al. The importance of surgeon experience for clinical and

economic outcomes from thyroidectomy. Ann Surg 1998;228(3):320–30.

17. Stavrakis AI, Ituarte PH, Ko CY, et al. Surgeon volume as a predictor of outcomes in inpatient and outpatient endocrine surgery. Surgery 2007;142(6):887–99.

18. Mitchell J, Milas M, Barbosa G, et al. Avoidable reoperations for thyroid and parathyroid surgery: effect of hospital volume. Surgery 2008;144(6):899–907.

19. Pieracci FM, Fahey 3rd TJ. Effect of hospital volume of thyroidectomies on outcomes following substernal thyroidectomy. World J Surg 2008;32(5):740–6.

20. Park HS, Roman SA, Sosa JA. Outcomes from 3144 adrenalectomies in the United States: which matters more, surgeon volume or specialty? Arch Surg 2009;144(11):1060–7.

21. Wang TS, Roman SA, Sosa JA. Predictors of outcomes following pediatric thyroid and parathyroid surgery. Curr Opin Oncol 2009;21(1):23–8.

22. Tuggle CT, Roman SA, Wang TS, et al. Pediatric endocrine surgery: who is operating on our children? Surgery 2008;144(6):869–77.

23. Hassan I, Koller M, Kluge C, et al. Supervised surgical trainees perform thyroid surgery for Graves' disease safely. Langenbecks Arch Surg 2006;391(6):597–602.

24. Sywak MS, Yeh MW, Sidhu SB, et al. New surgical consultants: is there a learning curve? Aust N Z J Surg 2006;76(12):1081–4.

25. Erbil Y, Barbaros U, Issever H, et al. Predictive factors for recurrent laryngeal nerve palsy and hypoparathyroidism after thyroid surgery. Clin Otolaryngol 2007;32(1):32–7.

26. Kebebew E, Greenspan FS, Clark OH, et al. Extent of disease and practice patterns for medullary thyroid cancer. J Am Coll Surg 2005;200(6):890–6.

27. Roman S, Lin R, Sosa JA. Prognosis of medullary thyroid carcinoma: demographic, clinical, and pathologic predictors of survival in 1252 cases. Cancer 2006;107(9):2134–42.

28. Panigrahi B, Roman SA, Sosa JA. Medullary thyroid cancer: are practice patterns in the United States discordant from American Thyroid Association guidelines? Ann Surg Oncol 2010;17(6):1490–8.

29. British Association of Endocrine and Thyroid Surgeons 3rd National Audit Report. Dendrite Clinical Systems. Henley on Thames, Oxfordshire: 2009. p. 49–50.

30. Vanderpump MP, Alexander L, Scarpello JH, et al. An audit of the management of thyroid cancer in a district general hospital. Clin Endocrinol (Oxf) 1998;48(4):419–24.

31. Nicholson TR, Cutter W, Hotopf M. Assessing mental capacity: the Mental Capacity Act. Br Med J 2008;336(7639):322–5.

32. Brahams D. The surgeon's duty to warn of risks: transatlantic approach rejected by Court of Appeal. Lancet 1984;1(8376):578–9.

33. Davies M. Textbook on medical law. London: Blackstone Press; 1996. p. 166–74.

34. Medical Law Monitor 1997;4(10):6.

35. Bark P, Vincent C, Jones A, et al. Clinical complaints: a means of improving quality of care. Qual Health Care 1994;3(3):123–32.

36. The NHS Litigation Authority Factsheet 3: information on claims. Available from http://www.nhsla.com/CurrentActivity/Documents/NHSLA Factsheet 3-claims information 2011-12.doc

37. Kern KA. Medicolegal analysis of errors in diagnosis and treatment of surgical endocrine disease. Surgery 1993;114(6):1167–74.

38. Abadin SS, Kaplan EL, Angelos P. Malpractice litigation after thyroid surgery: the role of recurrent laryngeal nerve injuries, 1989–2009. Surgery 2010;148(4):718–23.

39. Singer MC, Iverson KC, Terris DJ. Thyroidectomy-related malpractice claims. Otolaryngol Head Neck Surg 2012;146(3):358–61.

40. *Bolam v. Friern Hospital Management Committee.* [1957] 1 WLR 582.

41. *Hunter v. Hanley.* [1955] SLT 213.

42. *Bolitho* v. *City and Hackney Health Authority.* [1997] 4 All ER 771.

43. *Maynard* v. *West Midlands Regional Health Authority.* [1985] 1 All ER 635.

44. Angelos P. The ethical challenges of surgical innovation for patient care. Lancet 2010;376(9746):1046–7.

45. Angelos P. Recurrent laryngeal nerve monitoring: state of the art, ethical and legal issues. Surg Clin North Am 2009;89(5):1157–69.

46. Hayward R. The shadow-line in surgery. Lancet 1987;1(8529):375–6.

47. Sokol DK. How can I avoid being sued? Br Med J 2011;343:d7827.

第8章 唾液腺

Paula Bradley，James O'Hara，Janet Wilson 著

邓旭亮 译

概述

唾液腺由腮腺、下颌下腺、舌下腺三对大唾液腺，以及数百个分布于上消化呼吸系统内的小腺体组成。很多专业医师在临床上可见到多种多样的唾液腺疾病。通常临床上所呈现的肿块可能是部分腺体的局部病变，也可能是整个腺体弥漫病变的一部分。

外科解剖

腮腺

腮腺是最大的唾液腺，主要分泌浆液性唾液，位于耳屏前，上界为颧弓，下界为上颈部，前界覆盖咬肌表面，下界覆盖二腹肌后腹。它外形像楔子，位于下颌升支、乳突以及颞骨之间。腮腺深叶深面为咽旁间隙的茎突前复合体，紧邻口咽侧壁。腮腺导管横过咬肌，穿过颊肌，开口于和上颌第二磨牙相对的颊黏膜乳头处。负责引流头面部颞区的耳屏前淋巴结位于腮腺表面的致密筋膜内，也是腺体的组成部分。

面神经

支配面部表情肌、镫骨肌、茎突舌骨肌和二腹肌后腹的运动，外耳道的小部分感觉功能和舌前 2/3 的特殊感觉（味觉）。

面神经在颅内的走行是从内耳道经过中耳骨腔和颞骨乳突，最后经茎乳孔出颅底，随即进入腮腺，形成两主干和大分支，并将腮腺从临床上划分为浅叶与深叶。鉴别面神经总干、两主干以及各个分支是腮腺手术时面神经解剖的基础。面神经的五个主要分支是颞支、颧支、颊支、下颌缘支以及颈支。通常各个分支之间会吻合并形成神经丛。下颌缘支位于下颌下腺表面，其意义会在后面的手术部分进行讨论。

下颌下腺

下颌下腺是能产生浆液性唾液和黏液性唾液的混合性腺体，主要在休息时产生大量唾液。下颌下腺位于下颌骨的下缘，前下界为二腹肌前腹，后下界为二腹肌后腹。腺体表面被颈深筋膜深层所包被，在其之上有面神经的下颌缘支以及颈支走行。在筋膜和神经的表面则是颈阔肌，其解剖结构的重要性将在后续的手术部分进行讨论。下颌下腺勾绕下颌舌骨肌后缘而被分为浅部和深部。下颌下腺深部位于舌骨舌肌内侧，舌神经从其上走行，舌下神经从其下走行。下颌下腺导管（Wharton）从深部前面发出，开口于口底舌系带两侧的舌下肉阜。

舌下腺

舌下腺虽然是独立的腺体，但一部分人认为它是由许多小唾液腺组成的腺复合

体，因为其没有包膜，也没有导管系统，直接开口于黏膜或下颌下腺管，分泌黏液性唾液。舌下腺位于口底黏膜深面的下颌舌骨肌与颏舌肌之间，靠近并有部分唾液汇入 Wharton 导管。

检查

临床评估

对于大多数患者来说，病史是最有参考价值的诊断依据。下面的症状是发现唾液腺肿块时需要问诊的（框 8.1）。

<table>
<tr><td>框 8.1　唾液腺肿块的重要体征</td></tr>
</table>

- 病变累及部分还是全部腺体
- 是一个还是多个大唾液腺受累
- 这种症状出现了多久
- 是否有疼痛感
- 大小的变化是否与进食相关
- 以前是否有慢性炎症史

口内导管视诊后，再戴手套双手指触诊检查。记录是否有口干或结缔组织病的红斑。检查口咽部是否有深叶的扩展。测量肿块大小及其在腺体中的位置。例如，按照 House-Brackmann 标准[1]将面神经功能分级，作为基线，监测未来变化。检查颈部淋巴结，最后检查外耳道，以明确是否有腮腺肿瘤的直接扩散。

影像

选择影像学检查的方法取决于疾病的临床表现、疾病的部位以及成像专业技术和特点等。包括平片、唾液腺造影、超声、计算机断层扫描术（CT）、磁共振成像（MRI）、核成像，每一种方法都有各自的应用领域。

平片主要用于下颌下腺结石的诊断，90％的结石都是阻射的。

唾液腺造影被认为是对导管病变诊断最有帮助的影像学方法，但是目前正逐渐被磁共振造影、超声所取代。催涎剂最开始是用于刺激唾液形成，确定导管位置。导管插管后注入造影剂，并且在荧光镜下检查确定导管是否充盈。拍摄 X 线平片可以确定是否有充盈缺损、排空延迟、造影剂外溢。数字减影唾液腺造影可以将造影前影像从造影后影像中去除，从而能够更加清楚地确定导管系统中是否有充盈缺损。唾液腺造影的缺点是有创，如果无法插管或处于唾液腺的急性炎症期，则不能进行唾液腺造影检查。

超声因其价格低廉、广泛普及、没有电离辐射，已经被越来越多地用作唾液腺初步检查的影像学手段[3]。其能够对腮腺、下颌下腺等表浅结构清晰成像。超声的一个优势就是能够显示实时图像，能够引导细针抽吸细胞学（FNAC）检查。超声可以发现 90％ 以上的唾液腺结石，并能对唾液腺肿瘤进行细节的描述，但是对于操作者有很高的要求。超声无法分辨面神经和骨病损，而且下颌骨阻挡超声对腮腺深叶的成像。

最近的研究认为对于腮腺浅叶的良性肿瘤，如果有质量很好的超声检查，则无需追加其他影像学检查[4]。良性肿瘤包膜外切除意味着术中解剖面神经概率更小[4]。Brennan 等对 37 例患者进行了研究，发现其中 34 例患者在手术前只做超声检查即足够。对于剩下 3 例超声检查提示恶性肿瘤（细胞学检查为良性，后续的病理学检查为良性）的患者，术前的 CT 和 MRI 影像并没有改变手术方案。此研究提示超声检查对于指导表浅良性肿瘤的手术设计是足够的。

CT 与 MRI 相比更加便宜、常用，但是其图像会受到人造牙科材料的影响（图8.1）。如果用于评估累及骨皮质的恶性疾病，CT 是优于 MRI 的。非增强 CT 对于诊断唾液腺炎症的涎石病是一个不错的选择。同样，CT 对胸腔成像效果好，对检查唾液腺肿瘤转移至胸腹部，或者胸腹部肿瘤转移至唾液腺也有很好的效果。其缺点是较高的放射剂量。但锥形束 CT 放射剂量类似于唾液腺造影，是新兴的检查手段[5]。MRI 对软组织、面神经和深叶的肿瘤的成像比 CT 要好，对于脑神经与肿瘤的解剖关系及其周围侵犯的显示也更清晰，从而有助于手术前计划的制订。T2 加权像中低信号强度以及增强造影后腮腺肿瘤边缘不清高度提示恶性肿瘤[6]。识别神经尤为重要，采用新的 MRI 技术，如静态梯度回调采集（GRASS）和平衡全稳态快速场回波（BTFE）序列，能改善对神经的辨别[3]。

若怀疑恶性肿瘤，通常需要联合使用 MRI 和 CT，以明确肿瘤的精确位置、骨侵犯、神经侵犯以及远处转移情况[2]。

目前，核闪烁扫描术的使用越来越多，最常见的是头颈部的正电子发射计算机断层显像（PET-CT）扫描。注入脱氧葡萄糖（FDG）能够明确高代谢活性的组织，尤其是恶性肿瘤。对于精细解剖部位的辨识，其影像质量比较差，因为扫描的设置是为了检查恶性肿瘤（尤其是远处转移部位）以及一些不明原发肿瘤的部位。

细针抽吸细胞学

细针抽吸细胞学（FNAC）可以作为大部分腮腺病变的一线检查手段。FNAC 是将 23 号或 25 号针头接于 20ml 的注射器上，针头应进入病变组织并回抽，将针头沿注射器长轴缓慢旋转，同时反复进入和后退。若回抽有血，则应调整后再次回抽。将注射器拔出再插上，使空气进入，将采集到的标本推到玻璃片上，标本随即在没有压力的情况下于玻璃片上铺开，这样可以避免压碎标本。尽量避免标本在玻璃片边缘堆积。然后通过风干或酒精喷雾固定，也可以两者结合。

对于唾液腺肿瘤患者来说，理想的方式是医师能够在门诊通过超声的引导对患者进行 FNAC，并通过细胞技术确定样本中的细胞。如果一次抽取的样本不够，可以在同一次门诊再次抽取，现场使用显微镜进行观察，以减少非诊断率至低于 1%[8]。

唾液腺 FNAC 的目标是区分肿瘤疾病与非肿瘤疾病，更重要的是区分良性肿瘤与恶性肿瘤。明确唾液腺肿瘤是恶性的有助于手术方案的制订。一篇综述系统性回顾了 16 篇关于 FNAC 准确度的研究[9]，包括了 1782 例 FNAC 的组织学一致性检查。FNAC 诊断良性的病例中，95% 的病例最终的组织学检查为良性，而恶性病例的一致性为 93%。最近的一篇关于超声引导核心活检的系统性评价[10] 发现，其确定良性与恶性病理诊断比

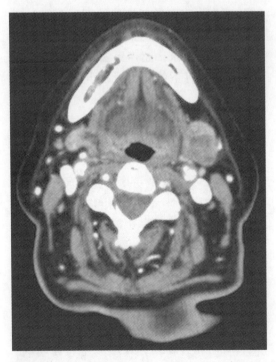

图 8.1 轴位 CT 扫描显示左侧下颌下腺 1.5cm 病变。影像报告为良性肿瘤表现。而最终病理是癌在多形性腺瘤中

FNAC 更准确（纳入的五个研究中，敏感性为 92％，特异性为 100％），而超声引导 FNAC 的敏感性为 72％，特异性为 100％[11]。

重要的是，细胞学技术可以强烈提示恶性病变，但是 FNAC 的假阴性概率要比核心活检高。核心活检的灵敏度更高是因为切取了更多的组织，但是对患者造成了更大的创伤和更高的血肿形成风险。对于唾液腺肿瘤初始细胞学检查未诊断的病例，重复 FNAC 能将灵敏度从 70％提高到 84％[12]，但是无论如何还是比不上核心活检。如果临床或者影像学检查怀疑恶性病变，而且细胞学检查会改变手术方案，那么如果 FNAC 的结果是阴性的，则建议追加核心活检。

唾液腺镜

唾液腺镜是应用小直径的光学内窥镜来诊断和治疗 Stenson 和 Wharton 导管病变。它最适用于那些在进食时唾液腺肿胀的患者，提示有结石或者导管狭窄。诊断用的唾液腺镜可以帮助区分结石、狭窄、黏液栓以及导管内碎片等有着相似临床表现的疾病。唾液腺镜也可以用于治疗儿童的涎石病、青少年复发性腮腺炎[14]和自身免疫病，以及扩张舍格伦综合征患者的 Stenson 导管[15]。介入性唾液腺镜包含一个工作通道，由此通过 Dormia 篮子、引导线、激光纤维和气球（见下文）。

唾液腺的非肿瘤性疾病

急性炎症

急性病毒性炎症

最常见的急性病毒性腮腺炎是由副黏液病毒引起的流行性腮腺炎。麻疹、腮腺炎和风疹（MMR）的联合疫苗于 1988 年在英国发明，当时是单次注射，后来于 1996 年改为两次注射。由于疫苗的使用，流行性腮腺炎的发病率降低了，但在英国，过去 10 年出现过一次流行。2005 年英国流行性腮腺炎病例数达到了 43 000 的峰值。流行性腮腺炎原本好发于 4～6 岁的儿童，但是越来越常见于青少年，这是由于过晚接受疫苗的注射或者只注射了一支疫苗[16]，随后进入大学。这种半封闭的环境有利于病毒的传播。通过临床表现可以诊断，但是需要通过血清学检查才能确定是否有流行性腮腺炎 S 和 V 抗原的抗体。也可以通过唾液试验检查免疫球蛋白来诊断。聚合酶链反应（PCR）可以进一步分析阴性结果[16]。烦躁、发热、食欲减退，以及后续罹患急性细菌性腮腺炎都是典型的症状。腮腺炎一般是单侧的，大约有 30％的病例会有颌下腺和舌下腺的肿胀。系统性并发症包括脑膜炎、脑炎、肝炎、心肌炎、睾丸炎以及听力减退，所以治疗是综合性的。另外一些病毒的感染症状和流行性腮腺炎很像，如柯萨奇病毒、人类肠道致细胞病变的孤儿病毒、甲型流感病毒和巨细胞病毒。

急性化脓性涎腺炎

唾液腺的细菌性感染相对来说并不常见，一般多见于腮腺。通常手术后的患者罹患风险最高。随着围术期护理以及水化的进步，这种情况越来越少了。但是脱水的高龄患者仍可能发生单侧腮腺肿大伴蜂窝织炎。脓液可能会从导管口溢出，这时可用棉拭子擦拭并进行微生物检查。最常见的致病菌是金黄色葡萄球菌。流感嗜血杆菌也是常见的致病菌，但是有一半的细菌分离出来是厌氧菌，通常是革兰氏阴性菌（普氏菌属、卟啉单胞菌属和梭杆菌属等）[17]。静脉注射抗生素需要针对需氧菌和厌氧菌，并且注意补水。有时会形成脓肿，如果怀疑脓肿形成，通过超声检查可以确定脓液的情况以及是否需要切开引流。导管结石也可能伴发急性细菌性唾液腺感染。

慢性炎症

分枝杆菌性结核

在英国，唾液腺结核（TB）很少。其临床表现和恶性肿瘤相似，伴有肿大和疼痛，常见于腮腺。其更容易感染腮腺周围的淋巴结，而不是腺实质。结核菌素试验阳性有很强的提示意义。胸片可以确定是否有肺结核的存在。尽管传统上是通过切取组织的组织学和微生物学检查来确诊结核，但抽取弗兰克脓液也可能通过显微镜检查和培养辨别出抗酸杆菌，从而避免切开的风险。典型病例可见干酪样肉芽肿。抗结核化疗方案通常由呼吸科或传染病科医师制订。

非典型性结核

非典型性结核通常感染 2～5 岁的儿童，很少有 12 岁或更大的患者[18]。尽管有 13 种非典型分枝杆菌菌属，但鸟-胞内分枝杆菌最常见，可能通过土壤传播。患者可能仅有腮腺或下颌下腺的病变症状。感染发生在腺周淋巴结，也可波及颈部淋巴结。随着淋巴结肿大，脓肿形成并进展到皮肤，引起典型的皮肤变色，进而破溃。尽管联合应用多种抗生素（克拉霉素、乙胺丁醇和利福平）有效，但有些儿科医师认为此病临床诊断明确，可以及早手术切除受累淋巴结，以免皮肤病变发生[18]。对此也有争议：如果抗结核治疗有效，手术的优势何在[19]？如果唾液腺受累，需要手术切除腺体。切开活检以确定诊断时，最好局部扩大切除病变组织。如果切开活检引起慢性窦道感染，后续手术治疗也很难控制疾病进展[18]。疾病可自然进展至突破皮肤，形成窦道慢性引流，最终导致皮肤瘢痕。

猫抓病

猫抓病是腮腺和下颌下腺区域淋巴结的肉芽肿性疾病。是革兰氏阴性菌巴尔通体感染引起、通过家猫的咬伤或抓伤传播的疾病。猫身上的跳蚤是动物之间以及动物传播到人的中间宿主。血清学免疫荧光抗体检查时，检测到 IgG 和 IgM，并且 10～14 天时抗体滴度升高[20]，能确诊猫抓病。临床表现为肿块变色并逐步发展为淋巴结炎，25% 伴有低热。也可以伴发腮腺肿大。可以表现为帕里诺眼淋巴结综合征或肉芽肿性结膜炎。主要是全身对症支持治疗，有长期肿大和触痛的淋巴结病可以考虑手术治疗[21]。抗生素的应用不能改善本病。一项随机对照试验通过超声观察淋巴结情况，发病 30 天内应用 5 天的阿奇霉素则淋巴结病好转，而发病 2～4 个月内应用安慰剂则无效[22]。

放线菌病

革兰氏阳性厌氧菌衣氏放线菌可引起颈部无痛性硬结，甚至可以蔓延至唾液腺。这类感染通常出现在下颌，尤其容易发生在放射性骨坏死中[23]。常出现坏疽和多窦道。治疗方法是长期应用抗生素及外科清创或切除。

结节病

结节病是一种多系统的感染性疾病，其特征是非干酪性肉芽肿。过去认为它的形成和 Th1 型淋巴细胞有关，现在证实 IL-17A 起重要作用[24]。这种疾病通常发生在青壮年。任何器官都可发病，肺部最常发生并伴有其他疾病[25]。唾液腺（通常是腮腺）受累占 10%～30%，通常是腺体弥漫性无痛肿胀。也可能发生口内结节。极少情况下，会出现 Heerfordt-Waldenstrom 综合征，并发葡萄膜炎、腮腺炎、发热及面神经麻痹。腮腺影像显示许多非空泡性肿块。FNCA 在排除恶性肿瘤方面非常有效。通过 X 线片进行诊断，显示纵隔淋巴结病变，有或无肺部浸润，通常伴有血清血管紧张素转化酶水平的升高。IL-18 的水平也会升高。最终需要非干酪样肉芽组织的组织学诊断。可选择唾液腺组织活检、口内唇下组织活检、纵隔内窥镜或淋巴结活检。治疗包括系统性应用类固醇或免疫抑制剂。

舍格伦综合征

舍格伦综合征（Sjögren's sysdrome, SS）是最常见的自身免疫综合征，通常发生在唾液腺。可以是原发性的，也可能是继发于其他结缔组织病变。欧美共识[27]的六条诊断标准如下：

1. 眼干症状。

2. 口干症状。

3. 眼部检查指征（希尔默试验 5min 短于 5mm，玫瑰红染色评分）。

4. 小唾液腺病理学检查可见淋巴细胞聚集。最常用的活检方法是下唇的小唾液腺活检。

5. 唾液腺功能客观检测　全唾液流量减少，末梢导管扩张，核素摄取减少。

6. 自身抗体　抗-Ro 或抗-La 或二者兼有。

舍格伦综合征常发于 40～60 岁女性，典型症状是眼睛干涩和口干。唾液腺功能减退影响吞咽发音功能，也导致患者易患龋病。患者通常唾液腺反复肿大，尤其是腮腺。舍格伦综合征的其他系统性特征包括关节炎、皮肤血管炎和肺纤维化。治疗包括人工泪液或人工唾液。毛果芸香碱可用于提升剩余唾液腺组织的功能。风湿免疫科医师的全身性治疗包括非甾体消炎药治疗关节炎、免疫调节药物或类固醇用来治疗更严重的舍格伦综合征症状。舍格伦综合征患者发展为黏膜相关淋巴瘤（MALT）的可能性是普通人的 16 倍[28]。

患者持续性腺体肿大应警惕淋巴瘤，应行影像学及 FNAC 检查。FNAC 检查在诊断淋巴瘤方面准确度并不高，主要用于排除其他肿瘤。

人类免疫缺陷病毒（HIV）

弥漫腮腺肿大、口干可能是未被诊断出的 HIV 感染指征。发病机制尚不明确，症状与唾液腺的直接感染无关[29]。伴发的颈部淋巴结肿大也是其特征。淋巴上皮囊肿可能发生，绝大多数发生在双侧腮腺。HIV 引起的囊肿倡导保守治疗[30]。

涎石病

腮腺及下颌下腺导管涎石需要外科干预。涎石通常发生于下颌下腺（占 60%～70%）。下颌下腺导管较腮腺导管长，分泌液黏稠且逆重力方向流动，容易形成涎石。相反，腮腺的分泌液有咬肌的帮助，分泌液属浆液性，顺重力方向流动。

不同于肾结石，代谢紊乱不会诱发涎石。结石往往是由碳酸钙和磷酸钙与糖蛋白和黏多糖构成[31]。理论上，细胞内微小结石进入排泄管，而形成一个病灶[32]；唾液的黏液栓也可作为病灶，以病灶为中心形成结石。涎石可以是一个或多个。Huoh 和 Eisele[33]回顾性观察 10 年内的 153 例结石患者，82% 的结石发生在下颌下腺。发病者多服用利尿剂，44% 的患者有吸烟史。

唾液腺导管结石的特征是进食时腺体肿大，数小时后消失。或者出现复发性腺体急性感染，每一次都会在导管和腺体内留下瘢痕。其结局是导管慢性狭窄及腺体纤维化。涎石并不是以上症状的唯一的发病原因，还有导管狭窄或慢性唾液腺炎。

治疗

急性间歇性期可采取保守治疗措施：热敷、按摩、催涎剂（刺激唾液分泌），如发生感染需应用抗生素。小的结石可自动排出。慢性炎症时，应拍摄超声、唾液腺造影或唾液腺内窥镜定位结石位置，探查导管是否畅通。

下颌下腺结石可在口内经导管取出，尤其适用于导管远端结石。其并发症是结石复发及导管狭窄，导致进一步堵塞症状。条件允许时，唾液腺内窥镜是治疗唾液腺结石非常有效的方法，但急性炎症期是禁忌证。当结石位于下颌下腺腺门部，或腺体出现纤维化并有症状时，可以切除腺体。

下颌下腺结石的治疗方案相对简单。腮腺出现结石时，尽可能采用保守治疗和非破坏性的唾液腺内窥镜和碎石术。目前，有些专家联合应用唾液腺内窥镜和微创技术取出腮腺结石，目的是避免摘除腮腺。对于涎石及导管狭窄引起的慢性唾液腺炎，腮腺摘除时要去除腺体内所有感染的组织。由于感染的存在，外科解剖面临一定的挑战。对于结石或导管狭窄引起的腮腺炎，相对保守的治疗方法是结扎导管。

局部大体积结石可采用体外冲击波碎石术。这项技术出现在 1986 年，利用压力碎石，使碎石在唾液的冲刷下更容易排泄。这项技术微创无痛，几乎没有副作用。长期追踪观察显示治疗效果良好[34]，目前使用唾液腺内窥镜前可使用此技术。腮腺涎石及小的涎石治疗效果优于下颌下腺结石[35]。

介入性唾液腺内窥镜

用唾液腺内窥镜能否取出涎石取决于其大小及位置。腮腺内小于 3mm 及下颌下腺内小于 4mm 的结石可利用唾液腺内窥镜取出[13]。结石较大时，内窥镜需结合其他技术，如口内切开、激光碎石、碎石术或外科手术入路等。毫无疑问，唾液腺内窥镜对于唾液腺导管结石和狭窄是非常好的保守治疗方法，但治疗往往是集中在专业中心。Bowen 等[36] 报告了他们使用一种最新内窥镜技术的初步经验。一共 36 例患者，17 例为结石，16 例为复发性唾液腺炎症，3 例为舍格伦综合征。其中 26 例症状完全消失。13 例成功取出了结石，5 例单纯使用内窥镜的结石平均直径 3.7mm，8 例联合使用内窥镜和外科手术入路的结石平均直径 10.6mm。1 例患者出现涎瘘。

> ✓ 唾液腺内窥镜的另一个应用是辅助大体积涎石的保守外科手术切除，通常是腮腺。以前这类疾病通常选择腮腺摘除。Karavidas 等[37] 报告了 70 例腮腺导管结石病例，采用内窥镜结合保守外科手术切除。通过唾液腺内窥镜和超声确定结石在腮腺导管的位置，然后耳前切开或直接切开去除结石，没有发生神经损伤或者涎瘘的情况。

非感染性疾病

涎腺肿大症

涎腺肿大症是一种非炎症、非肿瘤、无痛性的双侧大唾液腺肿大，通常发生在腮腺。病理学特征是腺泡细胞肥大、与间质结缔组织水肿相关的分泌管萎缩。许多因素与发病相关，如一些药物（尤其是抗高血压药物、拟交感神经药物、抗甲状腺药物和吩噻嗪类）、内分泌紊乱、营养障碍等[38]。治疗潜在的病理因素是最主要的治疗方法。当药物治疗失败并且伴有明显的美观问题时，才会考虑外科手术治疗。

唾液腺囊肿

囊肿主要发生在腮腺，先天性或后天性均有可能。后天形成的囊肿必须和囊性肿瘤区分，因此需要手术切除。潴留性囊肿发生于导管阻塞后，可以并发唾液腺炎或唾液腺症。舍格伦综合征和 HIV 感染可并发囊肿。黏液囊肿是黏膜肿胀内含黏液，多发于下唇小唾液腺。舌下囊肿是一种特殊的外渗型黏液囊肿，来源于舌下腺，当囊肿穿过下颌舌骨肌到颈部时又名潜突型囊肿。

放疗后口干症

头颈部放疗后导致的长期口干严重影响患者的生活质量。唾液腺的放疗会导致唾液流量降低。新近的临床随机对照试验支持头颈部肿瘤的调强放疗[39]，该方法降低腮腺放射剂量、改善唾液流量。氨磷汀和毛果芸香碱都被用来改善唾液流量，但仍然替代不了水在缓解口干症状方面的重要作用。

肿瘤性疾病

唾液腺肿瘤占头颈部肿瘤的 2%～4%。唾液腺肿瘤可分为良性肿瘤与恶性肿瘤，从来源上可分为上皮来源与非上皮来源。绝大多数（70%）唾液腺肿瘤发生于腮腺，8% 发生于下颌下腺，22% 发生于小唾液腺[40]。

> ✓ 唾液腺恶性肿瘤的比例和腺体大小呈反比。在大样本统计研究中，腮腺肿瘤中恶性占 25%，下颌下腺肿瘤中恶性占 43%，小唾液腺中恶性肿瘤占 82%。据报道，舌下腺肿瘤几乎 100% 为恶性肿瘤[41]。

良性上皮性肿瘤

一项大样本量研究显示，在 1988—2007 年的 20 年间，唾液腺良性肿瘤的发病率为 $6.2/10^5$～$7.2/10^5$。这些研究中共包含 916 例确诊的唾液腺肿瘤，其中 71% 为多形性腺瘤，22% 为 Warthin 瘤，2.4% 为基底细胞腺瘤，另外嗜酸性腺瘤、单型性腺瘤、肌上皮瘤各占 1%[42]。

考虑到肿瘤的异型性，唾液腺良性肿瘤的病因很难明确。环境和遗传因素被认为与之有关。其中，放射线接触被认为是最有关联的因素。第二次世界大战结束后，广岛与长崎受原子弹爆炸产生的放射线影响，其唾液腺良性肿瘤与恶性肿瘤发病的相对风险率分别提高了 3.5 倍和 11 倍[43]。吸烟被认为与腺淋巴瘤的发生有关[44]，可能是因为吸烟者肺泡巨噬细胞中线粒体 DNA 的损伤是非吸烟者的 6 倍。

世界卫生组织（2005 年）[45]将唾液腺良性肿瘤分为 13 种亚类（表 8.1）。由于唾液腺组织中存在上皮和肌上皮成分，肿瘤形态多样，可以根据其主要成分（上皮或肌上皮）定义或描述为混合型。

表 8.1　WHO 唾液腺上皮性肿瘤分类

良性上皮性肿瘤	恶性上皮性肿瘤
多形性腺瘤	腺泡细胞癌
Warthin 瘤	黏液表皮样癌
肌上皮瘤	腺样囊性癌
基底细胞腺瘤	多形性低度恶性腺癌
嗜酸性腺瘤	上皮-肌上皮癌
管状腺瘤	非特异性透明细胞癌
皮脂腺瘤	基底细胞腺癌
淋巴腺瘤	皮脂腺癌
皮脂腺性	皮脂腺淋巴腺癌
非皮脂腺性	囊腺癌
导管乳头状瘤	低度恶性筛状囊腺癌
内翻性导管乳头状瘤	黏液腺癌
导管内乳头状瘤	嗜酸性腺癌
乳头状涎腺瘤	涎腺导管癌
囊腺瘤	非特异性腺癌
肌上皮癌	癌在多形性腺瘤中
	癌肉瘤
	转移性多形性腺瘤
	鳞状细胞癌
	小细胞癌
	大细胞癌
	淋巴上皮癌
	成涎细胞癌

多形性腺瘤

多形性腺瘤（pleomorphic adenoma，PA）是最常见的唾液腺肿瘤，最常见于腮腺。肿瘤表现为缓慢生长的无痛性肿块。多形性腺瘤来源多样，包含上皮细胞、肌上皮细胞、间质细胞，这些细胞的形态与排列结构呈多样性。多形性腺瘤具有较小但明确的恶变潜能，因此手术切除为最佳的治疗方案。有观点认为多形性腺瘤恶变的风险会逐年增加1%。手术治疗多形性腺瘤的争议在于手术中包膜破裂会引起肿瘤的种植转移与复发。Zbären 和 Stauffer[46] 研究了多形性腺瘤包膜的组织学特点，发现73%的肿瘤存在包膜不完整（33%）、包膜穿透（26%）、假包膜（40%）和卫星灶（13%）。

沃辛瘤

沃辛瘤又称乳头状囊腺瘤、淋巴瘤性乳头状囊腺瘤、囊性乳头状腺瘤和腺淋巴瘤。沃辛瘤是除多形性腺瘤外最常见的唾液腺良性肿瘤，占上皮源性肿瘤的10%～15%，仅发生于腮腺中。10%的沃辛瘤为双侧发病，并与吸烟有关。最近的研究对沃辛瘤究竟是真正的唾液腺肿瘤，还是腺体周围的淋巴结病变提出了疑问。在研究了一系列的沃辛瘤后，特殊的淋巴结构被一致证实存在于瘤体组织中，因此学者提出沃辛瘤是瘤样病变，而并非真正的腺瘤[47]。在适当的情况下，沃辛瘤的治疗方法是手术切除。关于沃辛瘤恶变的报道极为罕见。对于不适宜手术的病例，通过细胞学检查可决定是否适合保守治疗。

其他良性上皮性肿瘤

其他的良性上皮性肿瘤大约占唾液腺良性肿瘤的15%。它们的诊断依赖于专业的区分良、恶性肿瘤的组织细胞学方法。唾液肿瘤的诊断一方面由于其异质性而十分困难，另一方面因其决定了恶变进程的不同治疗方法而十分重要。唾液腺肿瘤的最终通常需要根据组织学诊断，这也是对于良性肿瘤进行手术治疗的一个重要原因。

良性上皮性肿瘤的治疗

目前，唾液腺肿瘤的剜除术易造成较高的复发率，这一观点已被普遍接受。标准的手术方式为根据不同的分期，行腮腺部分切除术或腮腺浅叶切除术。上述手术方式达到了局部扩大切除的效果，同时切除了肿瘤周围的部分正常组织，减少了对肿瘤包膜的损伤，因此降低了术后复发的风险。该项技术通常需要辨别和解剖面神经主干，并需要将紧贴肿瘤的面神经进行分离，因此这一部分的边界不包括正常的组织。

✔ George 和 McGurk[48] 指出，将面神经直接从肿瘤表面解剖分离这种方式不会提高术后复发率。McGurk 在英国支持包膜外切除这项技术。行标准的耳前切口并于腮腺咬肌筋膜浅面翻瓣，然后在肿瘤表面的筋膜上行十字切口。在肿瘤周围小心地钝性分离，仔细止血。必要时解剖分离面神经分支，但不需要刻意寻找每一支面神经分支。这样，肿瘤和一小部分周围组织被切除，包膜完整。

10 年间（1999—2009 年）[48]，使用该方法进行了 156 例腮腺良性肿瘤切除术。平均随访时间为 3 年 8 个月，没有复发病例。暂时性和永久性面瘫发生率分别为 3% 和 1%。回顾 1952—1992 年间[49]的 662 例小于 4cm 的腮腺良性肿瘤病例，手术采用包膜外切除（503 例）或浅叶切除（159 例）。经过 15 年随访，复发率分别为 1.7% 和 1.8%。在 32 例最终被证实为恶性肿瘤的患者中，两种手术方式的 10 年生存率均非常高，没有统计学差异（100％ vs.98％）。

因此，包膜外切除对于临床上治疗腮腺良性肿瘤具有很好的疗效。该术式的优势在于减少了面神经损伤的风险及味觉出汗综合征的发生率。任何进行此项手术方式的医生必须掌握标准的面神经解剖和腮腺切除术。

复发性上皮性良性肿瘤

事实上，该类肿瘤几乎均为复发性多形性腺瘤。通常在首次腮腺手术后数年出现复发。症状通常是腮腺区单个或多个无痛性结节。疼痛、快速生长或面瘫症状的出现应该警惕恶变的发生。有报道显示，多达 16％的患者发生恶变[50]。同原发肿瘤一样，复发性肿瘤应该受到重视，并从细胞学和放射学角度进行研究。对于单个结节性肿物，区分复发性肿瘤和神经瘤非常重要。而对于多发性结节，临床上诊断复发性多形性腺瘤很容易。治疗方法通常是手术切除。局部切除单发结节是不太合理的。对于腮腺浅叶病变，完整切除腮腺浅叶，保留面神经，并切除表面瘢痕是最低要求。对于广泛复发或怀疑恶变的病灶，应该考虑行腮腺全切，牺牲或保留面神经，甚至根治性或扩大性腮腺切除术。为控制局部复发，应该考虑给予术后放疗。放疗剂量通常低于头颈部癌放疗的常用剂量（50Gy）。因为多形性腺瘤是良性病变，放疗的副作用及放疗致癌的可能需要与患者充分沟通，尤其是年轻患者。

非上皮性良性肿瘤

血管瘤通常发生在儿童的腮腺区。家长的担心是可以理解的，因为血管瘤在出生后 6 个月生长迅速。诊断完全依靠临床检查。如果病变在 1～2 年之间自然消退，就更能确诊血管瘤。口服普萘洛尔有一定疗效[51]。血管瘤应该与血管畸形相鉴别，血管畸形通常在出生时即可发现，并需要通过手术将肿物从大唾液腺中切除。脂肪瘤也可能会影响大唾液腺。

上皮性恶性肿瘤

关于唾液腺恶性肿瘤，最新的 WHO 分类中包括 24 个亚类（表 8.1）。大多数（60％～70％）为黏液表皮样癌、腺样囊性癌、腺泡细胞癌和多形性低度恶性腺癌。提示癌变的症状包括：面神经或舌下神经受累、疼痛、肿物突然增大并伴有颈淋巴结肿大。Jones[52]等人观察并分析了 741 例唾液腺肿瘤，历时 30 年。在 260 例恶性肿瘤中，33％为黏液表皮样癌，24％为腺样囊性癌。美国"监测、流行病学与最终结果计划"（Surveillance，Epidemiology and End Results Program，SEER）从 1992 年至 2006 年鉴定了 6391 例唾液腺恶性肿瘤（1.9195/100 000 人年），其中鳞状细胞癌和黏液表皮样癌在男性中最常见，黏液表皮样癌、腺泡细胞癌和腺样囊性癌在女性中多见。对于唾液腺良性肿瘤，放射暴露可能有致癌风险。

黏液表皮样癌

无论在成人还是儿童中，黏液表皮样癌均是最常见的唾液腺恶性肿瘤，但多预后良好。近一半肿瘤发生在大唾液腺，45％发生在腮腺。组织病理学分级具有预后价值。大部分黏液表皮样癌为低度或中度恶性，手术治疗预后良好。而高度恶性黏液表皮样癌，即使手术和放疗联合治疗，其转移风险仍很高，治愈率很低[53]。

腺样囊性癌

腺样囊性癌（adenoid cystic carcinoma，ACC）在唾液腺恶性肿瘤中占 10％，

而在小唾液腺恶性肿瘤中占 30％。这种肿瘤有沿神经生长的趋势，所以通常表现为慢性生长的肿物伴有疼痛或神经麻痹。根据主要细胞的类型，又分为管状型、筛状型和实体型。其中实体型肿瘤的预后最差，几乎 100％复发。总体来说，腺样囊性癌的 5 年生存率为 35％。不幸的是，尽管局部控制良好，但仍有 80％～90％患者在 10～15 年之后死于血行转移，常见部位是肺、骨、脑和肝。目前最好的治疗方式是局部彻底切除，给予或不给予放疗。

腺泡细胞癌

80％的腺泡细胞癌发生于腮腺。通常表现为缓慢生长的肿物，偶尔伴有疼痛或面瘫。与 ACC 不同，腺泡细胞癌往往发生颈淋巴结转移。肿瘤分期比肿瘤分级更具有预后意义。腺泡细胞癌可双侧发生。

多形性低度恶性腺癌

该肿瘤在 1984 年首次报道[54]，此后大量的病例被诊断为多形性低度恶性腺癌（polymorphous low-grade adenocarcinoma, PMLA）。因为组织学上与 PA 和 ACC 鉴别存在难点，所以大量的 PMLA 此前被误诊。在小唾液腺肿瘤中，PLMA 是第二常见的肿瘤，往往发生在腭部。局部扩大切除后预后良好。局部复发可能发生在治疗后 10 年，因此需要长期随访[55]。

癌在多形性腺瘤中

该肿瘤是发生在良性多形性腺瘤中的恶性成分，占唾液腺恶性肿瘤的 12％，通常表现为长期存在的肿物突然长大。推荐的治疗方法是局部扩大切除、颈淋巴结清扫术及术后放疗。癌在多形性腺瘤中细分为非侵袭性、微侵袭性和侵袭性三类。前两者预后较好。而侵袭性癌在多形性腺瘤中表现为侵袭性生长，25％～50％的患者会发生一次或多次复发[56]。

上皮性恶性肿瘤的治疗

低度恶性和高度恶性肿瘤的治疗方式不同，小于 4cm 及大于 4cm 的肿瘤治疗方式也有所不同。通常来说，低度恶性和早期肿瘤（T1～T2）仅需要完整的外科手术切除。多数情况下，仅为获得最终的组织学诊断被当作良性肿瘤完整切除。而对于其他级别和分期的肿瘤，术后放疗可以提高局部控制率。另一方面，高度恶性的肿瘤表现为侵袭性生长，常需要更加积极的治疗。"4cm 原则"通常被引用，当肿瘤大于 4cm 者局部控制率和生存率将降低[58]。

对于晚期（T3～T4）或高度恶性的腮腺肿瘤，至少需要腮腺全切术，并保留面神经[59]。对于临床或影像学检查证实淋巴结转移的肿瘤，需要同期行 Ⅰ～Ⅴ区的改良根治性颈淋巴结清扫术。对于临床 N0 的晚期肿瘤，应该有选择地行择区性颈淋巴结清扫术（Ⅱ～Ⅴ区），并选择性地进行术后辅助放疗，亦或是密切观察。对于观察的患者，需要积极进行颈部处理[59]。对于临床高度恶性的下颌下腺恶性肿瘤，应该彻底切除肿物及周围 2cm 范围内的正常组织，并牺牲表面的面神经分支。临床 N0 的病例应该行 Ⅰ 和 Ⅱa 区的颈清扫术。临床上任何颈部淋巴结肿大的病例都应该至少行改良根治性颈清扫术[60]。

非上皮性恶性肿瘤

到目前为止，该类肿瘤中最常见的是恶性淋巴瘤。5％的淋巴结外型淋巴瘤侵袭大唾液腺，近 50％的头颈部淋巴瘤侵袭大唾液腺。非霍奇金淋巴瘤的黏膜相关淋巴瘤（MALT）多见。早期可表现出症状，诊断和影像学表现可决定治疗方法，即手术切除或化疗[61]。MALT 可双侧不同时发生。对于孤立的病变可以考虑行手术治疗。

大唾液腺的转移性疾病

腮腺是发生转移性疾病最常见的大唾

液腺（80%～90%），而最常见的来源是头颈部的鳞状细胞癌。在北半球，这种情况少见；而对于日光暴露率高的澳大利亚和新西兰，转移性皮肤鳞状细胞癌成为腮腺最常见的恶性肿瘤。在悉尼接受治疗的 232 例腮腺恶性肿瘤患者中，54 例是原发性腮腺恶性肿瘤，101 例是转移性皮肤鳞状细胞癌，69 例为转移性黑素瘤，8 例为其他肿瘤转移[62]。腮腺通过丰富的淋巴管网收集颞部及颊部的淋巴回流。在颞部、颊部的肿瘤通常易转移至腮腺淋巴结，继而至上颈部淋巴结。腮腺淋巴结有 15～20 个，有 4～5 个位于腺体深面。患者多在原发性皮肤鳞状细胞癌治疗后 12 个月内发生腮腺淋巴结转移，也可间隔 2～3 年发生。应用免疫抑制剂的患者，尤其是接受器官移植的患者更易发生皮肤鳞状细胞癌淋巴结转移。

锁骨下原发灶较为罕见[63]。最常见的原发部位为肺部、胸部及肾，胃部、膀胱及前列腺也有报道。Seifert 等[64]回顾了 1965—1985 年 108 例发生腮腺区淋巴结转移的患者，其中 21 例原发灶在锁骨下，7 例原发灶在肺，6 例发生在肾，6 例在胸部，直肠及子宫各 1 例。当临床检查或细胞学检查怀疑原发于锁骨下器官时，应行 CT 或 CT-PET 检查，扫描区域包括颈部、胸部、腹部及骨盆。

手术原则

腮腺手术

腮腺手术需要由耳鼻喉科医师、口腔颌面外科医师和整形医师组成的外科专家组协作完成。腮腺手术常见适应证为腮腺区良性肿物。对于肿瘤性病变，手术治疗的首要原则是彻底切除肿瘤，同时保留面神经功能。

部分腮腺切除术

外科医师提及的腮腺浅叶切除术通常指的是面神经浅面腮腺腺体的全部切除。实际上对于绝大多数良性腮腺肿物，手术只需要切除包括肿物在内的一部分正常腺体组织即可。上述手术方法实际上是肿物包膜外切除的一种形式，但外科医师更多的是进行面神经解剖的标准部分腮腺切除术。由于腮腺良性肿物经常越过面神经分支进入腮腺深叶组织，因此将术式称为"包含或不包含腮腺深叶的部分腮腺浅叶切除术"更为合适[65]。

患者采取仰卧位，垫头圈和垫肩。设计切口线，头偏向对侧。切口为改良 Blair 入路，自耳郭耳屏前皮纹、经由耳垂至下颌骨下缘下两指处皮纹切开。随着美容技术的发展，美容切口日益受欢迎。美容切口同 Blair 入路切口类似，不同的是前者经由耳垂向后至发际内。

将面神经监测电极安放于额肌、眼轮匝肌、颊肌和口轮匝肌。同时对皮肤做好防护措施。调整孔巾位置以暴露整个颈部及面部。将一块无菌透明孔巾粘贴在面部，在保持术区为无菌环境的同时，便于观察术中面神经受刺激情况。

切开皮肤、皮下组织及颈阔肌。腮腺表面及后颈部的颈阔肌缺如。手术要点之一是，通过颈阔肌深层解剖，找到正确的腮腺鞘层次。腮腺鞘呈白色，解剖层次正确时，出血相对少。此时可在皮瓣上看到浅表肌腱膜系统。掀开腺体前缘皮瓣，此时神经分支处于表浅位置，故应小心谨慎。

在颈部，解剖至胸锁乳突肌层面时可以分离出耳大神经。可将耳大神经解剖游离，绕过腺体表面，从而进行保护。耳大神经分为前后两支，前支在此入路时常被切断，后支得以保留，从而保留了耳垂的感觉功能（彩图 8.2）。

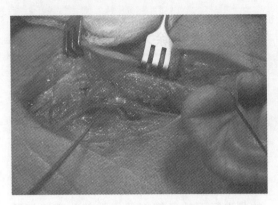

彩图 8.2 耳大神经后支游离

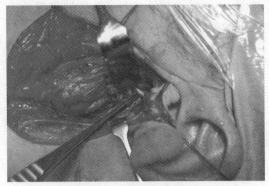

彩图 8.3 钳尖指示面神经主干

解剖出胸锁乳突肌前缘,以暴露腮腺尾部。腮腺尾部用拉钩向上拉起,以解剖二腹肌后腹。广泛的前缘解剖是安全解剖保护面神经的关键。

面神经主干的解剖标志点有三个:第一个标志点是耳屏"指针",即部分外耳道软骨,面神经位于外耳道软骨深方 1cm(尸体解剖少见[66])。第二个标志点为鼓乳裂,位于组成骨性外耳道的鼓膜骨环与乳突之间。鼓乳裂通向茎乳孔及面神经。鼓乳裂触诊可以使术者确认面神经所在位置[66]。第三是面神经位于二腹肌后腹深面1cm。凭借开阔的解剖术野以及三个解剖标志点可以辨别面神经。

虽然面神经定位较简单,但对于特殊病例需要格外谨慎,例如复发的病例、腮腺深叶肿瘤(面神经可能比预计的位置表浅)以及腮腺恶性肿瘤病例。面神经监测仪的应用、开阔的解剖术野和外科显微镜的应用有助于面神经的识别。另一种方法是识别面神经分支,在腮腺内沿分支逆向追踪面神经主干。

面神经主干确认后(彩图 8.3),将动脉夹打开,置于面神经顶端,此时可观察到面神经及腮腺。通过打开腺体,极大地增加了面神经的暴露程度。通过这种方式继续显露面神经分支。需要特别注意的是,解剖定位不能破坏肿物周围正常组织的边缘。

对于腮腺下极肿瘤,面神经中间支可以从中间向四周分离,然后从上到下逐一分离下支神经,因此,在全切以前,肿瘤和腺体可以向下牵拉。对于更大的肿瘤,经常以同样的方式自上而下、从中间向四周逐一分离面神经的所有分支(彩图 8.4)。

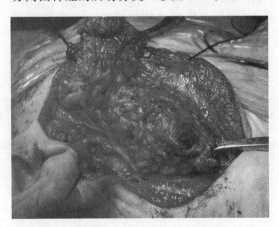

彩图 8.4 腮腺浅叶解剖。肿瘤位于面神经分支浅面

手术后应注意完善止血,纠正诱导性低血压,保持头低位,麻醉医师给予正压通气,术区放置引流管。多数外科医生应用负压引流,但是也有人认为负压引流可能损伤面神经分支而选择开放引流。

保留面神经的腮腺深叶切除术或腮腺全切除术

为进入腮腺深叶,必须完成部分或全

部腮腺浅叶切除。对于肿瘤性疾病，必须在不侵犯瘤体或瘤体周围袖口样正常组织的前提下进行。瘤体蒂部通常通过神经各分支或远端更小分支。对于感染性疾病，可分别进行浅叶或深叶切除。对于深叶手术，还要求神经及其外周各分支均完全解剖游离。神经钩有助于更精细地控制神经，血管吊索可使每个切断的分支依次形成回路循环。一旦神经完全游离，可切除其下方的腮腺组织。下颌缘支需向前牵引，以帮助改善手术入路，结扎切断颈外动脉的终末分支和下颌后静脉。

根治性腮腺切除术

根治性腮腺切除术是指牺牲面神经的全腮腺切除。手术指征是已侵犯面神经、表现为面神经麻痹的恶性肿瘤。该手术极少被提倡应用于面神经功能正常的肿瘤。

扩大性腮腺切除术

特殊情况下，可应用利于术后生存的扩大性手术，该手术需扩大切除临近骨组织。一侧颞骨的切除包括骨性外耳道、乳突和颧弓的整块移除。由于面神经贯穿中耳，此手术切除了面神经表面骨组织。将鼓膜、锤骨和砧骨一并切除，保留完整的镫骨。切除的骨组织需与腮腺保持连续。可切除下颌升支后缘，以利于较大恶性肿瘤的切除。移除标本后，将会暴露颅底颈内静脉和颈内动脉。

咽旁间隙肿瘤

位于该区域的肿物通常是唾液腺肿瘤和较少见的神经源性肿瘤。大多数肿瘤可经颈或经腮腺入路切除。联合经颈和经下颌下入路、下颌骨截骨术，可以切除体积非常大的肿瘤或恶性肿瘤。

下颌下腺手术

不同于腮腺手术，下颌下腺手术更常用于腺体的炎症而不是肿瘤。在下颌下腺切除的单一大样本中，75%是非肿瘤性疾病，15%是肿瘤性疾病[67]。这两种手术适应证的最大区别在于颈深筋膜封套层（颈深筋膜浅层）的外科解剖。

患者应用头圈和垫肩，处于仰卧位。切口标记在距下颌骨下缘下方至少两指宽的皮肤皱褶处。这是因为面神经下颌缘支通过下颌下腺时走行于下颌骨下缘下方1.2cm[68]。

可以使用面神经监测器或手持式一次性刺激器。患者进行术前准备并铺巾，采用无菌透明孔中，以暴露口角区。

该切口通过皮肤、皮下组织和颈阔肌。如果疾病是炎症性的，可以在面神经下颌缘支下、腺体表面切开筋膜。筋膜下平面可以安全地牵开，因为神经位于筋膜中，从而免受伤害。最好用皮钩牵引该层和上方皮瓣，而钝拉钩可能损伤神经，导致神经失用。接下来是腺体的切除。

如果是肿瘤性疾病，则上述术式会影响肿瘤的切除。恶性肿瘤通常需牺牲神经[60]，而良性肿瘤则保留神经。保留神经的正确方法是保留腺体的封套层完整。从颈阔肌深面翻瓣并牵拉到下颌骨下缘。面神经下颌缘支位于筋膜内并完全游离。面神经下颌缘支往往存在多个分支，可正好位于下颌角的下缘。随着面神经下颌缘支向后游离近腮腺，颈支也能得到定位并进行保护。神经应使用血管吊索牵拉到术区上方进行保护。

腺体的切除包括将其自二腹肌前后腹解剖并游离。二腹肌后腹的深面为面动脉和面静脉。为游离腺体，二者需被结扎切断。下颌骨下缘走行的面动脉和面静脉也需结扎分离。保持远端血管断端的结扎长度还便于牵开面神经下颌缘支。腺体从下颌骨下方的表面游离。一旦浅叶游离，将显露的下颌舌骨肌向前方牵拉，形成深叶入路。在腺体深面，可见舌骨舌肌表面上方的舌神经和下方的舌下神经。副交感神经司腺体分泌的小分支离开舌神经，进入下颌下神经节和腺体。伴行该神经的血管必须电凝切断以便游离腺体并保留舌神经（彩图 8.5）。最后的步骤是结扎切断下颌下腺导管。

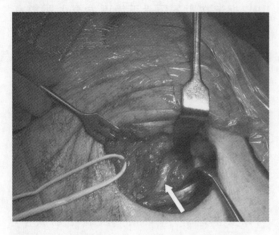

彩图 8.5　下颌下腺切除。拉钩于二腹肌中间腱处。面神经下颌缘支受吊索保护。箭头指向舌神经

小唾液腺手术

肿瘤可发生在上呼吸消化道的任何位置，而切除手术是不同的。腭部最常受累。腭部肿瘤通常需要切除骨，甚至可能扩大到部分或全上颌骨切除。应用预先制备的阻塞器，以保留口腔吞咽功能。缺损重建最好延期到边缘状态良好、辅助治疗完成后。

手术并发症

术中并发症

面神经的意外切断应即刻使用手术显微镜行无张力的神经端端吻合。肿瘤包膜的破裂应在合适时进行缝合。如果肿瘤破溃溢出，清除所有肉眼可见的肿瘤，并用盐水彻底冲洗伤口。

面神经麻痹

面神经损伤程度与以下因素相关：手术范围、术者经验、肿瘤病理类型及肿瘤是否复发。对于腮腺局部或浅叶切除术，暂时性面瘫的发生率为 25%（文献报道为 18%～65%），永久性面瘫的发生率为 1%～6%，面神经下颌缘支最常受累[48,69]。越来越多的人使用面神经检测仪或刺激器，但是文献报道这并没有减少面瘫的发生率[70]。对于下颌下腺切除手术，面神经下颌缘支暂时性麻痹的发生率达 36%[71]，永久性面神经下颌缘支损伤率达 8%[72]。

味觉出汗综合征（Frey 综合征）

当进食时，腮腺区域流汗、潮红、发热即为味觉出汗综合征。这被认为是由于在行腮腺切除术时来自耳颞神经的副交感神经再吻合到汗腺所引起的。报告发病率为 63%[73]，但应用电味觉测定或碘-淀粉测试等客观检测时发病率可能会更高。减少味觉出汗综合征有很多手术方法，如嵌入胸锁乳突肌瓣、浅表肌肉腱膜瓣、真皮充填和脂肪移植。术后常在术区注射 A 型肉毒毒素以减少相应症状。

其他术后并发症

伤口血肿（7%）、涎瘘（1%）[69]、伤口感染是大唾液腺手术的常见并发症。下颌下腺手术发生舌神经或舌下神经永久性麻痹的风险是 1%～3%[74]。

要点

- 大唾液腺疾病常表现为受累腺体部分或全部区域的肿块。
- 离散型肿块常需要细针吸活检。
- 影像学检查方法包括超声、CT 和 MRI。首选高质量的超声检查。
- 唾液腺可发生许多急性、慢性感染性或炎症性疾病。
- 最常见的肿物是多形性腺瘤，常发生于腮腺。
- 切除良性肿瘤是腮腺手术最常见的原因。
- 传统的手术方式是腮腺局部切除，而更保守的包膜外肿物切除也是有效的肿瘤治疗技术。

参考文献

1. Henstrom DK, Skilbeck CJ, Weinberg J, et al. Good correlation between original and modified House Brackmann facial grading systems. Laryngoscope 2011;121(1):47–50.

2. Yousem DM, Kraut MA, Chalian AA. Major salivary gland imaging. Radiology 2000;216(1):19–29.

3. Burke CJ, Thomas RH, Howlett D. Imaging the major salivary glands. Br J Oral Maxillofac Surg 2011;49(4):261–9.

4. Brennan PA, Herd MK, Howlett DC, et al. Is ultrasound alone sufficient for imaging superficial lobe benign parotid tumours before surgery? Br J Oral Maxillofac Surg 2012;50(4):333–7.

5. Jadu F, Yaffe MJ, Lam EWN. A comparative study of the effective radiation doses from cone beam computed tomography and plain radiography for sialography. Dentomaxillofac Radiol 2010;39(5):257–63.

6. Christe A, Waldherr C, Hallett R, et al. MR imaging of parotid tumors: typical lesion characteristics in MR imaging improve discrimination between benign and malignant disease. AJNR Am J Neuroradiol 2011;32(7):1202–7.

7. NICE. Guidance on cancer services. Improving outcomes in head and neck cancers – the manual. London: National Institute for Clinical Excellence; 2004.

8. Eisele DW, Sherman ME. Koch WM, et al. Utility of immediate on-site cytopathological procurement and evaluation in fine needle aspiration biopsy of head and neck masses. Laryngoscope 1992;102(12, Pt 1):1328–30.

9. Colella G, Cannavale R, Flamminio F, et al. Fine-needle aspiration cytology of salivary gland lesions: a systematic review. J Oral Maxillofac Surg 2010;68(9):2146–53.

10. Schmidt RL, Hall BJ, Layfield LJ. A systematic review and meta-analysis of the diagnostic accuracy of ultrasound-guided core needle biopsy for salivary gland lesions. Am J Clin Pathol 2011;136(4):516–26.

11. Cho HW, Kim J, Choi J, et al. Sonographically guided fine-needle aspiration biopsy of major salivary gland masses: a review of 245 cases. AJR Am J Roentgenol 2011;196(5):1160–3.

12. Brennan PA, Davies B, Poller D, et al. Fine needle aspiration cytology (FNAC) of salivary gland tumours: repeat aspiration provides further information in cases with an unclear initial cytological diagnosis. Br J Oral Maxillofac Surg 2010;48(1):26–9.

13. Chossegros C, Faure F, Marchal F. Sialadenitis and sialadenosis – interventional sialendoscopy. In: Bradley PJ, Guntinus-Lichius O, editors. Salivary gland disorders and diseases: diagnosis and management. Stuttgart: Thieme; 2011. Chapter 15.

14. Martins-Carvalho C, Plouin-Gaudon I, Quenin S, et al. Pediatric sialendoscopy: a 5-year experience at a single institution. Arch Otolaryngol Head Neck Surg 2010;136(1):33–6.

15. Shacham R, Puterman MB, Ohana N, et al. Endoscopic treatment of salivary glands affected by autoimmune diseases. J Oral Maxillofac Surg 2011;69(2):476–81.

16. Kay D, Roche M, Atkinson J, et al. Mumps outbreaks in four universities in the North West of England: prevention, detection and response. Vaccine 2011;29(22):3883–7.

17. Brook I. Aerobic and anaerobic microbiology of suppurative sialadenitis. J Med Microbiol 2002;51(6):526–9.

18. Fraser L, Moore P, Kubba H. Atypical mycobacterial infection of the head and neck in children: a 5-year retrospective review. Otolaryngol Head Neck Surg 2008;138(3):311–4.

19. Clarke JE. Nontuberculous lymphadenopathy in children: using the evidence to plan optimal management. Adv Exp Med Biol 2011;719:117–21.

20. Ridder GJ, Boedeker CC, Technau-Ihling K, et al. Cat-scratch disease: otolaryngologic manifestations

and management. Otolaryngol Head Neck Surg 2005;132(3):353–8.

21. Munson PD, Boyce TG, Salomao DR, et al. Cat-scratch disease of the head and neck in a pediatric population: surgical indications and outcomes. Otolaryngol Head Neck Surg 2008;139(3):358–63.

22. Bass JW, Freitas BC, Freitas AD, et al. Prospective randomized double blind placebo-controlled evaluation of azithromycin for treatment of cat-scratch disease. Pediatr Infect Dis J 1998;17(6):447–52.

23. Hansen T, Kunkel M, Springer E, et al. Actinomycosis of the jaws – histopathological study of 45 patients shows significant involvement in bisphosphonate-associated osteonecrosis and infected osteoradionecrosis. Virchows Arch 2007;451(6):1009–17.

24. Ten Berge B, Paats M, Bergen I, et al. Increased IL-17A expression in granulomas and in circulating memory T cells in sarcoidosis. Rheumatology (Oxford) 2012;51(1):37–46.

25. Knopf A, Bas M, Chaker A, et al. Rheumatic disorders affecting the head and neck: underestimated diseases. Rheumatology 2011;50(11):2029–34.

26. Liu D, Yao Y, Cui W, et al. The association between interleukin-18 and pulmonary sarcoidosis: a meta-analysis. Scand J Clin Lab Invest 2012;70(6):428–32.

27. Vitali C, Bombardieri S, Jonsson R, et al. Classification criteria for Sjogren's syndrome: a revised version of the European criteria proposed by the American–European Consensus Group. Ann Rheum Dis 2002;61(6):554–8.

28. Theander E, Henriksson G, Ljungberg O, et al. Lymphoma and other malignancies in primary Sjogren's syndrome: a cohort study on cancer incidence and lymphoma predictors. Ann Rheum Dis 2006;65(6):796–803.

29. Schiodt M, Greenspan D, Levy JA, et al. Does HIV cause salivary gland disease? AIDS 1989;3(12):819–22.

30. Bradley PJ. Cystic salivary gland tumours including cystic neoplasms. In: Bradley PJ, Guntinas-Lichius O, editors. Salivary gland disorders and diseases: diagnosis and management. Stuttgart: Thieme; 2011. Chapter 17.

31. Marchal F, Dulguerov P, Lehmann W. Interventional sialendoscopy. N Engl J Med 1999;341(16):1242–3.

32. Marchal F, Kurt AM, Dulguerov P, et al. Retrograde theory in sialolithiasis formation. Arch Otolaryngol Head Neck Surg 2001;127(1):66–8.

33. Huoh KC, Eisele DW. Etiologic factors in sialolithiasis. Otolaryngol Head Neck Surg 2011;145(6):935–9.

34. Schmitz S, Zengel P, Alvir I, et al. Long-term evaluation of extracorporeal shock wave lithotripsy in the treatment of salivary stones. J Laryngol Otol 2008;122(1):65–71.

35. Escudier MP, Brown JE, Putcha V, et al. Factors influencing the outcome of extracorporeal shock wave lithotripsy in the management of salivary calculi.

Laryngoscope 2010;120(8):1545–9.

36. Bowen MA, Tauzin M, Kluka EA, et al. Diagnostic and interventional sialendoscopy: a preliminary experience. Laryngoscope 2011;121(2):299–303.

37. Karavidas K, Nahlieli O, Fritsch M, et al. Minimal surgery for parotid stones: a 7-year endoscopic experience. Int J Oral Maxillofac Surg 2010;39(1):1–4.

38. Pape SA, MacLeod RI, McLean NR, et al. Sialadenosis of the salivary glands. Br J Plast Surg 1995;48(6):419–22.

39. Nutting CM, Morden JP, Harrington KJ, et al. Parotid-sparing intensity modulated versus conventional radiotherapy in head and neck cancer (PARSPORT): a phase 3 multicentre randomised controlled trial. Lancet Oncol 2011;12(2):127–36.

40. Eveson JW, Cawson RA. Salivary gland tumours. A review of 2410 cases with particular reference to histological types, site, age and sex distribution. J Pathol 1985;146(1):51–8.

41. Spiro RH. Salivary neoplasms: overview of a 35-year experience with 2,807 patients. Head Neck Surg 1986;8(3):177–84.

42. Grant DG, Bradley PT. Epidemiology of benign salivary gland neoplasms. In: Bradley PJ, Guntinas-Lichius O, editors. Salivary gland disorders and diseases: diagnosis and management. Stuttgart: Thieme; 2011. Chapter 18.

43. Takeichi N, Hirose F, Yamamoto H, et al. Salivary gland tumors in atomic bomb survivors, Hiroshima, Japan. II. Pathologic study and supplementary epidemiologic observations. Cancer 1983;52(2):377–85.

44. Sadetzki S, Oberman B, Mandelzweig L, et al. Smoking and risk of parotid gland tumors: a nationwide case-control study. Cancer 2008;112(9):1974–82.

45. Barnes L. Pathology and genetics of head and neck tumours. Lyon: IARC Press; 2005.

46. Zbären P, Stauffer E. Pleomorphic adenoma of the parotid gland: histopathologic analysis of the capsular characteristics of 218 tumors. Head Neck 2007;29(8):751–7.

47. Teymoortash A, Werner JA, Moll R. Is Warthin's tumour of the parotid gland a lymph node disease? Histopathology 2011;59(1):143–5.

48. George KS, McGurk M. Extracapsular dissection – minimal resection for benign parotid tumours. Br J Oral Maxillofac Surg 2011;49(6):451–4.

49. McGurk M, Thomas BL, Renehan AG. Extracapsular dissection for clinically benign parotid lumps: reduced morbidity without oncological compromise. Br J Cancer 2003;89(9):1610–3.

50. Makeieff M, Pelliccia P, Letois F, et al. Recurrent pleomorphic adenoma: results of surgical treatment. Ann Surg Oncol 2010;17(12):3308–13.

51. Kupeli S. Use of propranolol for infantile hemangiomas. Pediatr Hematol Oncol 2012;29(3):293–8.

52. Jones AV, Craig GT, Speight PM, et al. The range and demographics of salivary gland tu-

mours diagnosed in a UK population. Oral Oncol 2008;44(4):407–17.

53. Emerick KS, Fabian RL, Deschler DG. Clinical presentation, management, and outcome of high-grade mucoepidermoid carcinoma of the parotid gland. Otolaryngol Head Neck Surg 2007;136(5):783–7.

54. Evans HL, Batsakis JG. Polymorphous low-grade adenocarcinoma of minor salivary glands. A study of 14 cases of a distinctive neoplasm. Cancer 1984;53(4):935–42.

55. Paleri V, Robinson M, Bradley P. Polymorphous low-grade adenocarcinoma of the head and neck. Curr Opin Otolaryngol Head Neck Surg 2008;16(2): 163–9.

56. Olsen KD, Lewis JE. Carcinoma ex pleomorphic adenoma: a clinicopathologic review. Head Neck 2001;23(9):705–12.

57. Vander Poorten V, Bradley PJ, Takes RP, et al. Diagnosis and management of parotid carcinoma with a special focus on recent advances in molecular biology. Head Neck 2012;34(3):429–40.

58. Speight PM, Barrett AW. Salivary gland tumours. Oral Dis 2002;8(5):229–40.

59. Jeannon JP, Calman F, Gleeson M, et al. Management of advanced parotid cancer. A systematic review. Eur J Surg Oncol 2009;35(9):908–15.

60. Roland NJ, Paleri V. Head and neck cancer: multidisciplinary management guidelines. London: ENT UK; 2011. Chapter 27.

61. Carbone A, Gloghini A, Ferlito A. Pathological features of lymphoid proliferations of the salivary glands: lymphoepithelial sialadenitis versus low-grade B-cell lymphoma of the malt type. Ann Otol Rhinol Laryngol 2000;109(12, Pt 1):1170–5.

62. Bron LP, Traynor SJ, McNeil EB, et al. Primary and metastatic cancer of the parotid: comparison of clinical behavior in 232 cases. Laryngoscope 2003;113(6):1070–5.

63. O'Hara JT, Paleri V. Metastases to the major salivary glands from non-head and neck primary malignan-cies. In: Bradley PJ, Guntinus-Lichius O, editors. Salivary gland disorders and diseases: diagnosis and management. Stuttgart: Thieme; 2011. Chapter 37.

64. Seifert G, Hennings K, Caselitz J. Metastatic tumors to the parotid and submandibular glands – analysis and differential diagnosis of 108 cases. Pathol Res Pract 1986;181(6):684–92.

65. Tweedie DJ, Jacob A. Surgery of the parotid gland: evolution of techniques, nomenclature and a revised classification system. Clin Otolaryngol 2009;34(4):303–8.

66. Rea PM, McGarry G, Shaw-Dunn J. The precision of four commonly used surgical landmarks for locating the facial nerve in anterograde parotidectomy in humans. Ann Anat 2010;192(1):27–32.

67. Gallina E, Gallo O, Boccuzzi S, et al. Analysis of 185 submandibular gland excisions. Acta Otorhinolaryngol Belg 1990;44(1):7–10.

68. Ziarah HA, Atkinson ME. The surgical anatomy of the mandibular distribution of the facial nerve. Br J Oral Surg 1981;19(3):159–70.

69. Guntinas-Lichius O, Klussmann JP, Wittekindt C, et al. Parotidectomy for benign parotid disease at a university teaching hospital: outcome of 963 operations. Laryngoscope 2006;116(4):534–40.

70. Reilly J, Myssiorek D. Facial nerve stimulation and postparotidectomy facial paresis. Otolaryngol Head Neck Surg 2003;128(4):530–3.

71. Smith WP, Peters WJ, Markus AF. Submandibular gland surgery: an audit of clinical findings, pathology and postoperative morbidity. Ann R Coll Surg Engl 1993;75(3):164–7.

72. Ichimura K, Nibu K, Tanaka T. Nerve paralysis after surgery in the submandibular triangle: review of University of Tokyo Hospital experience. Head Neck 1997;19(1):48–53.

73. Koch M, Zenk J, Iro H. Long-term results of morbidity after parotid gland surgery in benign disease. Laryngoscope 2010;120(4):724–30.

74. Berini-Aytes L, Gay-Escoda C. Morbidity associated with removal of the submandibular gland. J Craniomaxillofac Surg 1992;20(5):216–9.

索 引

X

彩 图

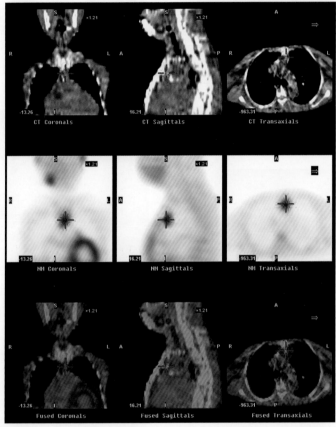

彩图 1.3 CT-增强 SPECT 扫描。图片显示的是通过 SPECT 增强及 CT 识别纵隔的甲状旁腺腺瘤。上面两行图像是 CT 扫描的甲状旁腺腺瘤图像（十字标记）。最下面一行图像是在 SPECT 中的甲状旁腺腺瘤的显像

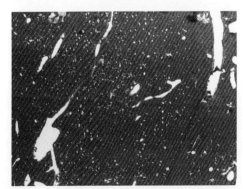

彩图 1.5 甲状旁腺腺瘤。这张显微图片显示了细胞增多、脂肪消失、分叶消失、腺瘤嗜酸性退行性变现象（×40）

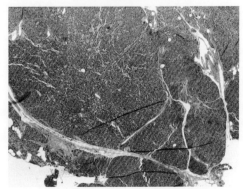

彩图 1.6 甲状旁腺增生。这张显微图片显示了细胞增多、脂肪丢失、保留分叶这几个典型特点（×40）

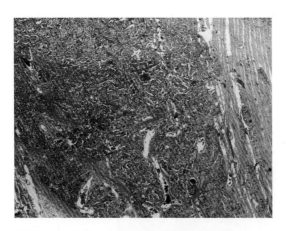

彩图 1.7　甲状旁腺癌。这张显微图片显示了典型的纤维膜增厚、核异型性以及包膜侵犯现象（×40）

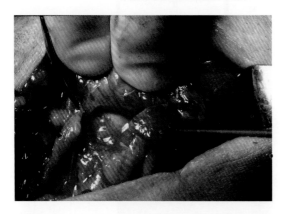

彩图 1.12　常规开放手术。左上甲状旁腺腺瘤和正常下甲状旁腺

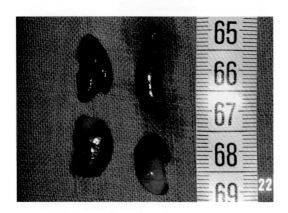

彩图 1.13　多腺体疾病。4 枚腺体增生

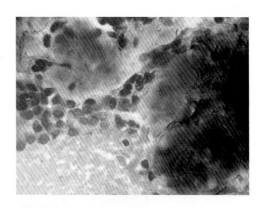

彩图 1.15　左外侧入路甲状旁腺切除术：喉返神经和甲状旁腺腺瘤上极

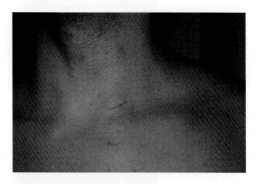

彩图 1.16　左外侧入路内镜甲状旁腺切除术后 1 周皮肤切口瘢痕

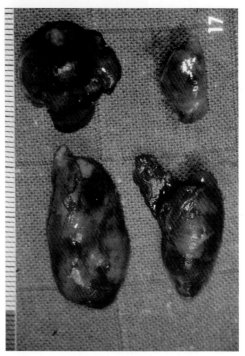

彩图 1.17　继发性甲状旁腺功能亢进症：4 枚增生的甲状旁腺腺体

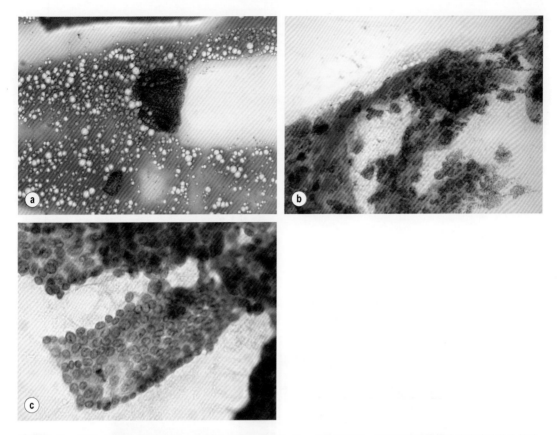

彩图 2. 5 FNAC 显示 Bethesda Ⅱ、Ⅳ 和 Ⅵ。ⓐ Bethesda Ⅱ：大量胶质和一些排列成微滤泡或滤泡碎片的良性滤泡细胞。ⓑ Bethesda Ⅳ：细胞涂片中滤泡上皮细胞较多，胶质量少。滤泡细胞多排列成微滤泡或小梁状。ⓒ Bethesda Ⅵ：细胞核中显著可见假包涵体及核沟。*Images courtesy of Dr Anthony Gill*

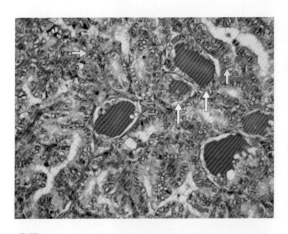

彩图 2. 6 滤泡型 PTC 的组织切片。尽管细胞呈滤泡状结构，但核特征符合 PTC 的诊断。蓝箭头所指为核透明，黄箭头所指为核沟，白箭头所指为滤泡状结构。

Image courtesy of Dr Anthony Gill

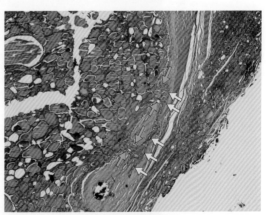

彩图 2. 7 滤泡性甲状腺癌表现出包膜侵犯。蓝箭头指向包膜边界被破坏处，黄箭头指向包膜外部分的"蘑菇"样外表。*Image courtesy of Dr Anthony Gill*

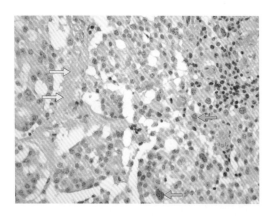

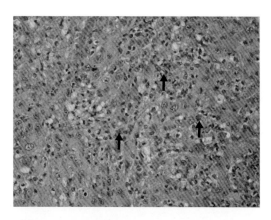

彩图 2.8 甲状腺髓样癌。MTC 的组织病理学表现各异。在本例中，细胞排列成巢状。核为卵圆形且规则，内含粗大染色质。有时可见核增大、多形态及深染（蓝箭头所指）。还可见小的淀粉样沉淀（黄箭头所指）。绝大多数 MTC 表现为降钙素、CEA、嗜铬粒蛋白 A 和突触小泡蛋白染色阳性。*Image courtesy of Dr Anthony Gill*

彩图 2.9 未分化癌组织学。甲状腺未分化癌由梭形细胞（本图中未有显示）、多形巨细胞和上皮细胞混合组成。这些细胞可包含单个或多个形态奇异的核（箭头所指）。甲状腺球蛋白和 TTF-1 染色通常阴性，而细胞角蛋白染色常为阳性。*Image courtesy of Dr Anthony Gill*

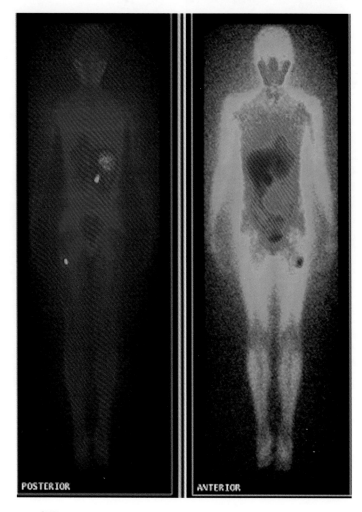

彩图 3.11 MIBG 提示主动脉周围恶性副神经节瘤及左股骨转移

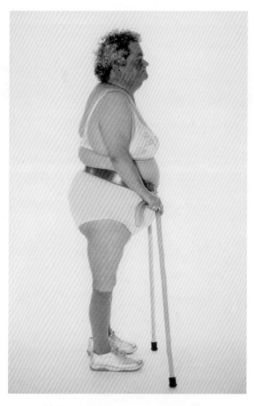

彩图 3.13 库欣综合征患者的体态

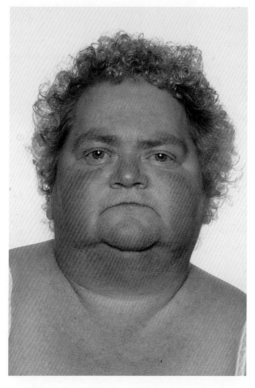

彩图 3.14 库欣综合征患者的满月脸和多血质

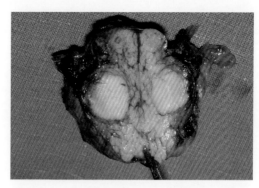

彩图 4.3 胰尾部胰岛素瘤的手术切除标本（一分为二）

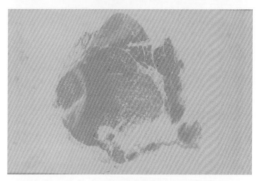

彩图 4.4 图 4.3 中胰岛素瘤的组织切片低倍镜图像

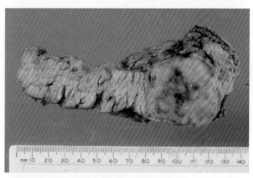

彩图 4.5 保留脾的胰体尾部切除术标本。图片所示为胰体部的巨大神经内分泌肿瘤

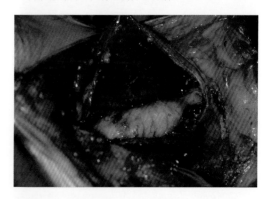

彩图 4.8 一例 18 个月的 MEN2B 患儿完成预防性甲状腺切除时的术野照片

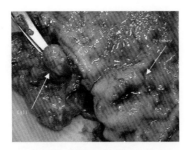

彩图 6.1　伴有淋巴结转移的孤立的散发性胃 NETs

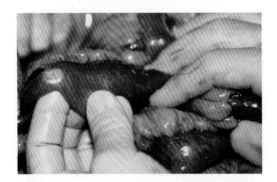

彩图 6.2　小肠 NET 伴肝转移，但没有肠系膜病灶。
*Reproduced from Åkerström G，Hellman P，Öhrvall U.
Midgut and hindgut carcinoid tumors. In：Doherty GM，
Skogseid B（eds）Surgical endocrinology，1st edn. Phila-
delphia：Lippincott Williams & Wilkins，2001；pp. 448-
52. With permission from Lippincott Williams & Wilkins*

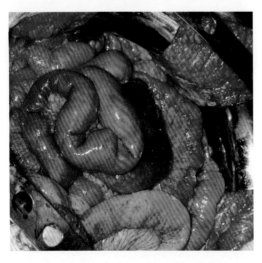

彩图 6.4　小肠 NET 致肠静脉缺血。*Reproduced
from Åkerström G，Hellman P，Öhrvall U. Midgut
and hindgut carcinoid tumors. In：Doherty GM，
Skogseid B（eds）Surgical endocrinology，1st edn.
Philadelphia：Lippincott Williams & Wilkins，
2001；pp. 448-52. With permission from Lippincott
Williams & Wilkins*

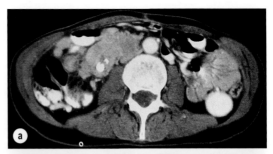

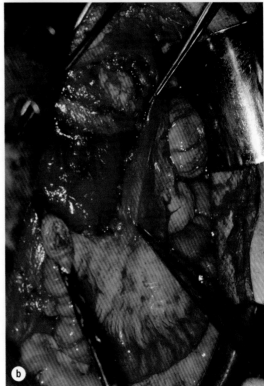

彩图 6.6　（**a**）肠系膜肿瘤 CT。该肿瘤在前次手术中
被认为无法切除，现已导致进行性小肠血运障碍、体重
减轻和恶病质。（**b**）二次手术进行了肠系膜肿瘤切除和
部分肠切除，腹部症状缓解。*Part（b）reproduced from
Åkerström G，Hellman P，Öhrvall U. Midgut and
hindgut carcinoid tumors. In：Doherty GM，Skogseid B
（eds）Surgical endocrinology，1st edn. Philadelphia：
Lippincott Williams & Wilkins，2001；pp. 448-52.
With permission from Lippincott Williams & Wilkins*

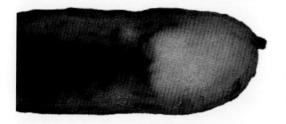

彩图6.10 阑尾NET。呈典型的黄色，位于阑尾尖端。
Reproduced with permission from Capella C，Solcia E，Sobin L et al. Endocrine tumours of the appendix. In：Hamilton SR，Aaltonen LA（eds）. WHO classification of tumours. Pathology and genetics of tumours of the digestive system. Lyon：IARC Press，2000；pp. 99-101.

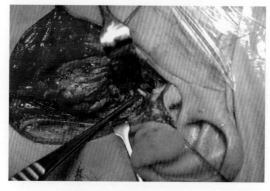

彩图8.3 钳尖指示面神经主干

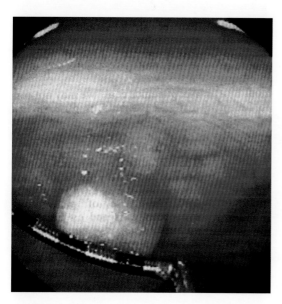

彩图6.11 直肠神经内分泌息肉。镜下表现为典型的黄色结节，位于黏膜下。*Reproduced with permission from McNevin MS，Read TE. Diagnosis and treatment of carcinoid tumors of the rectum. Chir Int 1998；5：10-12*

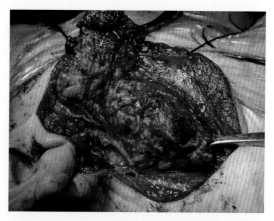

彩图8.4 腮腺浅叶解剖。肿瘤位于面神经分支浅面

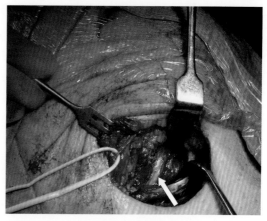

彩图8.5 下颌下腺切除。拉钩于二腹肌中间腱处。面神经下颌缘支受吊索保护。箭头指向舌神经

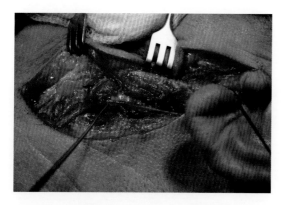

彩图8.2 耳大神经后支游离